Inglés	Español
Hydrocodone	Hidrocodona
Hydrocortisone	Hidrocortisona
Hydroquinone	Hidroquinona
Hydroxychloroquine	Hidroxicloroquina
Hydroxyurea	Hidroxiurea
Hydroxyzine	Hidroxizina
Hyoscyamine	Hiosciamina
Ibuprofen	Ibuprifeno
Imipramine	Imipramina
Indapamide	Indapamida
Indomethacin	Indometacina
Indoprofen	Indoprofeno
Ipratropium Bromide	Bromuro de ipratropio
Isoniazid	Isoniazida
Isosorbide	Isosorbida
Isotretinoin	Isotretinoína
Isoxsuprine	Isoxsuprina
Ketamina	Ketamina
Ketoconazole	Ketoconazol
Ketoprofen	Ketoprofeno
Ketorolac	Ketorolaco
Labetalol	Labetalol
Lactulose	Lactulosa
Levodopa	Levodopa
Levothyroxine	Levotiroxina
Lidocaine	Lidocaína
Lindane	Lindano
Lisinopril	Lisinoprilo
Lithium Carbonate	Carbonato de litio
Lofepramine	Lofepramina
Loperamide	Loperamida
Lorazepam	Lorazepam
Lormetazepam	Lormetazepam
Lovastatin	Lovastatina
Loxapine	Loxapina
Maprotiline	Maprotilina
Mebendazole	Mebendazol
Meclizine	Meclizina
Meclofenamate	Meclofenamato
Medroxyprogesterone	Medroxiprogesterona
Mefloquine	Mefloquina
Megestrol	Megestrol
Meperidine (Pethidine)	Meperidina / Petidina
Meprobamate	Meprobamato
Metaproterenol	Metaproterenol
Metformin	Metformina
Methadone	Metadona
Methazolamide	Metazolamida
Methenamine	Metenamina
Methimazole	Metimazol
Methocarbamol	Metocarbamol
Methotrexate	Metotrexato
Methyclothiazide	Meticlotiazida
Methyldopa	Metildopa
Methylphenobarbitone	Metilfenobarbital
Methylprednisolone	Metilprednisolona
Methyltestosterone	Metiltestosterona
Metipranolol	Metilpranolol
Metoclopramide	Metoclopramida
Metoprolol	Metoprolol
Metronidazole	Metronidazol
Mexiletine	Mexiletina
Miconazole	Miconazol
Minocycline	Minociclina

Inglés	Español
Minoxidil	Minoxidilo
Mirtazapine	Mirtazapina
Misoprostol	Misoprostol
Moexipril	Moexipril
Mometasone	Mometasona
Morphine	Morfina
Nabumetone	Nabumetona
Nadolol	Nadolol
Naloxone	Naloxona
Naltrexone	Naltrexona
Naproxen	Naproxeno
Nefazodone	Nefazodona
Neomycin	Neomicina
Nicardipine	Nicardipino
Nifedipine	Nifedipino
Nimodipine	Nimodipino
Nitrazepam	Nitrazepam
Nitrendipine	Nitrendipino
Nitrofurantoin	Nitrofurantoína
Nitroglycerin	Nitroglicerina
Nizatidine	Nizatidina
Norethindrone	Noretindrona
Norfloxacin	Norfloxacino
Nortriptyline	Nortriptilina
Nystatin	Nistatina
Ofloxacin	Ofloxacino
Omeprazole	Omeprazol
Orphenadrine	Orfenadrina
Oxaprozin	Oxaprozina
Oxazepam	Oxazepam
Oxybutynin	Oxibutinina
Oxycodone	Oxicodona
Papaverine	Papaverina
Paroxetine	Paroxetina
Pemoline	Pemolina
Penicillin	Penicilina
Pentazocine	Pentazocina
Pentoxifylline	Pentoxifilina
Pergolide	Pergolida
Permethrin	Permetrina
Perphenazine	Perfenazina
Pethidine (Meperidine)	Petidina / Meperidina
Phenazopyridine	Fenazopiridina
Phendimetrazine	Fendimetrazina
Phenobarbital	Fenobarbital
Phentermine	Fentermina
Phenytoin	Fenitoína
Pilocarpine	Pilocarpina
Pindolol	Pindolol
Piroxicam	Piroxicam
Podofilox	Podofilox
Povidone Iodine	Povidona yodada
Prazosin	Prazosina
Prednisolone	Prednisolona
Prednisone	Prednisona
Primidone	Primidona
Probenecid	Probenecid
Procainamide	Procainamida
Prochlorperazine	Proclorperazina
Progesterone	Progesterona
Promethazine	Prometazina
Propafenone	Propafenina
Propantheline Bromide	Bromuro de propantelina
Propoxyphene	Propoxifeno

Inglés	Español
Propanolol	Propanolol
Pseudoephedrine	Pseudoefedrina
Pyridostigmine	Piridostigmina
Quinidine	Quinidina
Quinine	Quinina
Ranitidine	Ranitidina
Reserpine	Reserpina
Rifampin	Rifampina
Rimantadine	Rimantadina
Salsalate	Salsalato
Selegiline	Selegilina
Selenium sulfide	Sulfuro de selenio
Silver Sulfadiazine	Sulfadiazina de plata
Simethicone	Simeticona
Sotalol	Sotalol
Spironolactone	Espironolactona
Sucralfate	Sucralfato
Sulfacetamide	Sulfacetamida
Sulfamethoxazol	Sulfametoxazol
Sulfasalazine	Sulfasalazina
Sulfatrim	Sulfatrim
Sulfazine	Sulfazina
Sulfinpyrazone	Sulfinpirazona
Sulindac	Sulindac
Sulpiride	Sulpirida
Tacrine	Tacrina
Tamoxifen	Tamoxifeno
Temazepam	Temazepam
Terazosin	Terazosina
Terbutaline	Terbutalina
Terconazole	Terconazol
Tetracaine	Tetracaína
Tetracycline	Tetraciclina
Theophylline	Teofilina
Thioridazine	Tiorizadina
Thiothixene	Tiotixeno
Ticlopidine	Ticlopidina
Timolol	Timolol
Tizanidine	Tizanidina
Tobramycin	Tobramicina
Tolazamide	Tolazamida
Tolmetin	Tolmetina
Torsemide	Torsemida
Tramadol	Tramadol
Trazodone	Trazodona
Tretinoin	Tretinoína
Triamcinolone	Triamcinolona
Triamterene	Triamtereno
Triazolam	Triazolam
Trifluoperazine	Trifluoperazina
Trihexyphenidyl	Triexifenidilo
Trimethadione	Trimetadiona
Trimethoprim	Trimetroprima
Trimipramine	Trimipramina
triprolidine	Triprolidina
Tropicamide	Tropicamida
Ursodiol	Ursodiol
Valproic Acid	Ácido valproico
Vancomycin	Vancomicina
Verapamil	Verapamilo
Vincristine	Vincristina
Warfarine	Warfarina
Yohimbine	Yohimbina

ENFERMEDADES Y TRASTORNOS DE LA SALUD

Redactor jefe

DR. NEIL IZENBERG
Director, Nemours Center for Health Media
The Nemours Foundation
Alfred I. duPont Hospital for Children, Wilmington, Del.

Co-director

STEVEN A. DOWSHEN, M.D.
Medical Editor, KidsHealth.org
Nemours Center for Health Media
The Nemours Foundation
Alfred I. duPont Hospital for Children, Wilmington, Del.

Equipo de redacción

ELIZABETH BASS
Medical Writer and Editor, Manhasset, N.Y.

HARVEY CASSIDY, M.D.
Mayo Clinic, Jacksonville, Fla.

HOWARD MARKEL, M.D., PH.D
Historical Center for the Health Sciences, Ann Arbor, Mich.

JOSEPH MASCI, M.D.
Elmhurst Hospital, Elmhurst, N.Y.

Consejeros editoriales

Beverly J. Berkin, C.H.E.S.   Catherine Ginther
Joseph Lieber, M.D.   Eugenie Seifer
Linda Hawkins, M.S.Ed.   D'Arcy Lyness, Ph.D.
David Sheslow, Ph.D.   Rhonda Walter, M.D.

ENFERMEDADES Y TRASTORNOS DE LA SALUD

Dr. Neil Izenberg,

Redactor jefe

Publicado en asociación con
Center for Children's Health Media,
The Nemours Foundation

Volumen 3

Paludismo – Zumbido de oidos
Índice

CHARLES SCRIBNER'S SONS
An imprint of Thomson Gale, a part of The Thomson Corporation

THOMSON
GALE

Detroit • New York • San Francisco • San Diego • New Haven, Conn. • Waterville, Maine • London • Munich

La información contenida en *Enfermedades y trastornos de la salud* no se destina a sustituir la atención sanitaria prestada por los médicos ni otros profesionales de la salud. Este libro no contiene recomendaciones sobre diagnóstico, tratamiento o primeros auxilios. El lector deberá obtener asesoramiento profesional para todas sus decisiones en materia del cuidado de la salud.

© 2004 by Charles Scribner's Sons®.

Charles Scribner's Sons es el sello editorial de The Gale Group, Inc., división de Thomson Learning, Inc.
Charles Scribner's Sons® y Thomson Learning™ son marcas comerciales utilizadas aqui bajo licencia.

Para más información, diríjase a:
Charles Scribner's Sons
12 Lunar Drive
Woodbridge, CT 06525

Para obtener el permiso de uso del material contenido en este producto, envíe su solicitud por vía internética (http://www.gale-edit-com/permissions) o puede bajar de la Red nuestra Hoja de Solicitud de Permisos y enviárnos su solicitud por fax o por correo a:

Permissions Department
The Gale Group, Inc.
27500 Drake Rd.
Farmington Hills, MI 48331-3535
248-699-8006 or 800-877-4253, ext. 8006
Fax: 248-699-8074 o 800-762-4058

Ilustraciones de las tapas, por Frank Forney. Puesto que no caben en esta página en forma legible los avisos referentes a todos los derechos reservados, los reconocimientos constituirán una prolongación de dichos derechos.

Library of Congress Cataloging-in-Publication Data

Human diseases and conditions.
Spanish Enfermedades y trastornos de la salud/Neil Izenberg, redactor jefe.
     p. cm.
     "Publicado en asociación con Center for Children's Health Media, The Nemours Foundation."
        Includes bibliographical references and index.
    Contents: v. 1. Absceso-Dolor de cabeza – v. 2. Elefantiasis-Oxiuro – v. 3.
      Paludismo-Zumbido de oidos, Índice.
    ISBN 0-684-31273-5 (set : alk. paper) – ISBN 0-684-31274-3 (v.1) – ISBN
      0-684-31275-1 (v.2) – ISBN 0-684-31276-X (v.3)
    1. Medicine, Popular—Encyclopedias, Juvenile. I. Izenberg, Neil. II. Center for
      Children's Health Media. III. Title.
RC81.A2H7518 2004
616'.003—dc22
2004041672

Printed in Mexico

10 9 8 7 6 5 4 3 2 1

El personal de editorial y producción

Traductores
Joaquín Segura, Volumen 2 y 3
Elías León Siminiani, Volumen 1
Carlos Seidler, Volumen 3

Redactores
Brad Morgan • Paula Santiago Bentley
Rachel J. Kain • Jason M. Everett • Chris Przybylo

Corrector de pruebas
Dr. Adolfo Cassan

Imágenes y Multimedios
Dean Dauphinais • Lezlie Light • Randy Bassett

Permisos
Shalice Shah-Caldwell

Maquetación
Cynthia Baldwin

Diseño gráfico
Frank Forney

Índices
Janet Perlman, Southwest Indexing

Composición
Evi Seoud

Producción
Wendy Blurton

Director Editorial
John Fitzpatrick

Editor
Frank Menchaca

Sumario

Sumario

P

Paludismo/Malaria

Un parásito del género Plasmodium *produce el paludismo, enfermedad que es transmitida al ser humano por la picadura de un mosquito del género* Anopheles.

PALABRAS CLAVE
*para búsquedas en Internet
y otras fuentes de consulta*

Cloroquina

Infección

Mosquitos *Anopheles*

Parásitos

Plasmodium

Quinina

Reaparición de una enfermedad mundial

El paludismo, conocido también como malaria, pareció en una época que quedaría relegado a los libros de historia, pues desde los años cuarenta a los ochenta del siglo XX se hallaba en vías de desaparición. Se habían inventado insecticidas capaces de acabar con el mosquito portador del paludismo antes de que éste pudiera reproducirse y transmitir la enfermedad. Por otra parte, se disponía de un fármaco de precio económico, la cloroquina, que mataba al parásito responsable del paludismo incluso después de haber infectado al ser humano.

En éstas estábamos, cuando las cosas dieron un vuelco. La mayoría de los mosquitos vectores del paludismo se hicieron resistentes a por lo menos uno de los insecticidas, es decir, que éste ya no podía destruirlos. Y por si esto fuera poco, muchas cepas del parásito *Plasmodium* se hicieron también resistentes a la cloroquina y a otros fármacos. Estas circunstancias coincidieron con un aumento del turismo y el comercio internacional, que contribuyó a difundir por todo el mundo los parásitos farmacorresistentes. Como resultado de estos acontecimientos, el paludismo está de vuelta. En muchos países, sobre todo en África, su reaparición ha causado grandes estragos en el campo de la salud, la economía y la mortalidad.

¿En qué consiste el paludismo?

Es una enfermedad ocasionada por un parásito, que es un organismo que vive y se nutre a costa de otro organismo vivo sin ningún beneficio para el huésped. Los parásitos causantes del paludismo son minúsculos organismos unicelulares (de una sola célula) del género de los protozoos. Las cuatro especies de protozoos que producen el paludismo pertenecen todas al género *Plasmodium*. De ellas, la especie *Plasmodium falciparum* es la más común y la más mortífera.

Los parásitos causantes del paludismo se transmiten al organismo humano por medio de las picaduras de un mosquito de la especie *Anopheles*, variedad que se da en los trópicos (zonas inmediatamente por encima

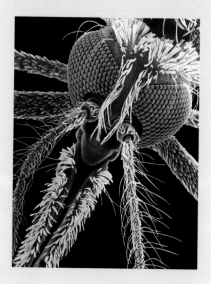

▲

Se conocen aproximadamente 2 700
especies de mosquitos, incluidas las 90
del género *Anopheles*, muchas de las
cuales son portadoras del paludismo.
Los mosquitos del género *Anopheles*
pican al ser humano generalmente entre
el atardecer y el amanecer. Sólo las
hembras de estos mosquitos succionan
la sangre del huésped, con lo que le
transmiten el paludismo. En este primer
plano fotográfico se ve, al microscopio
electrónico, una hembra de la especie
Anopheles gambiae. © 1998
*SPL/Dr.Tony Brain, Foto de archivo de
la Biblioteca de Fotografía Científica.*

y por debajo de la línea del ecuador) y las subtropicales (regiones por encima y por debajo de las tropicales).

En realidad, el paludismo o malaria plantea un problema de salud pública en más de 90 países, en los cuales viven dos quintas partes de los habitantes humanos de nuestro planeta. Todos los años, se registran de 300 a 500 millones de casos de paludismo, y de ellos, más de 1 millón son mortales. Si bien el paludismo se da en todo el mundo, más del 90 por ciento de los casos corresponden al África subsahariana. La mayor parte de la mortalidad en esa región se produce en niños de corta edad, sobre todo en las zonas rurales, donde la gente no tiene acceso a la atención médica profesional. Esto es especialmente lamentable, por cuanto el paludismo es una enfermedad curable si se diagnostica y trata en etapa temprana.

¿Cómo transmite la enfermedad el mosquito portador del paludismo?

El parásito portador del *Plasmodium* causante del paludismo es el mosquito *Anopheles* (anofeles, por nombre común). Cuando el mosquito contaminado pica a un ser humano, le transmite formas minúsculas e inmaduras del *Plasmodium.* Estas formas inmaduras son transportadas por la circulación sanguínea al hígado, donde se desarrollan y multiplican.

Seguidamente, los parásitos vuelven al torrente sanguíneo e invaden a los glóbulos rojos (eritrocitos), que son los que transportan el oxígeno de los pulmones al resto del cuerpo. Algunos de estos parásitos alcanzan la etapa sexual. Si son succionados por otro mosquito en el acto de absorber su próxima comida sanguínea, pueden acoplarse en los intestinos del mosquito y procrear una nueva generación de parásitos vectores del paludismo.

Mientras son transportados por los glóbulos rojos de la sangre, los parásitos siguen multiplicándose. Después de 48 a 72 horas, los glóbulos rojos revientan y liberan a la sangre otros parásitos. En ese caso, la persona afectada manifiesta síntomas como escalofríos, fiebre y dolor de cabeza. La fiebre dura varias horas, después de lo cual el enfermo empieza a sudar y la fiebre cede. Estos síntomas cíclicos aparecen y desaparecen cada dos o tres días, reflejando el ciclo vital del parásito. Y cada ciclo agrava en el enfermo la anemia, o falta de glóbulos rojos, con lo que cada vez llega menos y menos oxígeno al cerebro y a otros órganos.

¿Quién corre el riesgo de contraer el paludismo?

Esta enfermedad constituye un gran problema de salud principalmente en los países pobres, y en particular en las zonas rurales de éstos. Los mosquitos tienen más probabilidad de difundir el paludismo durante la temporada de las lluvias, cuando los habitantes de estas regiones suelen trabajar en faenas agrícolas. La enfermedad les hace todavía más difícil la supervivencia. Todos los años se registran en EE.UU. alrededor de 1 000 casos de paludismo, en su mayor parte turistas o viajeros que vuelven de las citadas zonas.

La enfermedad que nos ocupa es de especial peligro para los niños en los lugares donde es muy común. Unos 3 000 niños menores de cinco años mueren diariamente de paludismo en el mundo. Es también particularmente peligrosa para las embarazadas, pues a veces les incrementa el riesgo de nacimiento prematuro del bebé, o la muerte de éste durante la gestación o el parto.

Síntomas

Incluyen escalofríos, fiebre, sudoración, dolores de cabeza y musculares, y cansancio. Otros posibles síntomas son: diarrea, vómito y tos. En la etapa temprana, la enfermedad puede revestir carácter leve y parecerse a una gripe. Sin embargo, si permanece sin tratarse, el paludismo debido al parásito *Plasmodium falciforme* puede agravarse y llevar a la insuficiencia hepática (del hígado) y la renal (de los riñones), así como a convulsiones, al coma y, a veces, a la muerte.

Si bien los síntomas producidos por otros parásitos del género *Plasmodium* son menos graves, estos organismos permanecen inactivos en el hígado durante largos periodos. Posteriormente pueden volverse activos, con lo que los síntomas reaparecen al cabo de meses e incluso años.

Los síntomas iniciales suelen comenzar de 1 a 3 semanas de haber sido picada la persona por un mosquito contaminado. Ahora bien, el intervalo hasta su manifestación puede prolongarse a varios meses en algunos ca-

El calentamiento global y los mosquitos

A los mosquitos *Anopheles* portadores del agente parasitario *Plasmodium* no les gusta mucho las temperaturas inferiores a los 18 °C (61 °F).

Pero he aquí que en la actualidad las temperaturas de todo el mundo están aumentando, como resultado del atrapamiento de calor por gases atmosféricos como el dióxido de carbono. Los cambios climatológicos resultantes del calentamiento global probablemente aumentarán el número de zonas en las que puedan aclimatarse los mosquitos *Anopheles* y difundir el paludismo.

En los años noventa del siglo XX, se atribuyó a las condiciones meteorológicas inusitadamente calurosas y húmedas los brotes de paludismo experimentados en los estados de California, Nueva Jersey, Nueva York, Texas, Georgia, Florida, Míchigan, Virginia, y en la provincia canadiense de Ontario.

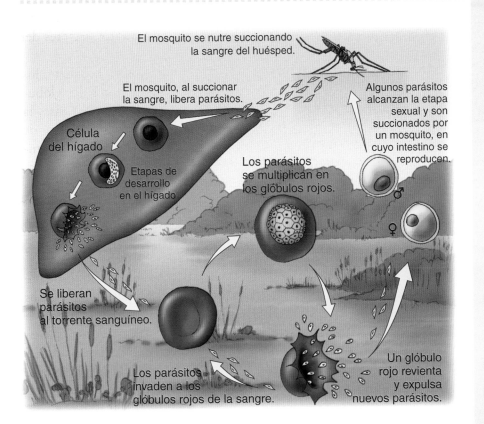

El ciclo de la parasitosis palúdica: Los parásitos del género *Plasmodium* se reproducen dentro del mosquito *Anopheles* y son transmitidos, por picadura, al ser humano, en cuyo hígado y glóbulos rojos de la sangre se reproducen.

Hemoglobinuria palúdica

He aquí una forma de paludismo poco frecuente pero mortífera. En algunos casos mata a las pocas horas de haberse contraído la infección.

En esta variante del paludismo, el parásito *Plasmodium falciparum* ocasiona la ruptura simultánea de un enorme número de glóbulos rojos de la sangre. La hemoglobina de estas células rotas se elimina al exterior principalmente con la orina, por lo que ésta se vuelve de color rojo tan intenso que más bien parece negro. De ahí el otro nombre de esta enfermedad: "de aguas (menores) negras."

Los efectos de esta fiebre se producen con tal rapidez, que la terapia con medicamentos no alcanza a ser eficaz. A estos pacientes suele dárseles, en vez de medicinas, transfusiones de recambio de la sangre con la intención de sustituir totalmente los glóbulos rojos invadidos por otros sanos.

sos. Los viajeros o turistas que tienen fiebre o una enfermedad parecida a la gripe durante la estancia en una de esas zonas en que el paludismo plantea problemas, o a su regreso, debe ir a ver al médico sin demora.

Tratamiento y prevención

Para determinar si una persona sufre de paludismo, el médico le hace un análisis de sangre en busca de organismos parasitarios. Si los encuentra, es de importancia crítica comenzar el tratamiento. Existen varios medicamentos que pueden emplearse para tratar el paludismo en etapa temprana. Mejor aún, los viajeros pueden tomar estos medicamentos como medida preventiva antes de ir a esos lugares peligrosos.

La cloroquina se usa todavía en algunas partes del mundo donde los parásitos palúdicos no se han hecho resistentes a este fármaco. Para otros países, los Centros para la Prevención y el Control de las Enfermedades de EE.UU. (CDC por su sigla en inglés) recomiendan a los viajeros que tomen otro medicamento, la mefloquina.

UN RÁPIDO VISTAZO A LA QUININA

Muchísimo antes que los médicos supieran lo que era el paludismo, podían ya tratarlo con la quinina, compuesto químico natural. La quinina procede de la corteza de la cinchona, árbol nativo del Perú. Durante largos años, los palúdicos acumularon la quinina en el organismo masticando la corteza. Desde alrededor de 1600 hasta 1940, ese era el único tratamiento conocido contra el paludismo.

Hoy la investigación médica todavía no ha descubierto la forma en que la quinina mata a los parásitos portadores de la enfermedad. Se sospecha que este compuesto les impide transformar en energía la glucosa (o azúcar) de la sangre humana. Lo que sí se sabe es que, poco después de que el enfermo recibe la quinina, no sólo desaparecen los parásitos del torrente sanguíneo, sino también los síntomas que aquejaban al enfermo. El inconveniente de la quinina es que sólo mata a los parásitos del paludismo que han invadido ya los glóbulos rojos. Si el enfermo deja de tomar la quinina, los parásitos que estaban al acecho desde otras partes del cuerpo pueden activarse y enfermar nuevamente al paciente.

Con objeto de resolver este problema, los investigadores han estudiado durante años la manera de elaborar en el laboratorio un fármaco que sea capaz de destruir a los parásitos del paludismo en todas las células del organismo, y no sólo en las de los glóbulos rojos. En los años cuarenta del siglo XX, crearon varios de esos fármacos, entre los cuales figuraban la cloroquina, la cloroguanida, la primaquina (fosfato de primaquina) y la pirimetamina.

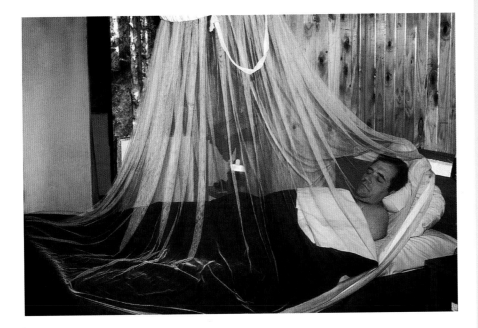

En países donde abunda el paludismo, la gente normalmente duerme bajo un mosquitero. © *Glenn M. Oliver/Visuals Unlimited.*

Existen otras posibilidades de terapia con medicamentos para las personas que no toleran la mefloquina, por ser alérgicos a ella. Los antipalúdicos preventivos se administran 1 semana antes de visitar una zona peligrosa. Durante su estancia en la zona peligrosa se toma 1 vez por semana; y al regreso se sigue tomando durante 4 semanas más. Es muy importante tomar esta medicina en la forma prescrita.

GANADORES DEL PREMIO NOBEL

Los síntomas del paludismo se conocen desde hace miles de años, pero la causa de la enfermedad no fue totalmente conocida hasta fines del siglo XIX. Antes, se creía que el miasma (aire o efluvio maligno) que desprendía la putrefacción de materias orgánicas era la causa de la enfermedad.

En 1880, el médico francés Charles Louis Alphonse Laveran (1845–1922) dio a conocer su descubrimiento del parásito del paludismo, el *Plasmodium,* hallazgo que fue recibido con suspicacia por quienes imputaban la causa de la enfermedad a una bacteria.

En 1897, el médico inglés Sir Ronald Ross (1857–1932) descubrió el ciclo vital completo del *Plasmodium,* así como el del mosquito *Anopheles,* que transmite el parásito al ser humano.

Tanto Laveran como Ross fueron galardonados por sus descubrimientos con el Nobel de medicina: Laveran en 1907 y Ross en 1902.

¿Qué otras medidas preventivas pueden ser eficaces?

Otra manera de protegerse contra el paludismo es reducir la posibilidad de ser picado por los mosquitos portadores utilizando ropa de vestir que cubra la mayor parte del cuerpo, aplicando a dicha ropa y a las partes descubiertas de la piel soluciones repelentes de insectos, y, de ser posible, permaneciendo en lugares protegidos de los mosquitos. Puesto que éstos suelen picar de noche, conviene colgar sobre la cama un mosquitero que cubra todo el cuerpo. Para mayor protección, estos mosquiteros pueden empaparse con una solución repelente de insectos, e incluso se puede rociar todo el cuarto de dormir con esa misma solución en forma de aerosol.

Para el libro de los récords

¿Cuánto puede durar la parasitosis palúdica en el organismo humano? En 1998, se informó de que la parasitosis más prolongada de este tipo, le había ocurrido a una mujer griega de 74 años, que tal vez albergaba a los parásitos desde hacía más de setenta años. El parásito que le causó la enfermedad fue el *Plasmodium malariae*, cuyos síntomas reaparecen después de varios decenios de inactividad.

Fuentes

U.S. Centers for Disease Control and Prevention,
1600 Clifton Rd., Atlanta, GA 30333
Telephone (404)639-3534
Telephone (404)639-3311
Toll-free (800)311-3435
Information Hotline (888)-232-3228
Traveler's Health Hotline 877-394-8747
Traveler's Health Faxline (888)-232-3299
TTY (404)639-3312
http://www.cdc.gov/

U.S. National Institute of Allergy and Infectious Diseases, Bldg. 31, Rm. 7A-50, 31 Center Dr., MSC 2520, Bethesda, MD 20892-2520
Telephone (301)496-2263
http://www.niaid.nih.gov/default.htm

World Health Organization, 525 23rd St. NW,
Washington, DC 20037
Telephone (202)974-3000
Facsimile (202)974-3663
Telex 248338
http://www.who.int/

▶ *V. tamb.*
Enfermedades parasitarias
Infección

Pancreatitis

La pancreatitis es una inflamación* dolorosa del páncreas.

¿Qué es concretamente la pancreatitis?

El páncreas es una glándula de aproximadamente 15 centímetros de longitud, con forma de pera aplanada, que está situada al lado del estómago, con parte más ancha rodeada por el duodeno, que constituye la primera parte del intestino delgado. El páncreas produce insulina y glucagón, dos mensajeros químicos llamados hormonas* que controlan los niveles de azúcar (glucosa) en la sangre. El páncreas también segrega enzimas* que el aparato digestivo para digerir proteínas, azúcares y grasas. Estas enzimas constituyen el jugo pancreático, transportado hasta el duodeno por un conducto que desemboca en el intestino junto con el conducto biliar procedente de la vesícula biliar.

Cuando el páncreas se inflama, el conducto pancreático se obstruye y sus poderosas enzimas digestivas se derraman y comienzan a atacar al páncreas mismo. Estas enzimas pueden causar daños que dan por resultado la inflamación de tejidos y vasos sanguíneos. Hay dos formas de pancreatitis. La pancreatitis aguda* ocurre cuando el páncreas se inflama

PALABRAS CLAVE
para búsquedas en Internet
y otras fuentes de consulta

Abuso del alcohol

Enfermedades de las vías biliarias

Inflamación

* **inflamación** Reacción del cuerpo a una irritación, infección o herida que a menudo causa hinchazón, dolor, enrojecimiento y calor.

* **hormonas** Sustancias químicas producidas por las glándulas de secreción interna que actúan como embajadoras: se elaboran en un lugar del cuerpo y son enviadas a otros sectores del organismo para llevar a cabo funciones de regulación.

* **enzimas** Sustancias naturales que aceleran determinadas reacciones químicas en el cuerpo.

* **agudo/a** Dicho de un proceso o enfermedad que aparece bruscamente, es de corta duración y tiene carácter grave.

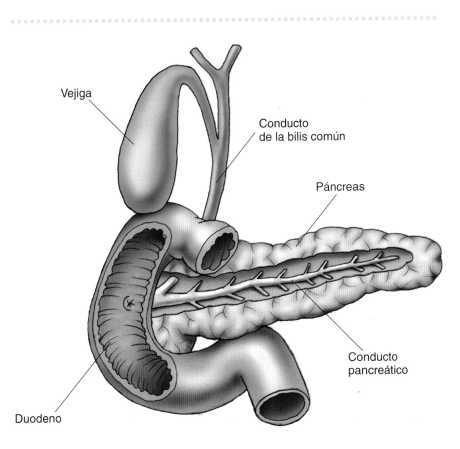

Vejiga

Conducto de la bilis común

Páncreas

Conducto pancreático

Duodeno

◄

El páncreas, la vesícula biliar y el duodeno

745

* **crónico/a** Se dice de la enfermedad o el trastorno de duración prolongada.

* **diabetes** Enfermedad caracterizada por un aumento de los niveles de azúcar en la sangre porque el páncreas no produce suficiente cantidad de insulina o el organismo no puede utilizar debidamente la insulina que produce.

* **cálculos biliares** Masas duras que se forman en la vesícula o en el conducto biliar.

* **abdomen** Comúnmente llamado vientre, es la región del cuerpo comprendida entre el tórax y la pelvis.

* **tomografía computada (TC)** También llamado tomografía axial computarizada (TAC) o escáner, es un estudio radiológico que, gracias a un tratamiento informático especial, permite obtener imágenes del interior del cuerpo en secciones o "rodajas".

* **cáncer** Tumor maligno que, si no se trata a tiempo, tiene una evolución mortal.

repentinamente pero luego se mejora. La pancreatitis crónica* es una inflamación persistente o una combinación de inflamación persistente con repetidos ataques de pancreatitis aguda. Con el correr del tiempo, el daño causado por la pancreatitis crónica puede conllevar a la mala absorción (cuando el cuerpo no puede absorber los nutrientes y las calorías que necesita) y a una secreción anormal de insulina, es decir, a la diabetes*.

¿Cuál es la causa de la pancreatitis?

Las causas de pancreatitis son muchas, pero la mayoría de los casos de pancreatitis aguda son causados por el abuso del alcohol o por cálculos biliares*. Normalmente, el paciente siente, en la zona superior del abdomen*, un fuerte dolor que dura de unas horas o unos días. El abdomen puede estar inflamado y sensible. Otros síntomas pueden incluir náuseas, vómito, fiebre y aumento de la frecuencia del pulso.

Diagnóstico

Además del dolor, los pacientes con pancreatitis crónica manifiestan, generalmente, signos de daño a largo plazo, tales como mala absorción y diabetes. Puesto que la pancreatitis aguda aumenta ciertos niveles de enzimas digestivas de la sangre, un análisis de sangre confirmará el diagnóstico. A veces se utilizan técnicas radiográficas, tales como la tomografía computada (TC)*, para sentar el diagnóstico.

Tratamiento

El tratamiento de la pancreatitis depende del tipo, causa y gravedad de la afección. Aunque la forma aguda generalmente se mejora por sí misma, se hospitaliza al paciente mientras dura el ataque. Si el paciente tiene cálculos biliares, tal vez sea necesaria practicar una intervención para extraerlos.

Los pacientes con pancreatitis crónica deberán llevar una dieta estricta que limite las grasas y las proteínas, que el páncreas dañado ya no puede digerir debidamente. A veces el enfermo recibe enzimas de remplazo para ayudarle a digerir la comida, y el médico podrá recetarle medicamentos para aliviar el dolor. Dado que ambas formas, la aguda y la crónica, son causadas con frecuencia por el alcohol, la mejor manera de prevenir la enfermedad es evitar el consumo de bebidas alcohólicas.

Con el tratamiento, las perspectivas para la pancreatitis crónica son a menudo buenas, pero los pacientes deben dejar de beber. Otras causas de pancreatitis menos comunes, tales como infecciones, cáncer* y reacciones a medicinas o sustancias químicas, deben ser diagnosticadas correctamente para que puedan tratarse de la mejor manera posible.

Fuente

U.S. National Digestive Diseases Information Clearinghouse, 2 Information Way, Bethesda, MD 20892-3570

Telephone (301)654-3810
Toll-free (800)891-5389
Facsimile (301)907-8906
http://www.niddk.nih.gov/health/digest/nddic.htm

Paperas

Las paperas, conocidas en círculos médicos como parotiditis, es una enfermedad infecciosa ocasionada por un virus*. Los síntomas principales de esta afección son la hinchazón en una o las dos glándulas salivales llamadas parótidas, que secretan saliva dentro de la boca. En la mayoría de los casos las paperas no presentan complicaciones enfermedad puede prevenirse mediante la vacunación temprana.

¿En qué consisten las paperas?

El virus de las paperas se propaga, a través del aire, de la persona infectada a otros. Tiene un periodo de incubación (desde que el individuo se expone a la enfermedad hasta que aparecen los síntomas) de 12 a 14 días. La persona portadora del virus puede propagar la infección a otros desde una semana antes de que aparezcan los síntomas y hasta dos semanas después. Gracias a la vacunación* intensiva contra el virus de las paperas el número de casos de esta enfermedad ha descendido bruscamente en los Estados Unidos desde el año 1967, en que hubo 185 000. En 1993 se informó de sólo 1 600 casos.

¿Quién corre el riesgo de contraer paperas?

La enfermedad afecta mayoritariamente a los niños en edad escolar comprendidos entre los 5 y los 10 años, en zonas geográficas muy pobladas de países que no exigen la inmunización contra el agente vírico. El enfermo suele contagiar a los familiares. Los varones adolescentes y adultos que no han sido vacunados corren el riesgo de padecer una complicación de las paperas. El virus infecta a veces los testículos*, que se inflaman e hinchan. Por lo general sólo se infecta uno de ellos. Se han dado casos de esterilidad (infecundidad) si se infectan los dos. Hay una forma de vacunación, denominada inmunización pasiva, que se puede administrar a varones de mayor edad que manifiestan síntomas de paperas.

¿Hay complicaciones?

Una complicación grave pero no muy común de las paperas es la aparición de una meningitis, enfermedad que afecta a las membranas que recubren el cerebro y la médula espinal. La meningitis ocasionada por el virus de las paperas es generalmente benigna, pero puede causar dolor de cabeza y rigidez de nuca. Otra complicación, no menos rara, es

▶ *V. tamb.*
Alcoholismo
Cálculos biliares
Diabetes

PALABRAS CLAVE
para búsquedas en Internet
y otras fuentes de consulta

Parotiditis

Vacunación

* **virus** Agente infeccioso microscópico que carece de metabolismo propio y que sólo puede reproducirse en las células que infecta.

* **vacunación** Introducción en el cuerpo humano de gérmenes muertos o atenuados para prevenir, aliviar o tratar una enfermedad.

* **testículos** Órganos masculinos de la reproducción que producen los espermatozoides.

* **páncreas** Glándula situada detrás del estómago que segrega hormonas necesarias para el metabolismo, como la insulina, así como enzimas digestivas.

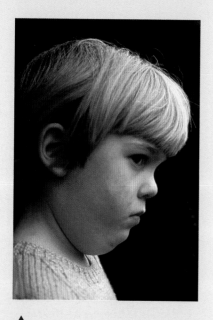

▲

La hinchazón del cuello y la zona de la mandíbula es indicio de paperas. *Andy Levin, Photo Researchers, Inc.*

* **anticuerpos** Proteínas producidas por el sistema inmunitario para combatir infecciones específicas.

▶ *V. tamb.*

Infecciones víricas

Meningitis

Pancreatitis

Rubéola

Sarampión

Varicela

la pancreatitis o infección del páncreas*, que causa dolores abdominales y vómitos.

Diagnóstico y tratamiento

El diagnóstico puede hacerse a partir de muestras de saliva o de orina. Otros análisis de laboratorio determinan la concentración de anticuerpos* contra el virus, presentes en la muestra. El tratamiento suele consistir en analgésicos, líquidos en abundancia y comida blanda, puesto que la masticación es dolorosa. Se recomienda el reposo en cama, con el paciente aislado de otras personas, sobre todo de las que no han sido vacunadas contra el virus.

¿Se puede prevenir la infección?

Las paperas se pueden prevenir mediante la vacuna contra el virus. Por lo regular esta vacuna se da a los niños durante su segundo año de vida. En la mayoría de los casos la vacuna se suministra conjuntamente con las del sarampión y la rubéola.

Fuente

U.S. Centers for Disease Control and Prevention, 1600 Clifton Rd., Atlanta, GA 30333
Telephone (404)639-3534
Telephone (404)639-3311
Toll-free (800)311-3435
Information Hotline (888)-232-3228
TTY (404)639-3312
http://www.cdc.gov/

Parálisis

Es la incapacidad para controlar conscientemente los movimientos de los músculos.

El caso de Sang Lan

Mientras hacía ejercicios de precalentamiento previos a su participación en los Juegos de Buena Voluntad en julio de 1998, la gimnasta china de 17 años, Sang Lan, se preparó para saltar sobre el potro, como había hecho miles de veces anteriormente. Pero Sang se arrojó hacia el potro con demasiada fuerza y aterrizó de cabeza en vez de hacerlo de pies. El impacto quebró las sexta y séptima vértebras de su cuello, le dañó la médula espinal y la dejó incapacitada para moverse del pecho hacia abajo.

La invalidez de Sang es probablemente permanente. Este tipo de lesión es una de las causas trastorno llamado parálisis.

¿Qué es la parálisis?

El músculo es un tipo especial de tejido que posibilita el movimiento de nuestro cuerpo. Está bajo el control del sistema nervioso, el cual procesa los mensajes de llegada y de salida a todas las partes del cuerpo. A veces las células nerviosas, o neuronas, que controlan los músculos, se enferman o se lesionan. Cuando eso ocurre, la persona pierde la capacidad de mover los músculos voluntariamente, y entonces decimos que la persona está paralizada.

La parálisis de los músculos de la cara, brazo y pierna de un solo lado del cuerpo se llama hemiplejía ("hemi" quiere decir "mitad") y generalmente es el resultado de una lesión contralateral (en el lado opuesto del cerebro). El daño a los nervios de la médula espinal afecta a diferentes partes del cuerpo, según la gravedad de la lesión y el lugar del cuerpo afectado. La parálisis de ambas extremidades inferiores se llama paraplejía, y la parálisis de ambos brazos y de ambas piernas, cuadriplejía (o tetraplejía). La parálisis puede ser temporal o permanente, dependiendo de la enfermedad o lesión. Dado que el trastorno puede afectar a cualquier músculo del cuerpo, la persona corre peligro de perder no sólo la

De izquierda a derecha: la médula espinal y sus regiones (cervical, torácica, lumbar, etc.), así como los nervios; también, ilustraciones de la hemiplejía, la paraplejía y la cuadriplejía.

▼

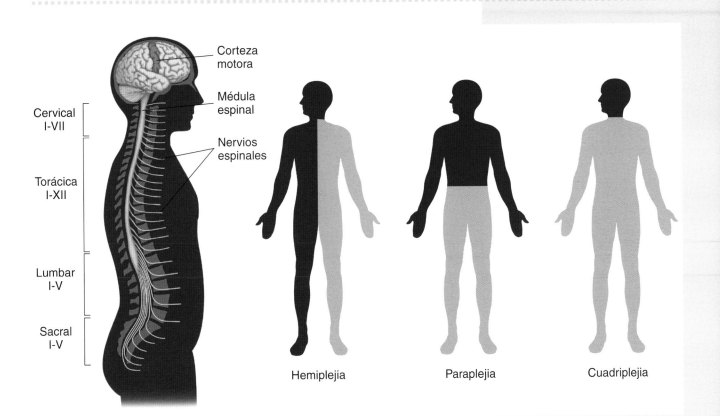

Corteza motora

Médula espinal

Nervios espinales

Cervical I-VII

Torácica I-XII

Lumbar I-V

Sacral I-V

Hemiplejia   Paraplejia   Cuadriplejia

capacidad de movimiento sino también la capacidad de hablar o de respirar por sí misma.

¿A qué obedece la parálisis?

Las lesiones físicas—accidentes de tráfico o deportivos, por ejemplo—así como los envenenamientos, las infecciones, la obstrucción de vasos sanguíneos y los tumores pueden, todos ellos, causar parálisis.

Los defectos cerebrales del feto en desarrollo o una lesión cerebral que se produzca durante el parto pueden causar un cuadro clínico conocido por parálisis cerebral. En las enfermedades tales como la esclerosis múltiple (llamada también esclerosis diseminada o esclerosis en placa), la inflamación produce cicatrices en los nervios, lo que interrumpe la comunicación entre el cerebro y los músculos. A veces, incluso el mismo tejido muscular se ve afectado. En la distrofia muscular, el deterioro del tejido muscular de los brazos y piernas produce debilidad creciente.

El síndrome de Guillain-Barré es un trastorno autoinmune en el cual las propias células del cuerpo atacan la envoltura aislante y el núcleo de las fibras nerviosas, comenzando por las manos y los pies. En la miastenia grave, otro trastorno autinmune, una disfunción de origen químico perturba la comunicación necesaria para que los músculos se contraigan.

En casos excepcionales, ni siquiera es posible detectar ninguna causa física de la parálisis. Los psicólogos llaman a este cuadro trastorno conversión, es decir, la persona convierte su angustia psíquica en síntomas físicos de parálisis, pero las funciones de los nervios y de los músculos permanecen intactas.

Signos y síntomas

Los signos y los síntomas de la parálisis varían. Cuando la médula espinal se lesiona, como en el caso de Sang Lan, la persona queda inmediatamente paralizada y pierde la sensación en los miembros afectados. Cuando el daño a los músculos o al sistema nervioso central es causado por una enfermedad o un trastorno de evolución progresiva, tal como la distrofia muscular o la esclerosis múltiple, los síntomas son graduales y a menudo comienzan por cansancio muscular y debilidad. Con la poliomielitis y la apoplejía, la parálisis aparece de repente, con poco o ningún aviso.

Diagnóstico

La información sobre los síntomas y sus inicios ayudan al médico a determinar la causa de la parálisis. Con ciertas enfermedades genéticas hereditarias, tales como la distrofia muscular, el historial clínico de la familia proporciona pistas importantes.

¿Es tratable la parálisis?

Aparte de la poliomielitis (que se puede prevenir por medio de vacunación) y de las lesiones del cerebro y de la médula espinal (que en algu-

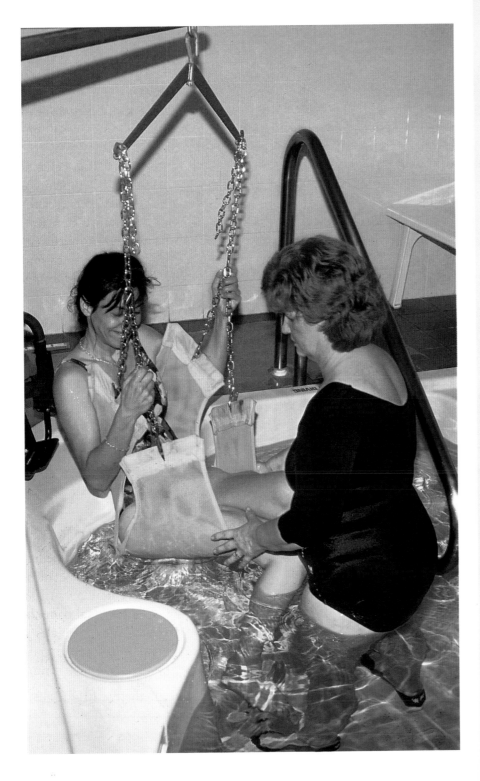

El agua ofrece resistencia y flotabilidad, lo cual puede que permita a los pacientes con enfermedades neuromusculares ejercitarse más eficazmente.

nos casos se pueden evitar tomando medidas de seguridad apropiadas), generalmente no es posible prevenir las afecciones que causan parálisis, y en la mayoría de los casos no existe un tratamiento específico. A veces, en lesiones de médula espinal se utilizan medicamentos a base esteroides, con la intención de limitar la magnitud del daño a los nervios

"Como un cerebro conservado en un frasco"

Jean Dominique Bauby, director de la revista *Elle*, estaba casado y tenía dos hijitos. A los 43 años sufrió una apoplejía (accidente cerebrovascular) que lo dejó con el llamado síndrome de aislamiento. Bauby era capaz de pensar, pero no podía hablar o mover ningún músculo del cuerpo, con la excepción del ojo izquierdo. Comenzó a comunicarse por medio de movimientos del ojo en una especie de código que un amigo transcribió, con mucho esfuerzo, letra por letra, primero en palabras y luego en oraciones. Las oraciones se convirtieron en un libro titulado *La campana de inmersión y la mariposa*. El libro fue un éxito instantáneo en Francia y más tarde sirvió de inspiración para lectores de todo el mundo.

raquídeos. Para los paralíticos que deben usar silla de ruedas, el tratamiento pone énfasis en los ejercicios y se toman precauciones especiales para evitar las infecciones y las úlceras de decúbito (úlceras por presión). A los pacientes con miastenia grave se les puede ofrecer un fármaco que les ayude a contraer los músculos. La mayoría de las personas que padecen el síndrome de Guillain-Barré se recuperan espontáneamente. Puede ser difícil tratar el trastorno de conversión; y en este caso debe tratarse el problema psíquico subyacente.

Convivencia con la parálisis

Mucha gente con parálisis disfruta de longevidad normal, incluso cuando la parálisis es el resultado de una enfermedad de evolución clínica. La gente que usa sillas de ruedas puede aun así conducir, nadar, pilotar aviones o incluso esquiar. Pero debe hacer grandes ajustes en su vida diaria, porque los músculos que se necesitan para realizar ciertas tareas ya no funcionan. Por ejemplo, para la persona con parálisis aguda, las funciones comunes del cuerpo, como orinar o evacuar el vientre, pueden resultar difíciles. En casos extremos, se verá incapaz de respirar sin ayuda externa. Hay ayuda disponible para sobrellevar la mayoría de los problemas de la parálisis, y los afectados de este trastorno pueden con frecuencia desempeñarse en un empleo, tener hijos y participar en las actividades de la vida.

¿Se prevé alguna cura?

Hace 10 años, nadie hubiera imaginado que los nervios gravemente dañados pudieran sanar. Pero es posible que en el futuro la gente recupere la función que han perdido por causa de una lesión de los nervios motores. Por ejemplo, los experimentos con ratas y gatos han demostrado que es posible reparar nervios dañados y que el tejido de la médula espinal gravemente dañado puede regenerarse, crecer. Por supuesto, aún quedan muchas preguntas por responder antes de que estos métodos se puedan usar con seres humanos.

Fuentes

U.S. National Institute of Neurological Disorders and Stroke, c/o NIH Neurological Institute, P.O. Box 5801, Bethesda, MD 20824
Telephone (301)496-5751
Toll-free (800)352-9424
TTY (301)468-5981
http://www.ninds.nih.gov/

National Spinal Cord Injury Association, 6701 Democracy Blvd., Ste. 300-9, Bethesda, MD, 20817
Telephone (301)588-6959
Toll-Free (800)962-9629
http://www.spinalcord.org

Parálisis cerebral

Por parálisis cerebral se entienden diferentes afecciones debidas a una lesión prenatal del cerebro que afecta a la capacidad psicomotora (de movimiento) de la persona.

PALABRAS CLAVE
*para búsquedas en Internet
y otras fuentes de consulta*

Cerebro

Paraplejia espástica

Trastornos del movimiento

¿Por qué no camina nuestra hija?

Rob y Carol fueron los primeros en darse cuenta de que algo le pasaba a Nancy, su hijita de 11 meses. Nancy era una niña despierta y feliz, pero al llegar a los 5 o 6 meses de edad, y a diferencia de otros niños, no intentaba agarrar sus juguetes; a los 11, apenas podía sentarse por sí misma. Cuando Carol se agachaba para abrazarla, Nancy permanecía rígida. Cuando la dejaban sola en la cuna o sobre una manta en el suelo, Nancy no andaba a gatas como otros niños. Rob y Carol consultaron al pediatra (médico especializado en niños). Le describieron su comportamiento y le preguntaron si acaso tenía parálisis cerebral.

¿Cómo se comunican los músculos con el cerebro?

Cada movimiento que hacemos, desde rascarnos la nariz hasta bajar las escaleras, es el resultado de una combinación compleja de mensajes que circulan entre el cerebro y los músculos. Cuando decidimos hacer algo, el cerebro ordena a los músculos cómo deben hacerlo. Las actividades tales como cepillarnos los dientes, cruzar la calle e incluso hablar también están controladas por centros especiales del cerebro.

¿Qué es la parálisis cerebral?

En ocasiones, los centros cerebrales que controlan el movimiento se dañan, por lo que los mensajes que el cerebro envía a los músculos son confusos. Para los niños que sufren esta enfermedad, cualquier movimiento ordinario puede resultar muy difícil, o simplemente imposible. Cerca de 500 000 estadounidenses sufren parálisis cerebral.

¿Existen diferentes clases de parálisis cerebral?

La parálisis cerebral puede afectar a sus víctimas de distintas maneras, según la parte del cerebro dañada y de la magnitud del daño. Hay enfermos cuyos movimientos son espasmódicos, es decir, que se mueven rígida o bruscamente. Otros no son capaces de controlar sus movimientos y tienen que hacer grandes esfuerzos para mantenerse erguidos o sostener un objeto. Algunos de estos enfermos se agitan mucho. El 25 por ciento de los paralíticos cerebrales presentan una combinación de todos estos problemas. La enfermedad puede afectar a ambos brazos, a las piernas o solamente a un lado del cuerpo y, a veces, sólo las piernas se ven afectadas. Las personas con parálisis cerebral pronunciada pueden necesitar una silla de ruedas para desplazarse; los casos más leves son capaces de caminar sin mayores indicios que una cojera leve.

¿Los enfermos de parálisis cerebral sufren otros problemas?

La parálisis cerebral puede ocasionar debilidad en otros músculos del cuerpo. Por ejemplo, los enfermos de parálisis cerebral tienen problemas para hablar o tragar comida, e incluso a veces babean. Los hay que sufren convulsiones es decir, descargas eléctricas que se producen súbitamente en el cerebro y hacen que la persona tenga que interrumpir bruscamente lo que estaba haciendo, pierda el control de sus movimientos y, a veces, sufra confusión o quede inconsciente. Casi una cuarta parte de los niños con parálisis cerebral experimentan problemas de aprendizaje, ya que el daño cerebral que afecta a los movimientos musculares también puede afectar a las partes del cerebro que rigen el aprendizaje. Hay niños que pueden tener dificultades con las matemáticas o para leer. Otros necesitan educación especial. Pero la mayor parte de las personas que sufren parálisis cerebral poseen un nivel normal de inteligencia, incluso cuando sus discapacidades físicas son graves.

¿Cuál es la causa de la parálisis cerebral?

En la mayoría de los casos, la parálisis cerebral es congénita y se debe a daños que se producen durante el desarrollo del cerebro. No es contagiosa como un catarro o el sarampión; no empeora, pero tampoco remite. En algunos casos, la mala salud de una mujer embarazada puede abocar en la parálisis cerebral del hijo. Los bebés prematuros corren ma-

HACE 150 AÑOS

A William John Little (1810-1894) se le deformó el pie a consecuencia de una infección de poliomielitis. En la escuela, sus compañeros le llamaban Pato Cojo. A los 16 años, Little decidió matricularse para la carrera de medicina con la esperanza de encontrar una cura para su afección. Nunca la encontró, pero sus investigaciones resultaron muy valiosas para la descripción de otra enfermedad.

En 1853, Little publicó *Sobre las deformidades del cuerpo humano*, obra en la que describió por primera vez la parálisis cerebral. La práctica médica de Little se centró en el aparato locomotor y su investigación trajo grandes adelantos en los campos de la ortopedia y la neurología.

"La enfermedad de Little" es el nombre que hoy se usa para designar una variedad congénita de la parálisis cerebral.

yor riesgo de parálisis cerebral que los que nacen a término. Hay casos en que un accidente grave, como estar a punto de ahogarse, puede causar daño y parálisis cerebral en un niño pequeño. Muchos creen que los daños cerebrales producidos durante el parto son una de las causas más frecuentes de la parálisis cerebral, pero están equivocados. En el 80 por ciento de los casos no existe un causa específica de esta enfermedad, y por otra parte es imposible diagnosticarla antes de que nazca el niño.

Diagnóstico

No siempre es fácil para los médicos decir si un niño, o una chica joven como Nancy, sufre de parálisis cerebral. Cuando los padres llevan al niño al médico, éste les hace preguntas acerca del hijo y mira si el pequeño tiene alguna a normalidad muscular o dificultad para los movimientos. El médico examina especialmente los reflejos del niño para ver si el cerebro y el sistema nervioso le funcionan debidamente. Por ejemplo, golpea suavemente la rodilla del niño con un pequeño martillo de caucho para examinar los reflejos de las piernas. Si el niño tiene parálisis cerebral, un equipo de médicos especialistas y terapeutas consulta a los padres y coordina con ellos la realización de un programa de tratamiento.

Tratamiento

Que una persona sufra de parálisis cerebral no significa que no pueda ser feliz. Lo que sí es cierto es que la gente con parálisis cerebral se enfrenta cada día a mayor número de retos que la gente que no la padece. El tratamiento o terapia ayuda a los niños con parálisis cerebral a enfrentarse a las tareas diarias que el resto dan por sentadas. Cada niño es diferente, así es que las formas de terapia varían según el caso. Se puede proporcionar, por ejemplo, una terapia centrada en el fortalecimiento de las partes del cuerpo necesarias para caminar o para subir escaleras, en los músculos de la boca que intervienen en el acto de hablar, o se puede enseñar al niño a dominar actividades básicas pero importantes como vestirse o comer. Los fármacos (como los que se utilizan para controlar las convulsiones), las técnicas quirúrgicas y los equipos especiales (sillas de ruedas, abrazaderas—correctores ortopédicos—o instrumentos de comunicación) también permiten a las personas con parálisis cerebral llevar una vida normal. Los padres de niños con parálisis cerebral, así como los mismos enfermos, deben colaborar estrechamente con sus médicos, terapeutas y maestros para decidir el mejor tratamiento en cada caso.

Medidas preventivas

Como en la mayoría de los casos se desconoce la causa de la parálisis cerebral, no hay forma de prevenirla. Una madre embarazada puede aumentar la probabilidad de que su hijo nazca sano sometiéndolo a revisiones regulares, comiendo debidamente y prescindiendo del tabaco, la bebida o las drogas. También es importante proteger a los bebés de accidentes o de heridas en la cabeza que, a veces, son causa de parálisis

Herramientas de utilidad

Existen varias clases de instrumentos para facilitarle a la gente con parálisis cerebral el desempeño de sus actividades diarias. Las sillas de ruedas, motorizadas o no, sirven para desplazarse a los que no pueden hacerlo por sí mismos. Los enfermos capaces de caminar, pero de modo inestable, pueden utilizar andadores (utensilios con aspecto de triciclo sin sillín). Existen también cucharas, cepillos de dientes o lapiceros de diseño especial para facilitar su uso y manipulación. Las pizarrrillas alfabéticas facilitan la comunicación a los enfermos con dificultades para hablar. Hay incluso una computadora u ordenador que habla por los enfermos que no pueden hacerlo.

cerebral después del nacimiento. Pero, por el momento, el misterio de la parálisis cerebral no tiene solución. La esperanza de superar esta enfermedad radica en continuar las investigaciones médicas.

Convivencia con la parálisis cerebral

Puede que los niños con esta enfermedad no sean capaces de llevar a cabo las mismas actividades que otros niños o, al menos, no del mismo modo; pero la mayoría sí pueden:

- ir a la escuela;
- tener amigos;
- participar en excursiones escolares o en campamentos de verano;
- escuchar música;
- jugar con la computadora;
- leer;
- practicar deportes.

Muchos enfermos con parálisis cerebral podrán ir a la universidad, cumplir en un empleo, casarse y tener hijos.

Fuentes

United Cerebral Palsy, 1660 L St. NW, Ste. 700,
Washington, DC 20036
Telephone (202)776-0406
Toll-free (800)872-5827
Facsimile (202)776-0414
TDD (202)973-7197
http://www.ucpa.org/

U.S. Centers for Disease Control and Prevention,
1600 Clifton Rd., Atlanta, GA 30333
Telephone (404)639-3534
Telephone (404)639-3311
Toll-free (800)311-3435
Information Hotline (888)-232-3228
TTY (404)639-3312
http://www.cdc.gov/

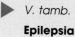 V. tamb.

Epilepsia

Parálisis facial

La parálisis facial, conocida también por parálisis de Bell, es una debilidad súbita o una pérdida completa de la función de ciertos músculos faciales, normalmente situados a un lado del rostro, causada por la inflamación de un nervio facial.

Media cara

Shelly, de 15 años, se levantó una mañana sintiéndose como si acabara de recibir una inyección de novocaína del dentista. Se miró al espejo y descubrió que no tenía fuerza en un lado del rostro. No podía sonreír y sólo parecía funcionar el otro lado. Shelley llamó a sus padres gritando y éstos acudieron corriendo en su ayuda. Al verle la cara, temieron que Shelley hubiera sufrido una apoplejía* o que se le hubiese manifestado un tumor cerebral, así que la llevaron rápidamente al hospital.

En el hospital, el médico examinó a Shelley y les preguntó a ella y a sus padres por sus antecedentes clínicos. A continuación, llevó a cabo una serie de pruebas diagnósticas para determinar si Shelley tenía la presión sanguínea baja o si había contraído la enfermedad de Lyme. Poco después, les explicó que Shelley presentaba síntomas de parálisis facial, afección inofensiva bastante común.

Pasaron tres semanas antes de que Shelly se recuperara, tres semanas que a Shelly le parecieron tres años. No obstante, Shelly dio gracias por no haber sufrido una enfermedad más seria.

¿Qué es la parálisis facial?

Se trata de una afección que sobreviene cuando el nervio facial se irrita. El nervio facial discurre desde el cerebro a través de un pequeño agujero en el cráneo. A veces, este nervio puede irritarse o inflamarse y, como consecuencia, no envía las señales habituales a una parte del rostro. El resultado es una pérdida total o parcial de la función muscular ("parálisis").

Los síntomas de la parálisis facial se manifiestan súbitamente y tienden a empeorar entre el segundo y el quinto día. El entumecimiento o debilidad brusca característico de la parálisis facial empeora durante el día; el rostro se pone rígido y se distiende hacia un lado. Los enfermos

* apoplejía También llamado accidente cerebrovascular, es un trastorno provocado por la interrupción de la irrigación cerebral debido al bloqueo de un vaso sanguíneo (trombosis, embolia) o a su ruptura (hemorragia). Como consecuencia, las células nerviosas del área privada de riego sanguíneo y las partes del cuerpo que éstas controlan dejan de funcionar normalmente.

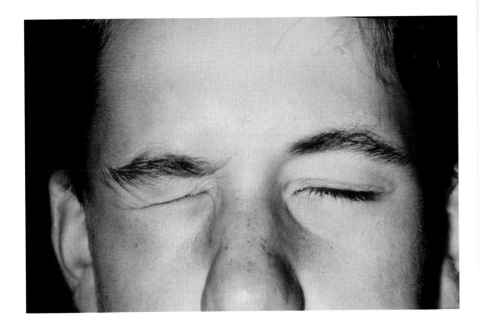

◄

La parálisis facial produce debilidad o pérdida completa de la función muscular de un lado del rostro, alterando con ello el equilibrio facial. En este caso observamos la debilidad del lado izquierdo de la cara, que parece más relajado. © *Science Photo Library, Foto de archivo médico especial.*

con parálisis facial suelen tener dificultad para cerrar el ojo del lado afectado, y no pueden fruncir el ceño. Se puede sentir dolor detrás del oído y experimentar movimientos involuntarios denominados "tics." Además, el oído de la parte afectada se vuelve muy sensible, y puede que el enfermo también babee y tenga dificultad para comer y beber.

Es fácil confundir los efectos de un ictus o apoplejía con los de la parálisis facial, por lo que es importante el diagnóstico médico que determine la causa de la parálisis. Los enfermos con parálisis facial suelen temer un tumor cerebral, pero los síntomas de éste suelen manifestarse gradualmente y no de manera súbita como ocurre con los de la parálisis facial.

Causas

La parálisis de Bell es una enfermedad idiopática, es decir, sus causas son desconocidas. Una de las posibles causas es la irritación de un nervio facial tras una infección vírica, por ejemplo el herpes zóster (o culebrilla) o el herpes simple (que produce calenturas o herpes labial o febril). Esta enfermedad puede aparecer asociada también a un golpe en la cara que daña el nervio o a afecciones como la enfermedad de Lyme, la diabetes y la tensión arterial alta.

La parálisis facial afecta a hombres y mujeres de todas las edades, pero es más común entre los 30 y los 60 años. Las mujeres embarazadas, los diabéticos y los enfermos de gripe o resfriado son más susceptibles a esta afección que la persona normal. Una de cada 60 o 70 personas sufren

BELL Y EL CEREBRO

Sir Charles Bell (1774–1842) fue un científico escocés que estudió anatomía. Sus investigaciones sobre el cerebro son conocidas con el nombre de "*Carta Magna de la neurología.*" La *Carta Magna* es un documento muy famoso en la historia de Inglaterra, por lo que otorgar esa denominación a los escritos de Bell supone un importante reconocimiento. Bell recibió la primera medalla otorgada por la Real Sociedad de Gran Bretaña, por su libro *New Idea of Anatomy of the Brain* (*Nueva idea de la anatomía del cerebro*). Además, fue el primero en descubrir que las neuronas (células nerviosas) sensitivas transportan mensajes al cerebro y que las neuronas motoras transportan mensajes a los músculos y a las glándulas. La parálisis facial recibió su nombre en homenaje a este eminente investigador.

parálisis facial alguna vez en la vida, lo que se traduce en unos 40 000 casos al año en Estados Unidos.

Tratamiento

El 80 por ciento de los enfermos con parálisis facial empiezan a recuperarse algunas semanas después de que se manifiesten los síntomas y lo consiguen totalmente a los pocos meses, sin necesidad de tratamiento. En algunos casos (pocos) la recuperación no llega a ser completa y algunos de los síntomas se hacen permanentes.

Durante la recuperación, la mayor preocupación es proteger el ojo expuesto a la suciedad o a posibles lesiones. Los médicos recomiendan medicamentos antivíricos en los cinco o seis primeros días de la enfermedad. Los antiinflamatorios también pueden reducir la inflamación del nervio.

Fuentes

American Academy of Otolaryngology, 1 Prince St.,
Alexandria, VA 22314
Telephone (703)836-4444
http://www.entnet.org/

Bell's Palsy Research Foundation, 18403 Woodfield Rd.,
Ste. D, Gaithersburg, MD 20879
Telephone (301)216-9740
Toll-free (800)688-6914
Facsimile (301)330-9075
http://www.bellspalsyresearch.com/

National Centers for Facial Paralysis, 18403 Woodfield Rd.,
Ste. B/C, Gaithersburg, MD 20879
Toll-free (800)688-6914
Information Line (888)-30-BELLS
http://www.bellspalsy.com/

U.S. National Institute of Neurological Disorders and Stroke,
c/o NIH Neurological Institute, P.O. Box 5801, Bethesda, MD 20824
Telephone (301)496-5751
Toll-free (800)352-9424
TTY (301)468-5981
http://www.ninds.nih.gov/

▶ *V. tamb.*
Diabetes
Enfermedad de Lyme
Herpes
Hipertensión
Parálisis
Zóster

Pérdida de la audición *Véase* Sordera y pérdida de audición

Pérdida del cabello

Se trata de la pérdida total o parcial del pelo del cuero cabelludo y, en general, del de todas las partes del cuerpo donde normalmente crece.

Hoy cabello, mañana calvicie

De la cabellera se ha dicho que es la gloria suprema del ser humano. La mayor parte de los cabellos de la cabeza crecen de forma constante. Los del cuero cabelludo crecen a razón de 1–1,5 cm por mes, aunque este crecimiento disminuye con la edad. La fase de crecimiento de cada cabello dura de 2 a 6 años, seguida por una fase de reposo de dos a tres meses de duración, durante la cual el cabello se mantiene, pero ya no crece más. Tras la fase de reposo, se produce la caída del cabello y empieza a salir cabello nuevo en el mismo lugar del viejo. Como parte de este ciclo normal, el común de los seres humanos pierde unos 50 a 100 cabellos al día. Se habla de pérdida del cabello cuando la persona afectada pierde cada día mayor número de cabellos de lo normal, o cuando ya no crece más cabello nuevo que reemplace al viejo.

¿Cómo crece el pelo?

Para comprender cómo se produce la pérdida de pelo, conviene saber cómo se forma. El pelo está constituido, en esencia, por la misma proteína de que se componen las uñas y las capas exteriores de la piel, llamada queratina. La parte visible del pelo se llama tallo, y debajo de la piel está la raíz, encerrada en un folículo llamado bulbo piloso. La raíz está viva, pero el tallo se compone de tejido muerto fabricado por el bulbo piloso.

¿En qué consiste la pérdida de pelo?

La pérdida de pelo implica su pérdida total o parcial de cualquier parte del cuerpo donde crece normalmente, sobre todo del cuero cabelludo. Alopecia es el término con que los médicos designan la calvicie, que es la pérdida de toda o de una porción importante del pelo del cuero cabelludo, es decir, del cabello. A diferencia de otras partes del cuerpo, el cabello desempeña una función más bien decorativa. La pérdida del cabello no es, en sí, un problema clínico, aunque en ciertos casos pueda ser señal de enfermedad. Hay muchos calvos a quienes no les inquieta en absoluto la calvicie. Otros, en cambio, creen que la pérdida del cabello los hace menos atractivos.

¿Cuál es la causa de la pérdida de pelo?

Más de 40 millones de varones y 20 millones de mujeres estadounidenses presentan pérdida parcial del cabello. Es muy normal, tanto en hombres como en mujeres, ver cómo su cabellera se vuelve más rala con la edad. Pero esa pérdida puede producirse también por otras causas. A continuación indicamos algunas formas de calvicie y sus causas:

La calvicie común   Tarde o temprano, la pérdida de pelo del cuero cabelludo con la edad afecta a la mayoría de los individuos de ambos sexos. Por lo menos el 95 por ciento de la calvicie es de esta índole. La pérdida se debe a una combinación de edad, factores genéticos y ciertas hormonas* conocidas como andrógenos. Los últimos dos factores dan a esta afección su nombre médico de alopecia androgénica. En el hombre, la calvicie empieza generalmente con "entradas" que trepan frente arriba dejando en la parte superior de la cabeza una superficie de pelo muy escaso o una parte totalmente calva. A los lados y en la parte de atrás de la cabeza puede quedar, a la larga, apenas un fleco u orla de cabello en forma de herradura. Este tipo de calva se conoce como calvicie hipocrática masculina. En la mujer, la afección suele hacer la cabellera más rala por todo el cuero cabelludo. Esto sucede especialmente tras la menopausia* y se denomina calvicie hipocrática femenina.

Alopecia areata   Esta forma de calvicie puede afectar a individuos de todas las edades, incluidos los niños y los adultos jóvenes. Se caracteriza por la caída repentina de pelo del cuero cabelludo en forma de ronchas del diámetro de una moneda, de 2,5 cm o más. En casos graves, se puede perder el pelo de toda la cabeza, incluso de las cejas y la barba o de todo el cuerpo. La alopecia areata es imputable a veces a algún problema del sistema inmunitario*, cuyas células atacan a los bulbos pilosos por razones que no están muy claras. El pelo generalmente vuelve a crecer espontáneamente en cuestión de 6 a 24 meses.

Problemas clínicos   Existen varias afecciones y tratamientos capaces de causar la pérdida de pelo en individuos de todas las edades y de ambos sexos. En ocasiones, se nota la caída de pelo al mes o hasta tres meses después de haber experimentado el individuo una fiebre elevada, una infección grave o una intervención quirúrgica mayor. Hay mujeres que pierden grandes cantidades de cabello a los pocos meses de haber tenido un parto. Por otra parte, si la glándula tiroides* está muy activa (hiperactiva) o muy poco (hipoactiva), se puede producir también caída de pelo. Lo mismo sucede con la infección por hongos* (infección micótica) denominada tiña tonsurante. Quienes sufren cáncer a menudo pierden el pelo durante la quimioterapia*. Otros medicamentos pueden también propiciar la caída de pelo, incluso los anticoagulantes, píldoras anticonceptivas, píldoras para combatir la depresión* y antihipertensivos. Por fortuna, esta caída de pelo es generalmente temporal. Lo normal es que el pelo reaparezca una vez el organismo se haya acomodado a la afección, al tratamiento o a la suspensión del medicamento.

Tricotilomanía   Se trata de un trastorno psicológico* en el que el individuo se tironea el cabello, lo que a veces da lugar a una importante pérdida del mismo. Los lugares afectados con mayor frecuencia son el cuero cabelludo, las cejas y las pestañas. Esta costumbre nerviosa puede

*hormonas Sustancias químicas producidas por las glándulas de secreción interna que actúan como embajadoras: se elaboran en un lugar del cuerpo y son enviadas a otros sectores del organismo para llevar a cabo funciones de regulación.

*menopausia Es la época de la vida femenina en que cesan los períodos menstruales y la mujer no puede ya procrear.

*sistema inmunitario Sistema orgánico que combate las enfermedades.

*glándula tiroides Situada en el cuello, esta glándula produce hormonas reguladoras del metabolismo orgánico, que es el proceso del que se vale el cuerpo para producir energía, para crecer y para conservar en buen estado los tejidos que lo componen.

*hongo Todo microorganismo perteneciente al reino Fungi, que comprende los champiñones o setas, las levaduras y los mohos.

*quimioterapia Tratamiento del cáncer mediante potentes medicamentos que matan a las células cancerosas.

*depresión Enfermedad mental caracterizadas por sentimientos de tristeza patológica, melancolía, ideas negativas, desesperanza y desánimo.

*psicológico Adjetivo que se refiere a los procesos mentales y abarca el pensamiento, los sentimientos y las emociones.

Hechos curiosos

- Las rubias naturales tienen, por término medio, 140 000 cabellos en la cabeza. Las morenas, alrededor de 105 000 y las pelirrojas, apenas 90 000.

- En cualquier momento, alrededor del 90 por ciento de los cabellos de la persona está en crecimiento y el otro 10 por ciento en reposo, listo para caerse.

ser una reacción a la tensión emocional y a la ansiedad. Suele empezar en la infancia, pero también se ve en el adulto. El pelo reaparece una vez que se deja de maltratarlo.

Malnutrición Si el régimen alimenticio de la persona no contiene suficientes proteínas, es posible que el organismo trate de ahorrar proteínas pasando de la etapa de crecimiento del pelo a la de reposo. A los dos o tres meses de esta transición puede observarse la caída de gran número de pelos, hasta que termina la etapa de reposo. La carencia de hierro en la sangre puede también dar por resultado la caída de cabello. Una dieta sana o la toma de píldoras que contienen hierro puede prevenir o corregir este problema.

Cuidado inadecuado del cabello Las sustancias químicas tales como tintes y productos para permanentes pueden dañar el pelo si se usan con demasiada frecuencia o si se dejan en el pelo durante mucho tiempo. Hasta el champú, el cepillado y el peinado pueden ocasionar daños si se usan de forma muy enérgica. Los peinados que tiran de los cabellos, como las coletas o "colas de caballo" y las trenzas, también someten el pelo a mucha tracción. El maltratar los cabellos de cualquiera de estas formas puede conducir a su pérdida temporal.

¿Cómo se identifica la causa de la caída del pelo?

El individuo a quien se le cae el pelo en forma brusca, rápida o inusitada debe ir al médico para que identifique la causa de esa caída. En algunos casos, el médico decidirá si la calvicie se debe a la edad; en otros, tras examinar el cuero cabelludo, tomará algunas muestras de éste en busca de señales de enfermedad. A veces, arrancará unos cuantos pelos de algún punto de la cabeza para examinarlos al microscopio, a fin de averiguar si se hallan en fase de crecimiento o de reposo. El porcentaje de pelos en una y otra fase proporcionará otra pista acerca de la caída de pelo.

Tratamiento

En la alopecia areata, la caída de pelo suele ser temporal y se corrige espontáneamente con el tiempo. Mientras reaparece el pelo, se emplea a veces un corticosteroide* aplicado por fricción a la piel o tomado por boca o administrado por inyección.

La calvicie común debida a la edad no necesita tratamiento por razones clínicas. Sin embargo, hay individuos que buscan atención médica, porque no se gustan a sí mismos estéticamente. Para ellos existen las siguientes posibilidades de tratamiento.

Estilos de peinado, pelucas y peluquines El simple peinado y arreglo del cabello en forma que favorezca el aspecto de la persona

*corticosteroide Uno de varios medicamentos que se recetan para reducir la inflamación y a veces para deprimir el sistema inmunitario humano.

puede ser una solución apropiada, especialmente para la mujer que tenga el cabello ralo o lo haya ido perdiendo en forma dispersa. Cuando la calvicie es más difusa, la peluca tal vez sea la solución más fácil. Existen también peluquines que se pueden prender del cabello natural restante o fijarse al cuero cabelludo con adhesivos o sujetadores especiales.

Medicamentos   En los Estados Unidos existen en la actualidad dos medicamentos aprobados por las autoridades de sanidad para hacer crecer nuevo pelo o para prevenir la caída del viejo: minoxidil y finasterida. El minoxidil (Rogaine) se puede adquirir sin receta. Es un líquido que se aplica por fricción al cuero cabelludo. Sólo una cuarta parte de los varones y una quinta parte de las mujeres que usan el minoxidil a plena dosis recobran una porción significativa de su cabello. Deben transcurrir a veces varios meses antes de que se vea el resultado. El nuevo cabello suele ser más fino y de color más claro que el original. Además, el crecimiento de nuevo cabello cesa en cuanto se deja de aplicar el medicamento.

La finesterida (Propecia) es el segundo de estos fármacos. Se expende con receta y se toma en forma de píldoras. Es exclusivamente para hombres, porque no parece surtir efecto en las mujeres; además, puede causar defectos congénitos si se toma durante el embarazo. Más de cuatro quintas partes de los varones que toman finesterida experimentan reducción de la caída del pelo, y más de las tres quintas partes pueden adquirir, hasta cierto punto, nuevo pelo. Como en el caso del minoxidil, el resultado tarda meses en evidenciarse.

Cirugía   El trasplante piloso es una solución duradera de la calvicie, pero económicamente cara. Entre los que podrían beneficiarse de esta clase de intervención figuran hombres y mujeres afectados de calvicie común. La cirugía tal vez sea útil también tratándose de individuos que han sufrido pérdidas parciales de pelo a resultas de quemaduras o de heridas cicatrizadas del cuero cabelludo, cejas y pestañas. Esta intervención quirúrgica entraña la escisión de diminutos fragmentos de cuero cabelludo con pelo, de lugares de la cabeza donde todavía crece el pelo, para implantarlos en las partes calvas. No se agrega ningún pelo nuevo; se trata simplemente de mudar de sitio parte del pelo existente. Comoquiera que se necesita mudar cientos e incluso miles de estos fragmentos para lograr un buen resultado, la intervención suele hacerse en varias sesiones quirúrgicas separadas entre sí por intervalos de algunos meses. A veces se trasplanta todo un colgajo de piel en vez de tantos fragmentos.

Hay otra operación denominada de reducción del cuero cabelludo, que puede combinarse con el trasplante piloso. Consiste en extraer cuero cabelludo calvo de la parte superior de la cabeza y luego cubrir esa zona despoblada tirando hacia delante del cuero cabelludo que todavía tiene pelo.

Como para poner los pelos de punta

Hay algunas personas que se preocupan por no tener suficiente cabello; otras se quejan de que tienen demasiado. Los médicos llaman hirsutismo al exceso de pelo en el cuero cabelludo y en la cara, especialmente en las mujeres. Muchas mujeres, sobre todo las de ascendencia de Europa del Sur o del Oriente Medio, suelen tener mucho pelo corporal y facial cuando alcanzan la pubertad. Esto es perfectamente normal en mujeres y en varones; la cantidad de pelo corporal y facial aumenta en general con la edad. Tampoco esto tiene nada de anormal o malsano.

Si a una persona no le gusta el aspecto de su cabello, puede cambiarle el color o extraérselo de diversas maneras. Ahora bien, estas medidas pueden traer aparejado un mayor crecimiento de pelo corporal y facial, más grueso y negro, al cabo de unas semanas o meses. Esto podría ser señal de un problema clínico por elevación anormal de la concentración de andrógenos en la sangre, como suele suceder en determinados trastornos de ovario y de glándulas suprarrenales.

Ciertos medicamentos, como los esteroides y algunos antihipertensivos, favorecen también el crecimiento de pelo corporal y facial. Por otra parte, la anorexia nerviosa, trastorno de la alimentación que consiste en adelgazar de forma excesiva (la sufren principalmente las adolescentes), puede incrementar la producción de pelo corporal fino.

Adaptación a la pérdida de cabello

La pérdida de cabello puede ser motivo de preocupación, aun en los casos en que es temporal. Los peinados, las pelucas, los sombreros y los pañuelos de cabeza permiten ocultar la pérdida que incomoda a la persona. Mucha gente no da importancia a la pérdida del cabello. Otros hacen gala de su calvicie, y gran parte de ellos se rasuran el resto de la cabeza si la pérdida de cabello es difusa. A menudo, la solución es simplemente un cambio de peinado.

Fuentes

American Hair Loss Council, 125 17th St. Ste 625,
Pittsburgh, PA, 15222
Telephone (412)765-3666
http://www.ahlc.org

American Society of Plastic and Reconstructive Surgeons,
444 E Algonquin Rd., Arlington Heights, IL 60005
Telephone (847)228-9900
Toll-free (888)-475-2784
http://www.plasticsurgery.org/

National Alopecia Areata Foundation, PO Box 150760,
San Rafael, CA, 94915-0760
Telephone (415)472-3780
http://www.naaf.org

▶ *V. tamb.*
Cáncer
Carencias nutritivas
Infecciones por hongos
Tiña

Periodontitis   *Véase* Enfermedades de las encías

Peritonitis

La peritonitis es una inflamación* del recubrimiento interno de la cavidad abdominal. Este recubrimiento mucoso tiene dos capas y se llama peritoneo.

¿Qué es la peritonitis?

Una diversidad de trastornos pueden causar la peritonitis. Generalmente, esta afección ocurre cuando se infecta el peritoneo a partir de una perforación—agujero—en el estómago, en los intestinos, el apéndice o en uno de los otros órganos protegidos por este recubrimiento. La perforación puede deberse a un cuchillada, un balazo o un corte quirúrgico.

PALABRAS CLAVE
para búsquedas en Internet y otras fuentes de consulta

Inflamación

Peritoneo

* **inflamación** Reacción del cuerpo a una irritación, infección o herida que a menudo causa hinchazón, dolor, enrojecimiento y calor.

Las personas también pueden contraer peritonitis a causa de complicaciones de otras enfermedades, tales como la ruptura del apéndice, diverticulitis, una úlcera perforada o una enfermedad inflamatoria pélvica (EIP). En todos estos casos, las bacterias* pueden infectar el peritoneo. Quines padecen cirrosis hepática a veces contraen una "peritonitis bacteriana espontánea," es decir que en su caso no hay una ruptura u otro origen evidente de la infección.

¿Qué le pasa a la gente que contrae peritonitis?

Síntomas   Los síntomas de la peritonitis varían desde un dolor leve a un dolor agudo en la región del estómago. La peritonitis causa con frecuencia un espasmo muscular en las paredes abdominales y hace que el abdomen* se sienta duro al tacto y sin movimiento, como si fuera una tabla de madera. Normalmente, la persona con peritonitis tiene fiebre y puede sentirse hinchada. Es común tener vómitos y diarrea*.

Diagnóstico   Con frecuencia el médico puede diagnosticar la peritonitis mediante una revisión física del paciente. El diagnóstico se puede confirmar con radiografías abdominales o con una tomografía computada (TC)*. En ocasiones, se necesita una intervención quirúrgica para cerciorarse de la presencia de peritonitis.

Tratamiento   El tratamiento incluye normalmente cirugía y antibióticos.* La cirugía se lleva a cabo para reparar cualquier órgano que haya sufrido la ruptura que causó la infección y para drenar los líquidos infecciosos de la cavidad abdominal. Los antibióticos se usan para tratar la infección bacteriana. La mayoría de las personas que tienen peritonitis se reponen plenamente tras el tratamiento.

Pertusis   *Véase* Tos ferina (coqueluche, pertusis)

Pesadillas   *Véase* Trastornos del sueño

Peste

Es una enfermedad grave que se transmite a los humanos mediante la picadura de una pulga alojada en el animal infectado, generalmente un roedor salvaje.

---

* **bacterias** Microorganismos unicelulares de forma redonda, en espiral o de bastón, sin núcleo diferenciado. Comúnmente se multiplican por división celular. Algunas clases pueden causar enfermedades en humanos, animales y plantas.

* **abdomen** Comúnmente llamado vientre, es la región del cuerpo comprendida entre el tórax y la pelvis.

* **diarrea** Trastorno caracterizado por deposiciones más frecuentes de lo normal y heces de poca consistencia o líquidas.

* **tomografía computada** También llamado tomografía axial computarizada (TAC) o escáner, es un estudio radiológico que, gracias a un tratamiento informático especial, permite obtener imágenes del interior del cuerpo en secciones o "rodajas".

* **antibióticos** Son medicamentos que matan a las bacterias o impiden su desarrollo.

▶ *V. tamb.*

Apendicitis

Cirrosis hepática

Diverticulitis/Diverticulosis

Enfermedades inflamatorias pélvicas (EIP)

Infección

Infecciones bacterianas

PALABRAS CLAVE
para búsquedas en Internet y otras fuentes de consulta

Infección

Yersinia

La peste negra

Alrededor del año 1300 comenzó una epidemia masiva de una enfermedad mortífera conocida como peste bubónica. La epidemia, a veces llamada peste negra, apareció primero en Asia y luego se extendió hacia el Oeste, desde el Oriente Medio a África del Norte y a Europa. Entre los años 1347 y 1350, sólo en Europa murieron alrededor de 20 millones de personas como consecuencia de esta epidemia. Olas posteriores de la peste bubónica continuaron azotando a Europa hasta cerca del año 1800. En esa época, la gente no estaba segura de la causa de la enfermedad. La atribuían a todo, desde la ira de Dios a los vapores insalubres que despedían los enfermos, los pantanos o las letrinas.

LA PESTE BUBÓNICA Y SUS MORTANDADES

El primer brote bien conocido de la peste bubónica, llamada también en su día Peste Justiniana, ocurrió durante el Imperio romano. Se cuenta que el imperio perdió una cuarta parte de su población debido a esta enfermedad. El brote se originó en Constantinopla, en el año 542, y luego se propagó hacia Europa Occidental. Oleadas posteriores de la peste continuaron apareciendo a orillas del Mediterráneo durante los siguientes 200 años. El segundo ciclo de la peste bubónica, conocido como la Peste Negra, tuvo un impacto mucho mayor. Fue éste el mayor desastre médico de la Edad Media. En su primera oleada solamente, de 1347 a 1350, mató a casi un cuarto de la población de Europa. Una vez más, las oleadas de peste bubónica continuaron apareciendo y desapareciendo durante cientos de años. Las consecuencias fueron graves. Entre 1350 y 1400, es posible que el promedio de vida en Europa se redujera de los treinta a los veinte años

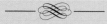

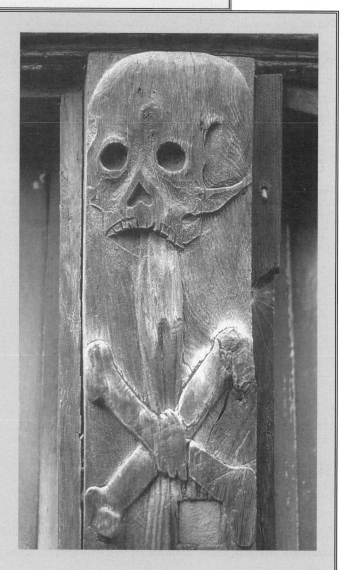

Este osario de Rouen, en la Francia medieval, contiene los huesos de gente que murió a causa de la peste bubónica.
© *Nicole Duplaix/Meter Arnold, Inc.*

¿Qué es la peste bubónica?

En 1894, Alexandre Yersin, médico francés que estudiaba la peste bubónica en Hong Kong, describió por vez primera a la bacteria que la causa y que se llama *Yersinia pestis* en su honor. La bacteria se transmite al ser humano por la picadura de una pulga alojada en un animal infectado, generalmente un roedor salvaje. Aunque la peste bubónica sigue siendo una enfermedad grave, hoy en día es poco común. En la década de 1980, hubo un promedio de 18 casos en los Estados Unidos. Uno de cada 7 de estos pacientes murió. Cada año se producen brotes esporádicos de peste bubónica por todo el mundo. En la década de 1980, los hubo en 17 países, en su mayoría de África, Asia y América del Sur.

En América del Norte, la mayoría de los casos de peste bubónica en la década de 1990 ocurrieron en dos regiones: una de ellas se encuentra en el norte de Nuevo México, norte de Arizona y sur de Colorado; la otra se localizó en California, sur de Oregón y el extremo occidental de Nevada. En los estados del suroeste, las ardillas que viven entre las rocas, y sus pulgas, son la causa más común de la enfermedad en seres humanos. En los estados del litoral del Pacífico, los agentes más comunes son las ardillas de tierra de California y sus pulgas. Entre otros roedores causantes de la peste bubónica se incluye a los perros de las praderas, ratas de la madera, ardillas listadas y otras ardillas de tierra y, con menos frecuencia, conejos salvajes y gatos domésticos.

¿Cómo se transmite la peste bubónica?

Por lo general se transmite de animal a animal, y de animal a ser humano, mediante la picadura de una pulga infectada. Con menor frecuencia la transmisión tiene lugar por contacto directo con los líquidos del cuerpo o los tejidos de un animal muerto o enfermo. Por ejemplo, cualquiera podría contagiarse mientras está desollando (quitándole la piel) a un conejo infectado. La plaga también puede transmitirse mediante diminutas gotitas de saliva con bacterias presentes en el aire, procedentes de la tos de personas o gatos cuyas infecciones han pasado a los pulmones. Otras personas que respiran estas gotitas pueden contraer la peste.

Las personas del oeste de los Estados Unidos que entran en contacto con animales que podrían acarrear la peste, corren el riesgo de contraer la enfermedad. Entre estas personas se cuentan los campistas, excursionistas y cazadores que visitan zonas infectadas con la peste animal; y dueños de animales domésticos y veterinarios que tocan a gatos infectados.

Síntomas

Hay tres clases principales de peste: bubónica, septicémica y neumónica. La peste bubónica por lo general comienza de 2 y 6 días después de que una persona haya entrado en contacto con la bacteria que la causa. Conduce a la inflamación de los ganglios linfáticos*, que a veces adquieren considerable volumen y se denominan bubones. Con frecuencia estos

Perspectiva internacional

- En todo el mundo hay entre 1 000 y 2 000 casos de peste bubónica al año. Hoy en día la enfermedad se da en Asia, el extremo sureste de Europa, África, América del Norte y América del Sur.

- En la década de 1980 hubo brotes de peste bubónica en África, Asia, y América del Sur.

- En los Estados Unidos, de 1970 a 1995 se registraron 13 casos por año.

- No hay peste bubónica en Australia ni en Europa.

- Los brotes modernos de peste bubónica pueden ser causados por ratas caseras o sus pulgas. Estos brotes todavía se producen en algunos países desarrollados. El último brote de este tipo en los Estados Unidos ocurrió en Los Ángeles en 1924–1925.

* **ganglios linfáticos** Pequeñas masas de tejido linfoide que contienen células inmunitarias y filtran el líquido drenado de los tejidos para eliminar los microorganismos nocivos antes de que pasen a la sangre.

ganglios se sienten calientes al tacto. Otros posibles síntomas de la peste bubónica son fiebre, escalofríos, cansancio, dolor de cabeza y una sensación general de enfermedad grave. Puede empeora rápidamente si no se comienza el tratamiento de inmediato.

Si la bacteria invade el torrente sanguíneo, el resultado es una enfermedad también grave conocida como peste septicémica. Los síntomas de ésta son fiebre, escalofríos, cansancio, dolor de estómago, infiltraciones de sangre en la piel y otros órganos, y choque (repentino descenso del volumen de sangre en todo el cuerpo que puede derivar en colapso circulatorio y muerte). Si la infección se propaga a los pulmones, el resultado será una enfermedad mortal conocida por peste neumónica. Sus síntomas son fiebre, escalofríos, tos, dificultad respiratoria y choque. La mayoría de las personas que contraen la peste neumónica mueren pronto si no reciben atención médica inmediata.

Tratamiento

El diagnóstico y tratamiento temprano pueden reducir la mortalidad de la peste a menos del 5 por ciento. El médico sospechará que se trata de peste si el enfermo manifiesta los síntomas mencionados y ha estado en contacto con roedores salvajes, conejos salvajes, o con animales muertos o enfermos que comen conejos o roedores. Para asegurarse, el médico debe buscar indicios de la bacteria causante en la sangre de la persona, en la flema que escupe al toser o en muestras de tejido de los ganglios linfáticos.

Se recetan antibióticos para combatir la bacteria de la peste. Además, se mantiene aisladas a las personas que prsentan peste neumónica, para evitar que propaguen la enfermedad por medio de la tos.

Medidas preventivas

La gente que vive, trabaja o juega en zonas donde hay animales vectores de la peste puede tomar las siguientes precauciones para reducir el riesgo de contagio:

- deshacerse de los roedores que hayan invadido la casa o sus alrededores, así como los que pueda haber en los lugares de trabajo y campamentos, mediante la eliminación de toda maleza, pilas de rocas, basura, comida para animales domésticos o restos de comida que hayan quedado en tales zonas o en sus alrededores;

- sellar los agujeros de entrada en los edificios o casas;

- usar fumigaciones contra las pulgas durante los brotes de una peste en animales;

- no tocar roedores o conejos enfermos o muertos;

- reportar a la oficina local de la salud los conejos o roedores muertos o enfermos que puedan tener la peste.

Existe una vacuna contra la peste. Sin embargo, se recomienda sólo para las personas cuyos trabajos los ponen en alto riesgo de contagio, como quienes trabajan en los laboratorios con bacterias de la peste o con roedores salvajes en zonas infestadas. A quienes viajen a países donde hay brotes de peste y a las personas que hayan entrado en contacto con animales infectados se les podrá dar antibióticos para protegerlos de la enfermedad.

Fuente

U.S. Centers for Disease Control and Prevention, Division of Vector-Borne Infectious Diseases, P.O. Box 2087, Fort Collins, CO 80522 http://www.cdc.gov/ncidod/dvbid/

▶ *V. tamb.*

Choque (Colapso Cardiovascular)

Infecciones bacterianas

Zoonosis

Peste bubónica   *Véase* **Peste**

Pies planos

Se llaman pies planos los que tienen plana la bóveda plantar y cuya planta se apoya plenamente en el suelo cuando la persona está de pie.

¿En qué consisten los pies planos?

Se los encuentra en personas de todas las edades, inclusive en los bebés, que nacen siempre con los pies planos, pues suelen tener una especie de almohadillas de tejido adiposo (graso) en la planta y en la parte anterior del talón, las cuales rellenan la bóveda plantar y dan al pie el aspecto plano. Hacia los tres años de edad, cuando el niño ya camina correctamente, los pies pierden su aspecto plano. De los tres a los seis años, los músculos del pie se fortalecen, el tejido adiposo desaparece y se forma la bóveda en arco. Si el arco no se ha desarrollado a los cinco o seis años de edad—como sucede en aproximadamente el 10 por ciento de los niños—es probable que éstos tengan los pies planos a lo largo de su edad adulta.

Si una persona gasta la parte interior de las suelas de sus zapatos, es muy probable que tenga los pies planos. A pesar de tener pies planos, se puede tener buen tono muscular y no sentir dolor. Si los pies son demasiado planos, el médico puede recomendar plantillas ortopédicas en los zapatos (que dan soporte al arco del pie) para que la persona camine sin mucho esfuerzo.

PALABRAS CLAVE
para búsquedas en Internet y otras fuentes de consulta

Aparatos ortopédicos

Pie plano

Pie valgo

Podología

---

*pronación Rotación del pie hacia dentro y abajo de manera que, al andar, el pie descansa sobre su borde interior.

*espolón calcáneo Excrecencia ósea debajo del talón que causa dolor al caminar.

¿Cuál es la causa de los pies planos?

En ciertas personas, los pies planos son el resultado de una malformación ósea congénita evidenciable por una radiografía. En otros casos, el defecto se instaura posteriormente. Al caminar, la persona da de 8 000 a 10 000 pasos al día sobre el pavimento, piso de baldosas y otras superficies duras. A cada paso, la presión producida por la fuerza de la gravedad somete a cada uno de los pies a una carga tres o cuatro veces mayor que el peso del cuerpo. Al correr de los años, el desequilibrio de los músculos de los pies pueden producir un defecto en el arco natural de la bóveda plantar. El peso excesivo o las tensiones de caminar a sopetones puede hacer caer o aplanar el arco longitudinal (que abarca todo el largo del pie) o el arco metatarsiano (perpendicular al longitudinal y que va de un lado del pie al otro).

Otras causas de pies planos las constituyen los zapatos que no ajustan bien, la obesidad, el raquitismo y los trastornos metabólicos, todos los cuales pueden debilitar los músculos de los arcos. En el adulto ya mayor, el poco ejercicio y el sobre peso originan a veces lesiones mecánicas en los pies.

¿Qué tienen de malo los pies planos?

Los pies planos no son, en sí, ningún problema. Pero, por ejemplo, correr con pies planos equivale casi a correr sobre gelatina. Los pies planos se vuelven hacia dentro (sobrepronación*), lo que obliga a las piernas a volverse hacia dentro también; además contribuyen a lesiones de "sobreuso", como los dolores de espinilla y los problemas de espalda. También pueden originar espolones calcáneos*. Si como resultado de estos trastornos se produce dolor, los pies planos y las dificultades que conllevan harán necesario el tratamiento médico o quirúrgico.

Corrección de los pies planos

Reduciendo la pronación se pueden evitar nuevos problemas. Los expertos recomiendan:

■ comprar zapatos que tengan apoyo para el arco plantar;

■ comprar zapatos con movimiento controlado o zapatos de estabilidad con refuerzo en la parte media;

■ evitar los zapatos muy acolchados y con poco apoyo;

■ evitar correr en superficies desiguales como los campos de golf y los senderos.

Rara vez se recomiendan las intervenciones quirúrgicas sólo para corregir los pies planos.

Fuentes

American Podiatric Medical Association, 9312 Old Georgetown Rd., Bethesda, MD, 20814-1621

Telephone (301)581-9200
Toll-Free (800)ASK-APMA
http://www.apma.org

Piojos (Pediculosis)

Los piojos son insectos diminutos que infestan el cuero cabelludo y otras partes del cuerpo, incluso la región púbica, y que se hospedan también en la vestimenta. Las picaduras de piojo pueden dar lugar a intensa picazón.

Un animalito poco popular

Los piojos son pequeños insectos que infestan las partes del cuerpo pobladas de pelo o que se localizan en la vestimenta. Los huevos del piojo se llaman liendres y las picaduras del piojo dan lugar a veces a intensa picazón. A juzgar por la opinión general, el piojo no es un animalito muy popular. En algunos idiomas, como el inglés, cuando se tiene un mal día, suele decirse que ha sido un "día de piojos;" cuando se estropea algún plan, que "se ha empiojado," y cuando alguien critica alguna cosa minuciosamente, que "se dedica a buscar liendres."

¿Qué es el piojo?

El nombre médico de la infestación por piojos es pediculosis. El piojo es un parásito* que se alimenta de la sangre humana. Hay tres clases de piojos que se nutren de los seres humanos:

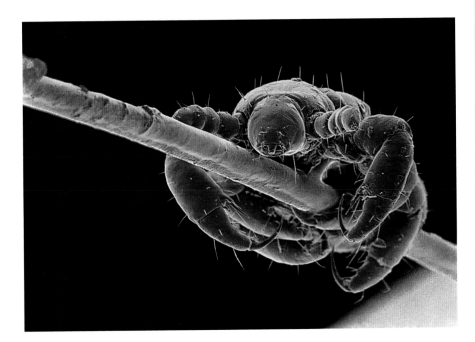

▶ *V. tamb.*
Juanetes

PALABRAS CLAVE
para búsquedas en Internet y otras fuentes de consulta

Enfermedades de transmisión sexual

Parásitos

Pediculosis

*parásitos Seres que viven y se alimentan a costa de otros organismos. La planta o el animal del que se nutre el parásito se llama huésped.

◀

Al microscopio electrónico, un piojo de la cabeza se aferra a un pelo humano.
CNRI/Biblioteca de Fotografía Científica.
Photo Researchers, Inc.

- **Piojos de la cabeza** (*Pediculus humanus capitis*). Suelen habitar en el cuero cabelludo.

- **Piojos del cuerpo** (*Pediculus humanus corporis*). Se les encuentra en la vestimenta, desde donde pasan a la piel en busca de alimento.

- **Piojos del pubis** (*Phthirus pubis*). Conocidos vulgarmente como ladillas, infestan la región púbica, en torno a los órganos genitales.

¿A quién y de qué manera afecta la pediculosis?

Los piojos son un problema muy común. Cualquiera puede infestarse de ellos, pues se transmiten fácilmente de una persona a otra. Los piojos de la cabeza se propagan por contacto cercano con una persona que ya los tiene. Se pueden difundir también al compartir con otros el uso de peines, cepillos, sombreros, gorros, almohadas, auriculares y cosas por el estilo. Los piojos de la cabeza son muy comunes en los niños y sus familiares. Se transmiten rápidamente entre los niños que van a la escuela o a los campamentos de verano. No siempre son señal de suciedad ni de falta de higiene.

Los piojos suelen transmitirse por contacto con la ropa de vestir o de cama. Por lo general, infestan a quienes viven hacinados y no se cambian ni lavan la ropa con gran frecuencia. Los piojos púbicos se transmiten más que nada por contacto físico íntimo entre zonas genitales, tal como sucede en las relaciones sexuales, por lo que la transmisión suele tener lugar entre personas sexualmente activas. En algunos casos, sin embargo, los piojos púbicos también se "pescan" de la ropa de cama o de vestir.

¿Qué síntomas se experimentan?

Los piojos de la cabeza no plantean serios problemas clínicos. Pero, eso sí, pueden ser muy molestos. Frecuentemente, el primer indicio es una picazón intensa en las partes del cuerpo donde el piojo ha picado. No obstante, es posible que la picazón tarde de 2 a 3 semanas en comenzar. Aunque resulte difícil contenerse, la persona que tiene piojos no debe rascarse, so pena de difundir los piojos a otras partes del cuerpo. Además, puede producir infecciones si las lesiones del rascado se contaminan con gérmenes. Otro indicio posible es la sensación de hormigueo o de algo que se mueve en el pelo.

Si bien los piojos son muy pequeños, se les puede observar a simple vista si se miran detenidamente. Las liendres o huevos del piojo son cuerpos minúsculos de forma oval, amarillos o blancos, adheridos a los cabellos cerca del cuero cabelludo. Se les puede confundir con la caspa o con gotitas de aerosol para el pelo. Las liendres tardan alrededor de 1 semana para transformarse en crías de piojo llamadas ninfas. Estas últimas se convierten en piojos adultos en más o menos 7 días. Los piojos adultos tienen 6 patas y son aproximadamente del tamaño de una semilla de sésamo. Pueden vivir en el cuerpo humano hasta 1 mes.

Los piojos de la cabeza generalmente se encuentran en el cuero cabelludo. Se observan a veces en la nuca y en torno a las orejas. En algunos casos aparecen en las cejas y las pestañas. Los piojos corporales, por otra parte, son difíciles de ver porque penetran en la piel. Se ven mejor en las costuras de la ropa, de donde pasan a la piel en busca de alimento. Los piojos púbicos se encuentran en la piel y el vello alrededor de los órganos genitales.

Tratamiento

Los piojos se pueden identificar generalmente a simple vista. Si no están visibles, bastará encontrar sus liendres próximas al cuero cabelludo para deducir que la persona alberga piojos. El tratamiento incluye el uso de algún champú, junto con un enjuague en forma de crema o loción que contengan un pediculicida (matapiojos). Algunos de éstos se expenden sin receta, pero otros requieren prescripción médica. Los remedios caseros que no contengan pediculicida no siempre surten efecto.

Cuando se use un medicamento contra los piojos, deberán leerse y seguirse atentamente las instrucciones respectivas. Estos fármacos pueden ser perjudiciales si no se usan correctamente. Deben aplicarse bajo la vigilancia de un adulto, como sigue:

- Antes de comenzar el tratamiento, desnudar totalmente a la persona infestada.

- Aplicar el producto de conformidad con las instrucciones de uso.

- No debe utilizarse de antemano ningún enjuague o combinación de champú y acondicionador de uso normal.

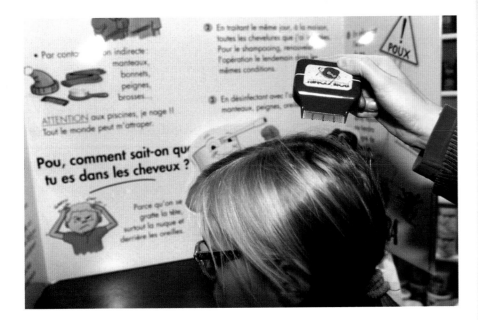

Quitando las liendres con un peine de dientes muy finos. *National Pediculosis Association, Inc.*

- No volver a lavar la cabeza hasta un par de días después.
- Ponerse ropa limpia después del tratamiento.

Se venden en el comercio peines especiales para sacar las liendres que hayan podido quedar en el pelo. El medicamento contra los piojos tal vez tenga que aplicarse otra vez dentro de los 7 o 10 días siguientes para cerciorarse de que no haya quedado viva ninguna liendre. Si el tratamiento no surte efecto, se consultará al médico. No deben usarse cantidades adicionales del medicamento, ni mayor número de tratamientos, que los recomendados.

¿Qué más debe hacerse?

Con el fin de evitar la propagación de los piojos a otras personas, se tomarán las siguientes medidas al usar el champú matapiojos, junto con los enjuagues o cremas:

- Lavar a máquina y con agua caliente toda la ropa de vestir y de cama que la persona con piojos haya tocado en los dos días anteriores al tratamiento.
- Seguidamente, poner la ropa de vestir y de cama en la secadora, en ciclo caliente, durante por lo menos 20 minutos.
- Enviar a la tintorería toda la ropa que no pueda lavarse a máquina en la casa.
- Guárdese en una bolsa de plástico herméticamente cerrada, durante por lo menos 2 semanas, toda la ropa de vestir o de cama, así como cualquier animalito de peluche, que no se puedan lavar o enviar a la tintorería.
- Poner a remojar en alcohol para fricciones o en desinfectante Lysol, durante 1 hora, los peines y cepillos, o lavarlos bien con jabón y agua caliente.
- Pasar la aspiradora por suelos y muebles.
- Informar a la escuela sobre la presencia de piojos. Quedarse en casa hasta después de 24 horas del tratamiento, o durante todo el tiempo que así lo exijan las autoridades escolares.
- Verificar si otras personas han estado en contacto cercano con quien tenga piojos, para cerciorarse de que no se hayan infestado también.
- En el caso de una persona con piojos púbicos, deberá tratarse a toda persona con quien ésta haya tenido relaciones sexuales en el mes anterior al tratamiento.

¿Cómo se previene la infestación por piojos de la cabeza?

Siga estas instrucciones:

- Jamás use los peines ni cepillos de otra persona.

- Cuando tenga que dormir en casa ajena, llévese consigo el saco de dormir y la almohada.

- No trate de ponerse el sombrero o los auriculares de un amigo.

- Si le pica la cabeza, dígaselo en seguida a una persona adulta; no demore.

Fuentes

National Center for Infectious Diseases, 1600 Clifton Rd.,
Mailstop C-14, Atlanta, GA 30333
Toll-free (888)-232-3228
http://www.cdc.gov/ncidod

National Pediculosis Association, 50 Kearney Rd.,
Needham, MA, 02494
Telephone (781449-6487
Toll-Free (800)446-4NPA
http://www.headlice.org

U.S. National Institute of Allergy and Infectious Diseases, Bldg. 31,
Rm. 7A-50, 31 Center Dr., MSC 2520, Bethesda, MD 20892-2520
Telephone (301)496-2263
http://www.niaid.nih.gov/default.htm

▶ *V. tamb.*
Enfermedades de transmisión sexual

Enfermedades parasitarias

Pleuresía

Es una inflamación* de la membrana* doble (de dos hojas) que envuelve los pulmones y tapiza la cavidad del tórax. Esta membrana se llama pleura.

¿Qué es la pleuresía?

En la pleuresía, la membrana doble que envuelve los pulmones y tapiza la cavidad del tórax se inflama, pudiéndose acumular en el espacio que hay entre sus dos hojas un exceso de líquidos. Cuando las personas que tienen pleuresía inhalan o tosen, la inflamación causa dolor, como resultado del roce entre las dos hojas de la pleura inflamada. Es un dolor agudo, como de puñalada, que comienza de repente. Hay una diversidad de causas de la pleuresía.

Síntomas

El dolor agudo, como de puñalada, al inhalar o al toser es el principal síntoma de pleuresía. Las personas que tienen pleuresía tienden a respirar con mayor frecuencia, con inhalaciones más breves, para evitar el dolor. Al final, estas breves respiraciones pueden abocar en neumonía*.

PALABRAS CLAVE
*para búsquedas en Internet
y otras fuentes de consulta*

Inflamación

Sistema pulmonar

***inflamación** Es la respuesta del cuerpo a una infección o irritación.

***membrana** Capa delgada de tejido que cubre una superficie, tapiza una cavidad,o divide un espacio o un órgano.

***neumonía** Inflamación de los pulmones causada, generalmente, por bacterias, virus o sustancias químicas irritantes.

775

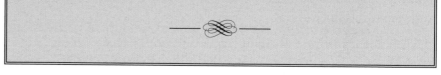

Historia y Literatura

En la obra de Tennessee Williams *The Glass Menagerie* (*La colección de animales salvajes de vidrio*), Laura le dice a su madre que un chico del colegio la llamó "Rosas azules."

"¿Por qué te ha llamado con ese nombre?" le preguntó la madre, Amanda.

Laura le explicó que cuando volvió al colegio después de haber sufrido un ataque de pleuresía, un joven, Jim, le preguntó cuál había sido el problema. Ella le contestó que había tenido "pleurosis," y él confundió la palabra con "Rosas azules" (Blue Roses, en inglés). Desde entonces, cuandoquiera que Jim veía a Laura, la saludaba con un "Hola, Rosas azules."

Lamentablemente, es más fácil contraer pleuresía que encontrar rosas azules. En la obra, sin embargo, Laura se recupera de su pleuresía. Sus problemas son de una naturaleza distinta. El título de la obra hace referencia a la colección de animales de vidrio de Laura.

---

* **cáncer** Tumor maligno que, si no se trata a tiempo, tiene una evolución mortal.

* **artritis reumatoide** Enfermedad crónica autoinmune caracterizada por dolor, inflamación, rigidez y deformación de las articulaciones.

▶ *V. tamb.*

Infecciones bacterianas

Neumonía

Tuberculosis

PALABRAS CLAVE
para búsquedas en Internet y otras fuentes de consulta

Parálisis

Sistema muscular

Sistema nervioso

Vacuna

¿Cuál es la causa de la pleuresía?

La pleuresía puede ser el resultado de una diversidad de causas. Se desarrolla a partir de infecciones, tales como la neumonía. También puede deberse a una lesión en un accidente o de una operación en el pecho. A veces, la pleuresía es una complicación de otra enfermedad, como el cáncer* pulmonar o la artritis reumatoide*. Otra posible causa es una lesión de la pleura producida por sustancias tóxicas como el asbesto. El resultado en todos estos casos es la inflamación de la pleura, que causa dolor cuando la persona tose o respira.

¿Diagnóstico

Los médicos suelen diagnosticar la pleuresía si oyen un "sonido de roce" cuando el paciente respira hondo. Se valen de varias pruebas de laboratorio para confirmar el diagnóstico, entre ellas la que consiste en extraer líquido del pecho para analizarlo. Para aliviar el dolor y la inflamación se recetan medicamentos. Sin embargo, la causa subyacente de la pleuresía, como la neumonía bacteriana o la tuberculosis, debe ser tratada.

Poliomielitis

La poliomielitis, o polio, es una infección vírica que ataca a las células nerviosas, causa el deterioro de los músculos y a veces produce parálisis.

Pulmones de acero

Fotografías extraordinarias de la mitad del siglo XX muestran a enfermos —a veces cuartos enteros llenos de ellos— encerrados en tanques metálicos y asistidos por enfermeras. Los tanques eran conocidos por "pulmones de acero" o "pulmones artificiales." En las décadas de 1940 y 1950, estas máquinas respiraban por los pacientes cuya capacidad respiratoria había sido temporal o permanentemente anulada por la poliomielitis. La poliomielitis, en su día temida como la peor de las enfermedades de la infancia, debido a su capacidad de lisiar a las personas de por vida, es actualmente casi desconocida en los Estados Unidos. En otras partes del mundo, no obstante, la enfermedad todavía ataca a millares de personas al año.

¿Qué es la poliomielitis?

Es una infección que se produce cuando la persona bebe agua o come alimentos contaminados por el virus poliomielítico. Las partículas de este virus se hallan en las heces y se diseminan cuando las personas tocan objetos contaminados y luego se llevan los dedos a la boca o tocan la comida. No se propaga por medio de la tos o del estornudo. Una vez se encuentra dentro del cuerpo, el virus se multiplica en la garganta y en los intestinos. Luego sale del intestino sin causar daño o se desplaza, transportade por la sangre, a todas partes del cuerpo. En un número muy reducido de personas, entre el 1 y el 2 por ciento, el virus invade el sistema nervioso central, es decir, el cerebro y la médula espinal, donde puede causar parálisis. Dependiendo de dónde vaya a parar el virus en la mé-

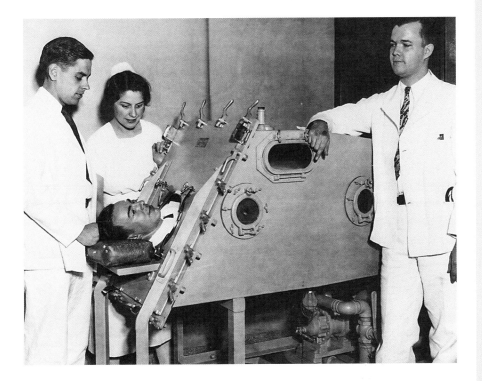

◀

Dos médicos y una enferma se disponen a colocar a un hombre afectado de polio en un pulmón de acero, en el Sister Kinney Institute de Minneapolis, Minnesota. En la época en que se tomó esta foto (1940), la máquina conocida como "pulmón de acero" se utilizaba en le tratamiento de pacientes que sufrán parálisis de los músculos respiratorios. Esta gran máquina, en efecto, comprimá y distendá el pecho para suplir el trabajo de los músculos torácicos.

dula espinal, la persona afectada puede también tener dificultad para respirar, hablar o tragar.

El virus poliomielítico es especial porque ataca solamente a las células nerviosas que controlan los músculos—llamadas neuronas motoras— y no afecta a otras células nerviosas cercanas. Las neuronas son como caminos que conectan nuestros músculos con el sistema nervioso central, y el virus infecta a más del 95 por ciento de las neuronas motoras de la médula espinal y a muchas otras células del cerebro. Las neuronas destruidas no se pueden reemplazar, y el resultado es la parálisis. Pero muchas células sobreviven, y cuando se recuperan hacen nuevas conexiones con los músculos. De hecho, por razones que aún no están claras, una célula nerviosa que sobrevive al virus hace brotar muchas más conexiones con las células de los músculos de las que tenía en un principio. Así que incluso si el virus destruye muchas neuronas, con frecuencia las neuronas restantes son capaces de compensar las pérdidas.

Signos y síntomas

En más del 90 por ciento de los casos, los enfermos no saben que han contraído el virus de la poliomielitis. Los síntomas, cuando aparecen, pueden ser semejantes a los de un resfrío o una gripe. Aunque la parálisis es la consecuencia devastadora de la poliomielitis, la mayoría de los enfermos no quedan paralíticos. Y muchos pacientes con parálisis recuperan en gran parte el uso de sus músculos unas semanas o meses después de la infección. Cerca de dos tercios de los pacientes con poliomielitis paralizante tienen efectos duraderos causados por la enfermedad.

LA POLIO EN LA HISTORIA

La poliomilitis ha causado parálisis y muerte durante la mayor parte de la historia humana. Se pueden encontrar menciones de la poliomielitis paralítica en las inscripciones egipcias talladas en piedra, de 3 000 mil años de antgüedad. Al comienzo del siglo XX, sin embargo, pocos habían oído hablar de la enfermedad hasta que las epidemias de polio comenzaron a ocurrir con regularidad en el mundo desarrollado. En el verano de 1916, la polio se convirtió en una enfermedad muy conocida en los Estados Unidos cuando una epidemia devastadora azotó a Nueva York y dejó un saldo de 27 000 paralíticos y 9 000 muertes. Casi 40 años más tarde, el 12 de abril de 1955, se anunció que el Dr. Jonas Salk había descubierto la primera vacuna eficaz contra la poliomielitis paralizante. Con el desarrollo de ésta y de otras vacunas, se ha erradicado la polio en la mayoría de los países del mundo industrializado.

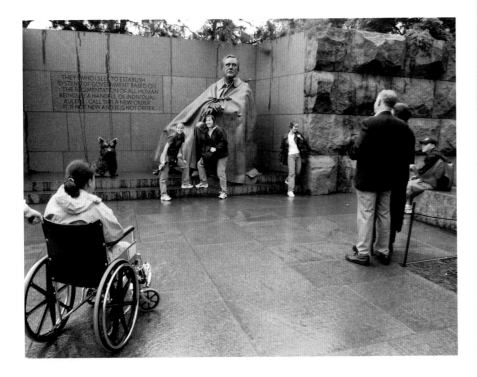

En el monumento a la memoria de Franklin Delano Roosevelt en Washington, D.C., el terrier escocés y mascota Fala se sienta a los pies del ex Presidente de los Estados Unidos, confinado a una silla de ruedas. *UPI/ Corbis-Bettmann*

FRANKLIN DELANO ROOSEVELT Y LA POLIOMIELITIS

Franklin Delano Roosevelt contrajo polio a los 39 años mientras estaba de vacaciones en la isla de Campobello, en Nueva Brunswick, Canadá. Tras un día de natación y diversión con sus hijos, se acostó cansado y adolorido, y se despertó incapaz de mover las piernas. Dos semanas más tarde se identificó su enfermedad como la poliomielitis. FDR nunca volvió a caminar sin ayuda. Ya había iniciado su carrera en la política, y en 1932 se postuló para la presidencia de los Estados Unidos y ganó las elecciones. Aunque no intentó ocultar su lucha contra la poliomielitis, realizó grandes esfuerzos para disimular su gravedad incapacitante. El público nunca lo vio en una silla de ruedas. En 1938, FDR fundó la Marcha de los Diez Centavos, que permitió financiar la investigación y los esfuerzos de inmunización que eliminaron la polio del Hemisferio Occidental.

En 1998 se tomó la decisión de agregar una estatua de Franklin Delano Roosevelt, en su silla de ruedas, al monumento en su honor que se le levantó en Washington. Mostrarlo de esta forma fue una iniciativa muy controvertida. Algunas personas pensaron que a Roosevelt no le hubiera gustado verse representado en silla de ruedas. Otros opinaron que le habría complacido ver que su imagen era motivo de inspiración para los discapacitados y los indujera a alcanzar grandes logros.

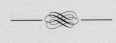

¿Cómo sabe uno si tiene la enfermedad?

Generalmente, la poliomielitis se puede diagnosticar por el tipo de parálisis que causa—más de un lado del cuerpo que del otro. La persona no puede mover las piernas, brazos o incluso los músculos necesarios para respirar. Los análisis de laboratorio identifican a las células que no deberían estar en el líquido cefalorraquideo que rodea al cerebro y a la médula espinal. Para confirmar el diagnóstico, se analizan muestras de un frotis de la garganta y de las heces para ver si contienen el virus poliomielítico. Hay una prueba que es incluso mucho más rápida y sensible, llamada reacción en cadena de la polimerasa, que se utiliza en ciertos casos.

JONAS SALK, PERFECCIONÓ UNA VACUNA...

Jonas Salk era el jefe del laboratorio de investigación virológica de la Universidad de Pittsburgh cuando comenzó a estudiar el virus de la poliomielitis. Al principio, la labor investigadora de Salk avanzó con lentitud porque era difícil producir suficiente cantidad del virus con que trabajar. Pero en 1948, los investigadores científicos de la Universidad de Harvard hallaron la forma de producir grandes cantidades del virus, lo que permitió a Salk perfeccionar su vacuna. El 2 de julio de 1952, hizo una prueba de la vacuna en niños que se habían recuperado de la poliomielitis, y vio que sus anticuerpos contra el virus—proteínas que el cuerpo elabora para combatir la enfermedad—habían aumentado. A continuación, administró la vacuna a voluntarios que nunca habían tenido poliomielitis, incluso a sí mismo, a su esposa y a sus hijos, y ninguno de ellos se enfermó. En 1954 comenzó la vacunación en masa de los niños de edad escolar, con la que se obtuvo del 60 al 70 por ciento de eficacia preventiva. Entre 1955 y 1957, el número anual de casos en los Estados Unidos disminuyó de 28 985 a 5 895.

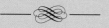

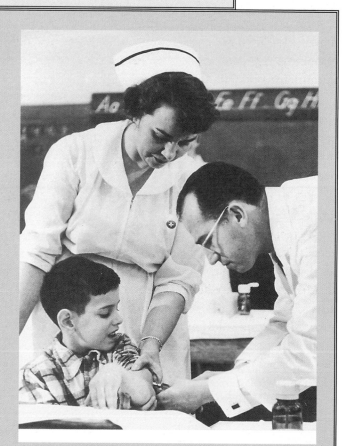

El 10 de marzo de 1954, la enfermera de una escuela observa mientras el Dr. Jonas Salk inyecta a una niño de 8 años la vacuna de la poliomielitis, aún en etapa experimental. La Marcha de los Diez Centavos ayudó a financiar las primeras pruebas en Pittsburgh, donde quedaba la sede del Dr. Salk. *UPI/Corbis-Bettman.*

Medidas preventivas

No hay tratamiento para la poliomielitis, pero la infección se puede prevenir con una vacuna. La vacunación es una manera de proteger a la persona contra determinadas enfermedades, mediante la "presentación" al cuerpo humano de los microorganismos de la enfermedad, previamente inactivados. Luego, si el cuerpo vuelve a encontrase con los gérmenes activos, será capaz de reconocerlos y combatirlos. En 1952 se registraron 57 879 casos de poliomielitis en los Estados Unidos—el mayor número de casos en la historia del país. Pero la introducción en 1955 de la vacuna inyectable descubierta por Jonas Salk, y en 1961 la de una vacuna oral perfeccionada por Albert Sabin, hicieron posible finalmente la erradicación del virus poliomielítico en el Hemisferio Occidental. Los últimos casos de polioliomielitis en los Estados Unidos ocurrieron en 1979, en grupos religiosos que no habían querido vacunarse. Actualmente, los únicos casos de que se tiene noticia en los Estados Unidos se deben a la vacuna oral misma. Todavía se dan de 5 a 10 de esos casos al año. La mayoría de los demás casos ocurren por estrecho contacto entre los pacientes que no han sido vacunados correctamente o que tienen sistemas inmunitarios débilitados.

De los 6 241 casos registrados en 51 países en 1994, más del 70 por ciento correspondía a India, Pakistán y Bangladesh. Hay varias razones para estas epidemias: muchas personas viven en condiciones de hacinamiento e insalubridad, y pueden haber sido mal vacunados o no vacunados en absoluto.

Las directrices de los Centros para el Control y Prevención de Enfermedades de los Estados Unidos, con sede en Atlanta, estado de Georgia, recomiendan aplicar la vacuna Salk, elaborada a partir de una versión desactivada del virus poliomielítico, cuando el bebé tenga 2 meses de edad y luego a los 4 meses. A esta vacuna le sigue una dosis de la vacuna oral Sabin, elaborada a partir de un virus vivo atenuado, administrada de los 12 a 18 meses de edad y luego otra más entre los 4 y 6 años. Si se usara sólo la vacuna viva, habría una pequeña posibilidad de contraer la enfermedad del virus vivo atenuado. Se cree que la sustitución de la vacuna desactivada de Salk para las primeras dos dosis elimina casi por entero este riesgo.

Sobrevivientes de la poliomielitis

Las personas paralizadas por causa de la polio tienen que efectuar grandes reajustes en sus vidas. Los sobrevivientes deben someterse a fisioterapia para evitar que sus músculos se deterioren aún más, y tal vez necesiten aparatos ortopédicos en las piernas para caminar o tengan que usar una silla de ruedas. Otros quizás necesiten ayuda para respirar durante el resto de la vida. Algunas personas superan la parálisis inicial, pero sufren del síndrome pospoliomielítico décadas más tarde. Pero la mayoría de los sobrevivientes de la poliomielitis paralizante disfrutan de infancias normales y continúan haciendo una vida plena. El violinista Itzhak Perlman, quien contrajo el virus a la edad de 4 años y usa aparatos ortopédicos, es un ejemplo. Franklin Delano Roosevelt (véase el recuadro), que contrajo la poliomielitis a los 39 años, se esforzó con perseverancia en las actividades físicas y políticas hasta convertirse en uno de los más grandes presidentes de los Estados Unidos.

¿Qué es el síndrome pospoliomielítico?

Las neuronas están constantemente perdiendo y haciendo nuevas conexiones, pero de una forma equilibrada, de manera que no importa cuántas conexiones se gasten, siempre hay suficientes para mantener los músculos en funcionamiento. Pero al final de la década de 1970, algunos de los sobrevivientes de la poliomielitis paralizante en las décadas de 1930 y 1940 comenzaron a quejarse de dolores en los músculos y en las articulaciones y de nueva debilidad muscular. Al principio, los médicos no creyeron que las causas de las quejas fueran fundadas, pero el número de pacientes continuó aumentando. En la década de 1980, se acuñó el término "síndrome pospoliomielítico" para describir ese trastorno. El síndrome se debe a una reinfección por el virus. Los científicos investigadores creen que en estos individuos, con el tiempo, el axón de sus neuronas motrices puede simplemente desgastarse y dejar de hacer nuevas conexiones. O los nervios pueden fallar por otros motivos. Las personas afectadas por el síndrome sienten debilidad, cansancio, dolor y contracciones espasmódicas de los músculos. Además, los músculos afectados por la polio 20 o 30 años antes comienzan a perder fuerza otra vez. Por desgracia no existen pruebas para detectar el síndrome de pospoliomielítico. La enfermedad progresa muy lentamente, y el tratamiento consiste en ejercicios y en el uso de aparatos ortopédicos o de una silla de ruedas, y de respiración asistida cuando la situación lo requiera.

... Y ALFRED SABIN PERFECCIONÓ OTRA

Otro científico investigador, Albert Sabin, pensó que el uso de una forma atenuada del virus vivo brindaría mayor protección que la del virus muerto que usaba Salk. La vacuna de Sabin resultó más barata de hacer que la de Salk, y era más fácil de tomar; los individuos podían tomarla por la boca en vez de recibir una inyección, por lo que no era necesaria su aplicación por trabajadores de la salud especializados. Hoy día, en los Estados Unidos los niños reciben ambas vacunas como parte de su inmunización contra la poliomielitis.

Fuentes

U.S. Centers for Disease Control and Prevention,
1600 Clifton Rd., Atlanta, GA 30333
Telephone (404)639-3534
Telephone (404)639-3311
Toll-free (800)311-3435
Information Hotline (888)-232-3228
TTY (404)639-3312
http://www.cdc.gov/

World Health Organization, 525 23rd St. NW,
Washington, DC 20037
Telephone (202)974-3000
Facsimile (202)974-3663
Telex 248338
http://www.who.int/

Pólipos

Los pólipos son excrecencias de tejido que sobresalen de las membranas mucosas*. Estos bultitos o tumores son generalmente benignos, es decir, no son un peligro para la salud de la persona, pero en algunos casos se pueden transformar en tumores cancerosos.

¿Qué son los pólipos?

Los tres tipos más comunes de pólipos son los colorrectales, los del cuello uterino y los nasales.

Pólipos colorrectales Estos pólipos crecen en el colon o en el recto, que forman parte del intestino grueso. Los pólipos pueden volverse cancerosos. Las personas que tienen pólipos colorrectales suelen notar un dolor espasmódico fuera de lo común en el abdomen, sangrar cuando evacúan el vientre, o bien no presentar ningún tipo de síntomas. Los médicos normalmente buscan indicios de pólipos en los que presentan estos síntomas o que tienen familiares que han sido diagnosticados de pólipos colorrectales, dado que a veces los pólipos se propagan en el seno una familia. La mayoría de los pólipos colorrectales aparecen en personas mayores de 50 años.

Los métodos más comunes para diagnosticar los pólipos colorrectales son la sigmoidoscopía, que es una exploración del recto y del colon bajo, y la colonoscopía, exploración del recto y de todo el colon. El médico inserta en el colon un instrumento flexible provisto de iluminación, que transmite imágenes del interior del colon a un monitor. Si se hallan pólipos, se extirpan para evitar la formación de un cáncer.

▶ *V. tamb.*
Infecciones víricas/virales
Parálisis

PALABRAS CLAVE
para búsquedas en Internet
y otras fuentes de consulta

Pólipos del cuello uterino

Pólipos colorrectales

Pólipos nasales

***membranas mucosas** O simplemente mucosas, son las capas delgadas del tejido que tapizan la nariz, los oídos, el cuello uterino y el útero, el estómago, el colon y el recto, así como las cuerdas vocales y otras partes del cuerpo.

*útero Órgano del aparato repro-
ductor femenino donde se alojan y nutre el bebé durante el
embarazo. También se denomina matriz.

*vagina Conducto que va desde
el útero—matriz—al exterior del
cuerpo.

*asma Trastorno pulmonar que
provoca ataques de respiración
dificultosa.

*fibrosis quística Enfermedad
hereditaria en la cual las glándulas del cuerpo segregan mucosidades muy densas. Esto
ocasiona a veces obstrucciones
e infecciones de los pulmones.

▶ *V. tamb.*

Alergias

Cáncer colorrectal

Fibrosis quística

PALABRAS CLAVE
*para búsquedas en Internet
y otras fuentes de consulta*

Enfermedades genéticas

Porfirinas

*hígado Órgano de gran ta-
maño situado en la parte superior de la cavidad abdominal,
que sirve para depurar la sangre
de sustancias tóxicas o de desecho. Contribuye a la digestión
mediante la se creción de la bilis, y es un órgano importante
para el almacenamiento de los
hidratos de carbono.

*médula osea Tejido blando que
rellena la cavidad de los huesos.

Pólipos de cuello uterino Estos tumores crecen en el cuello uterino, que es la parte inferior del útero*. Aún se desconoce cómo se originan, pero se sabe que no están relacionados con ningún tipo de
enfermedad de transmisión sexual.

El síntoma más común de estos pólipos de cuello uterino es una hemorragia anormal por la vagina*. Los pólipos de cuello uterino son relativamente comunes y suelen hallarse durante la revisión ginecológica
anual de la mujer, cuando el médico examina el útero, el cuello uterino
y la vagina en busca de alguna anomalía. La mayoría de los pólipos de
cuello uterino son benignos y se pueden extirpar fácilmente. Sólo en raras ocasiones se convierten en tumores malignos.

Pólipos nasales

Los pólipos nasales aparecen en los senos paranasales, cavidades del cráneo situadas cerca de la parte superior de la nariz, debajo mismo de los
ojos. Las personas que se ven afectadas por pólipos nasales presentan por
lo general antecedentes médicos que incluyen afecciones como alergias,
rinitis alérgica ("fiebre del heno"), infecciones sinusales, asma* o fibrosis
quística*. Estas enfermedades pueden causar problemas respiratorios y
deben de curarse o ser tratadas con medicamentos que la persona inhala.
Los pólipos nasales rara vez se vuelven cancerosos.

Porfiria

*La porfiria comprende un conjunto de trastornos de naturaleza genética
(hereditaria). Los problemas comunes de la porfiria incluyen: hipersen-
sibilidad a la luz, erupciones cutáneas, dolor abdominal y descoloración
de la orina.*

¿Qué es la porfiria?

Cuando una persona hereda un gen defectuoso de uno o de ambos padres, es posible que padezca alguna forma de porfiria. Existen seis clases
de este grupo de enfermedades. Algunas de ellas ocurren muy infrecuentemente. Si bien no hay cifras exactas, se estima que 1 persona de
cada 10 000 a 50 000 se puede ver afectada.

Los seis tipos de porfiria se deben a problemas con los procesos químicos de que se vale el organismo para producir el hemo, compuesto que
transporta el oxígeno y da color rojo a la sangre. Se necesitan ocho enzimas diferentes para producir el hemo. Si cualquiera de estas enzimas
falla, los compuestos que deberían convertirse en hemo se acumulan en
el cuerpo, especialmente en el hígado* y en la médula ósea*, causan de
problemas. Algunos de estos compuestos se llaman porfirinas, de donde
se deriva el nombre de la enfermedad. Las diferentes formas de porfirina
son producto del fallo de diferentes enzimas.

Porfiria intermitente aguda

Esta forma de porfiria nunca aparece a menos que sea activada por ciertos fármacos, por inanición, dietas alimenticia extremas, infección o por algunas hormonas* femeninas. Es más común en las mujeres que en los hombres. Por lo general ocurre por primera vez durante la edad adulta temprana. Los síntomas incluyen dolor de estómago, calambres en las piernas y debilidad muscular. Como su nombre indica, suele ocurrir de tanto en tanto (de forma intermitente). En sus formas más agudas* puede producir convulsiones*, parálisis*, depresión* e incluso alucinaciones* o estados de coma*. Se cree que el rey Jorge III de Inglaterra padecía de alguna forma de porfiria.

Porfiria cutánea tardía

Esta es la clase más común de porfiria, que causa ampollas en las partes del cuerpo expuestas a la luz solar. Algunas personas con porfiria también padecen enfermedades hepáticas (del hígado). Entre las sustancias que precipitan un ataque en este tipo de porfiria figuran el alcohol, el consumo de una gran dosis de hierro (sobrecarga de hierro) o el uso de píldoras anticonceptivas. La porfiria cutánea tardía por lo general no afecta a las mujeres más jóvenes. Sin embargo, el mayor consumo de sustancias desencadenantes de ataques, como el alcohol o las píldoras anticonceptivas, ha dado por resultado que cada vez sean más las jóvenes que contraen la enfermedad. Este tipo de porfiria no es hereditario. Sólo cerca de 20 por ciento de los casos tienen antecedentes de la enfermedad en la familia.

Protoporfiria

La protoporfiria por lo general comienza en la niñez. En ella, la piel es hipersensible a la luz del sol, y sus posibles secuelas son sarpullidos dolorosos, enrojecimiento y picazón.

¿Cómo se diagnostica y se trata la porfiria?

Diagnóstico

La porfiria se diagnostica cuando se encuentra un exceso de porfirinas (compuestos que producen hemo) en la orina. Pruebas y análisis subsiguientes permiten determinar de qué tipo de porfiria se trata.

Tratamiento

La porfiria intermitente aguda se trata con hemo. Para la porfiria por exceso de hierro en el organismo, el tratamiento consiste en sangrar al paciente. Se extrae casi medio litro de sangre una o dos veces por semana durante varias semanas, hasta que los niveles de hierro desciendan a lo normal. Existen tratamientos medicamentosos para algunos tipos de porfiria. Es importante que las personas susceptibles a cualquier forma de porfiria eviten la luz y otros agentes que puedan precipitar un ataque. Los filtros solares no son eficaces para impedir las erupciones cutáneas. A veces se le da al paciente betacaroteno para aliviar la sensibilidad a la luz. Para prevenir los ataques se recomienda evitar toda sustancia capaz de desencadenar los síntomas.

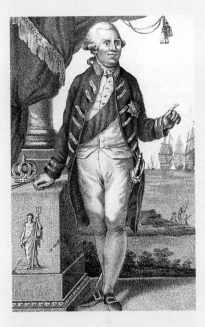

▲

Grabado sin fecha del rey Jorge III de Inglaterra (1738–1820), que reinó de 1760 a 1820. Se da por sentado que tenía porfiria. *Corbis/Bettman.*

* **hormonas** Sustancias químicas producidas por las glándulas de secreción interna que actúan como embajadoras: se elaboran en un lugar del cuerpo y son enviadas a otros sectores del organismo para llevar a cabo funciones de regulación.

* **agudo** Dicho de un proceso o enfermedad que aparece bruscamente, es de corta duración y tiene carácter grave.

* **convulsiones** Crisis caracterizadas por pérdida de conciencia y espasmos musculares.

* **parálisis** Incapacidad para mover alguna parte del cuerpo.

* **depresión** Enfermedad mental caracterizadas por sentimientos de tristeza patológica, melancolía, ideas negativas, desesperanza y desánimo.

* **alucinaciones** Percepciones sensoriales sin base en la realidad.

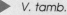

*coma Estado de inconsciencia similar al sueño muy profundo. La persona en coma no se puede despertar, no puede moverse, ni hablar u oír.

▶ *V. tamb.*
Enfermedades genéticas
Enfermedades metabólicas
Trastornos cutáneos

PALABRAS CLAVE
para búsquedas en Internet
y otras fuentes de consulta
Hipermetropía
Oftalmología
Optometría
Visión

*oftalmólogo Médico especializado en el tratamiento de enfermedades de los ojos.

*lentes bifocales o multifocales (progresivos) Los primeros son lentes divididos en dos segmentos: el inferior permite ver claramente los objetos cercanos y el superior, los lejanos. Los segundos tienen una graduación progresiva que permite adaptar la visión a cualquier distancia que se pretenda enfocar la mirada.

▶ *V. tamb.*
Hipermetropía
Miopía

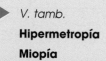

Fuentes

American Porphyria Foundation, PO Box 22712, Houston, TX, 77227
Telephone (713)266-9617
http://www.porphyriafoundation.com/

Presbicia/Presbiopía

La presbicia también llamada presbiopía y "vista cansada" es un tipo de hipermetropía en que la capacidad de ver objetos cercanos con claridad disminuye a medida que la persona envejece.

A medida que los adultos sobrepasan los 40 años, se encuentran con que es más difícil leer diarios o libros. Es cuando comienzan a sujetar estos objetos a mayor distancia de sus ojos de la que solían necesitar en el pasado, para enfocar bien las letras. A la larga, según dice el chiste, se dan cuenta de que sus brazos les parecen demasiado cortos. Esta afección se llama presbicia o presbiopia, que deriva del griego y significa "ojos viejos." La presbicia hace que la persona se vuelva levemente hipermétrope.

Por lo general, unos pequeños músculos del ojo modifican la curvaturade la lente transparente (cristalino) de la parte anterior del globo ocular para enfocar una imagen cercana, como las palabras de esta página. Pero, a medida que la persona se adentra en los 30 o 40 años, el cristalino pierde elasticidad y se vuelve demasiado y rígido para curvarse con facilidad. Esto causa la presbicia.

El primer indicio de presbicia por lo general aparece cuando una persona se da cuenta que ya no puede leer letras pequeñas con la misma facilidad con que solía hacerlo antes. Se le cansan los ojos más rápidamente, o puede tener dolores de cabeza cuando trabaja con algo de cerca. Con el tiempo, muchas personas necesitan lentes para leer.

Los que ya padecen de hipermetropía deben ver a su oftalmólogo* si notan estos síntomas, ya que probablemente necesiten lentes más potentes para leer. A las personas que padecen de miopía (cortos de vista), les puede parecer que al principio la presbicia les ayuda a mejorar la visión. Eso se debe a que para ellos la afección cambia la forma de enfocar las imágenes, haciendo que éstas se vean más claras. Los miopes a veces encuentran que, por lo menos durante un tiempo, no necesitan lentes para leer. A la larga, sin embargo, también necesitarán lentes, o quizás lentes bifocales* para poder leer cómodamente.

Fuentes

U.S. National Eye Institute, 2020 Vision Pl., Bethesda, MD 20892-3655
Telephone (301)496-5248
http://www.nei.nih.gov/

Psicosis	*Véase* Trastornos mentales

Psoriasis

*Es una enfermedad cutánea de larga duración caracterizada por la apari-
ción de zonaso manchas rojizas en la piel cubiertas por escamas plateadas.*

PALABRAS CLAVE
para búsquedas en Internet
y otras fuentes de consulta

Trastornos cutáneos o de la piel

¿Qué es la psoriasis?

Cuando el escritor estadounidense John Updike escribió un libro sobre
su propia vida, titulado *Conciencia de mí mismo* (*Self-Consciousness*), de-
dicó un capítulo entero a describir su lucha personal contra una enfermedad de larga duración conocida por psoriasis. Updike tituló el capítulo:
"En guerra con mi piel." El nombre "psoriasis" proviene de la palabra
griega para "comezón." La enfermedad hace que partes de la piel se vuelvan rojizas, gruesas, se cubran de escamas plateadas y que piquen.

¿Cuál es la causa de la psoriasis?

Dos de cada 100 estadounidenses tienen psoriasis. En algunos casos, la
enfermedad es tan leve que apenas se nota. En otros casos de gravedad
llega a cubrir gran parte del cuerpo. Todavía se desconoce la causa de la
psoriasis. Pero los científicos saben que la enfermedad no es contagiosa.
En otras palabras, quien padece psoriasis no puede pasarle la enfermedad a otra persona.

Recientes investigaciones parecen indicar que la causa de la psoriasis
se debe a un problema del sistema inmunitario* en el que está involu-
crado un tipo de glóbulo blanco sanguíneo llamado célula T. Los investigadores científicos creen ahora que las personas con psoriasis tal vez
tengan algún problema que obligue a su sistema inmunitario a producir
demasiadas células T en la piel.

La persona con psoriasis se da cuenta de que hay momentos en que
su piel empeora y luego mejora. Las épocas de empeoramiento, llamadas
erupciones, podrían ser propiciadas por circunstancias tales como cambios de clima, infecciones, estrés, piel seca y algunos medicamentos. Las
erupciones también se producen a raíz de haberse cortado, arañado, fro-
tado o quemado la piel al sol. Las personas con parientes que padecen la
enfermedad son más susceptibles de contraerla también. Los científicos
estudian actualmente a familias enteras con psoriasis, con el fin de encontrar algún gen vinculado a esta enfermedad.

*sistema inmunitario Sistema de
defensa, compuesto por diferentes células y órganos, que combate a los gérmenes y sustancias
extrañas que penetran en el
cuerpo y protege al organismo
de infecciones y otras enfermedades.

¿Qué aspecto tiene la psoriasis?

La psoriasis causa manchas rojizas más o menos grandes en la piel, re-
cubiertas por escamas plateadas, por lo general en el cuero cabelludo, los

Placas rojizas, con grandes escamas blancas, en el brazo de un hombre de 67 años. *Dr. P. Marazzi/Science Photo Library/Photo Researchers, Inc.* ▶

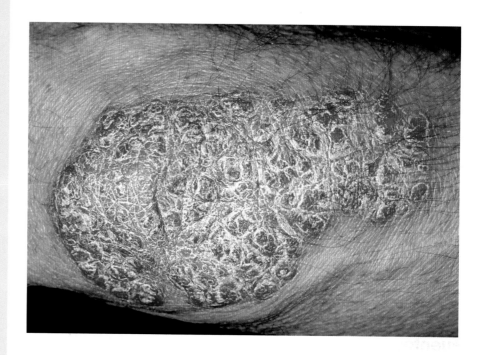

codos, las rodillas, la parte inferior de la espalda, la cara, las palmas de las manos y las plantas de los pies. Estas manchas se llaman también "placas." A veces pican o arden, y la piel se agrieta. Puede haber también afectación de las uñas de los dedos y de los pies, y zonas lisas en el interior de la boca y los órganos genitales. Una de cada 10 personas con psoriasis padece artritis psoriásica, afección que causa dolor, inflamación y rigidez en las articulaciones (el lugar donde se juntan los huesos).

Tratamiento

El médico identifica la psoriasis al examinar atentamente la piel, el cuero cabelludo y la uñas. Si el problema es, en efecto, psoriasis, seguramente probará varios tratamientos que podrían aliviar la piel durante un tiempo. El tratamiento que se escoja dependerá de la edad, salud y estilo de vida del enfermo y de la gravedad de la psoriasis. No sirve un tratamiento único para todo el mundo, pero la mayoría de las personas pueden recibir algún tipo de ayuda. Estos son algunos de los posibles tratamientos:

- Medicamentos que aplican a la piel. Algunas cremas, lociones, jabones, champús y productos para el baño creados especialmente para tratar la psoriasis son de posible utilidad. Otros productos para el baño y lociones desprenden las escamas y a alivian la picazón, pero por lo general no son suficientemente potentes para sanar la piel.

- Fototerapia. Muchas personas con psoriasis mejoran si reciben pequeñas cantidades de luz solar todos los días. Con el fin de controlar mejor la luz que llega a la piel, algunos médicos usan lámparas especiales de rayos ultravioleta, que forman parte de la luz solar. En algunos casos, la persona también toma un medicamento que hace hace a la piel más sensible a la luz ultravioleta.

- Medicamentos de administración oral. Algunas personas que padecen de psoriasis grave toman medicamentos por vía oral o en forma de inyecciones.

Convivencia con la psoríasis

Muchas personas con psoriasis descubren que el mantener la piel humedecida les va bien. Por lo general hay lociones, aceites o vaselinas que son útiles con este fin. En el invierno, la calefacción reseca el aire interior de las casas, por lo que es consejable usar un humidificador, aparato que repone la humedad del aire. También es recomendable que las personas con psoriasis no utilicen jabones o sustancias químicas fuertes para lavarse. Además, deben protegerse la piel contra lesiones, no ponerse ropa demasiado apretada ni afeitarse con una navaja desafilada.

Fuentes

American Academy of Dermatology, PO Box 4014,
Schaumburg, IL, 60168-4014
Telephone (847)330-0230
Toll-Free (888)462-DERM
http://www.aad.org

National Institute of Arthritis and Musculoskeletal and Skin Diseases,
Bldg. 31, 4C32D, Bethesda, MD 20892
Telephone (301)496-4353
http://www.niams.nih.gov/

▶ *V. tamb.*

Artritis

Trastornos cutáneos

Q

Quemaduras

Las quemaduras son lesiones de los tejidos orgánicos causadas por efecto del fuego, el sol, el vapor de agua u otros líquidos calientes, objetos ardiendo, electricidad, radiaciones y otros factores. Las quemaduras pueden plantear diversos problemas: desde molestias menores a afecciones graves que ponen en peligro la vida del lesionado.

¿Por qué son las quemaduras un tema "candente"?

La piel es la superficie exterior y protectora del cuerpo. Su capa externa es la epidermis, compuesta a su vez de varias capas de células epiteliales dispuestas como las tejas de un tejado. La capa interior siguiente recibe el nombre de dermis y contiene diferentes tipos de receptores nerviosos que perciben el dolor, el calor y el frío. La piel sana se renueva por sí sola, mantiene los líquidos corporales en el interior y aisla al organismo de las bacterias del exterior. Cuando las quemaduras dañan la piel, interfieren con estas funciones. Todas las quemaduras dañan el el tejido celular de alguna manera. Las quemaduras más graves pueden causar la muerte.

¿Cómo se clasifican las quemaduras por su gravedad?

Quemaduras de primer grado   Son las menos graves. Sólo afectan a la superficie de la piel, la epidermis, que se vuelve roja en la zona de la quemadura y duele al tacto. Las quemaduras de primer grado pueden provocar la aparición de pequeñas ampollas y una ligera inflamación, pero lo normal es que se curen rápidamente de manera espontanea.

Quemaduras de segundo grado   Afectan a la epidermis y a la dermis. Generalmente causan dolor, fiebre, inflamación, escalofríos y ampollas de aspecto rojizo o blanquecino. Las quemaduras solares graves son a menudo de segundo grado; es importante que un médico las examine.

Quemaduras de tercer grado   Estas quemaduras son las más graves y requieren tratamiento médico. Afectan a todas las capas de la piel y causan daño y muerte celular a toda clase de tejidos, incluyendo nervios, glándulas sudoríparas, grasa y folículos pilosos. Si se han dañado las

PALABRAS CLAVE
para búsquedas en Internet y otras fuentes de consulta

Dermatología

Epitelio

Lesiones

Rehabilitación

Traumatismos

¿Sabía usted qué. . . ?

El Instituto Estadounidense de Ciencias Médicas Generales informa de que cada año hay más de 2 millones de lesiones por quemadura que necesitan atención médica. Entre las personas que presentan estas lesiones figuran:

■ 70 000 que requieren hospitalización;

■ 20 000 que requieren tratamiento en unidades especiales de quemados;

■ 10 000 que mueren por infecciones relacionadas con quemaduras;

■ la investigación y tratamiento de las quemaduras han mejorado las estadísticas de supervivencia entre los pacientes con este tipo de lesiones, incluso en enfermos que presentan un 90 por ciento de quemaduras en la superficie del cuerpo.

791

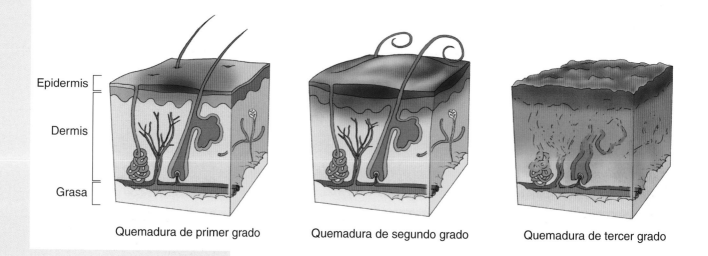

Epidermis

Dermis

Grasa

Quemadura de primer grado   Quemadura de segundo grado   Quemadura de tercer grado

▲

Las quemaduras de primer grado afectan sólo a la capa superior de la piel (epidermis). Las quemaduras de segundo grado afectan a la epidermis y a la dermis. Las quemaduras de tercer grado son las más graves, pues afectan a las capas más profundas de tejido, incluso a los nervios, las glándulas sudoríparas, el tejido adiposo y los folículos pilosos.

Quemaduras solares

La medidas siguientes pueden ser útiles para evitar las molestias de las quemaduras solares:

■ baños fríos o aplicación de compresas frías;

■ aplicación de lociones suavizantes;

■ medicamentos sin receta, como el acetaminofén (paracetamol)

He aquí algunos factores que pueden agravar las quemaduras solares:

■ vaselina;

■ mantequilla;

■ jabones duros;

■ aerosoles sin receta que contengan benzocaína.

Las quemaduras solares intensas deben ser tratadas por un médico.

792

terminaciones nerviosas, puede que el área de la quemadura no duela, pero la que queda alrededor de ella sí que suele doler mucho. En este tipo de quemaduras no aparecen las ampollas rojizas o blanquecinas propias de las de segundo grado, pero la piel puede adquirir un aspecto negruzco o carbonizado. Otras complicaciones de las quemaduras de tercer grado son:

■ pérdida de líquidos corporales (deshidratación);

■ problemas respiratorios;

■ infecciones bacterianas y neumonía;

■ choque.

Tratamiento

El tratamiento de una quemadura depende de su extensión y de la medida en que el tejido cutáneo o los órganos subyacentes se hayan dañado. Las heridas leves suelen curarse por sí solas si la zona de la herida se mantiene limpia y seca. Las quemaduras más graves requieren tratamiento hospitalario. Las quemaduras graves han de ser tratadas en una unidad especializada de quemados o en una unidad de cuidados intensivos. Estas quemaduras exigen a menudo injertos quirúrgicos con que reemplazar el tejido dañado, aparte de un largo periodo de curación y fisioterapia. La seguridad, prevención y precaución contra incendios son las mejores defensas.

Fuentes

American Burn Association, 625 N Michigan Ave., Ste. 1530, Chicago, IL, 60611
Telephone (312)642-9260

Toll-Free (800)548-2876
http://www.ameriburn.org

U.S. National Institute of General Medical Sciences, 45 Center Dr., MSC 6200, Bethesda, MD 20892-6200
Telephone (301)496-7301
http://www.nigms.nih.gov/

Quiste

Un quiste es un pequeño saco, con forma de balón, que puede aparecer en cualquier parte del cuerpo y contiene en su interior aire, líquido o materia sólida. Normalmente los quistes son inofensivos, pero pueden extirparse quirúrgicamente si molestan o resultan incómodos.

¿Dónde se localizan los quistes?

Los quistes aparecen y se desarrollan en diversas partes internas o externas del cuerpo. Pueden localizarse en la boca alrededor de un diente en crecimiento, en la piel en torno a un folículo piloso o una glándula sudorípara, en otras glándulas, en la columna vertebral, en el hígado, en el tejido óseo, en los ovarios* y en otros lugares del cuerpo.

Los quistes se forman muy a menudo cuando el líquido contenido en una glándula* se bloquea en los conductos o vías de expulsión al exterior. A veces se forman porque la actividad glandular es excesiva y produce más líquido del que los tejidos pueden absorber. Otra causa es la presencia de parásitos en órganos vitales como el hígado o el cerebro.

¿Cuáles son las diferentes clases de quiste?

Los quistes se clasifican principalmente por su ubicación en el cuerpo. Algunos de los más comunes son:

- Los quistes alveolodentales, que se forman en la zona de un diente en crecimiento.
- Los quistes de Baker, que se forman en la zona de la articulación de la rodilla.
- Los quistes de chocolate, que se forman en el ovario (denominados así por el líquido de color marrón oscuro que contienen).
- Los quistes del cuerpo lúteo, cuerpo amarillo que se forma en los ovarios cuando se produce un óvulo durante el ciclo menstrual.
- Los quistes ependimarios, que se forman en el conducto central de la médula espinal.

▶ *V. tamb.*
Choque
Trastornos cutáneos
Traumatismos

PALABRAS CLAVE
para búsquedas en Internet y otras fuentes de consulta

Dermatología

* **ovarios** Órganos de la mujer que contienen y liberan los óvulos.

* **glándulas** Formaciones celulares que producen secreciones y las abocan torrente sanguíneo para que actúen sobre otras partes del cuerpo o bien las arrojan dentro de otros órganos o las expulsan del organismo.

Bultos bíblicos

Los quistes sinoviales de las muñecas solían recibir el nombre de "bultos bíblicos." El remedio casero para estos quistes consistía en reventarlos golpeándolos con un libro de gran tamaño. Como los únicos dos libros que mucha gente tenía en casa eran el *Calendario del granjero* y la Biblia, y ya que ésta era la más grande, se recurría a ella para reventar el quiste.

▶ *V. tamb.*

Absceso

Tumor

- Los quistes sinoviales (o gangliones), que normalmente se producen alrededor de los tendones y las articulaciones.
- Los quistes lácticos, que se forman en los pechos.
- Los quistes sebáceos, que se forman bajo la piel como resultado de la obstrucción de los conductos sebáceos.
- Los quistes óseos solitarios, que se forman en los huesos de niños y adultos.
- Los lobanillos (quistes sebáceos de la cabeza).

Tratamiento

La mayoría de los quistes no necesitan tratamiento. Si se vuelven dolorosos, o si surgen en partes visibles del cuerpo, como en la mano o alrededor de las orejas, el médico puede extirparlos. Los quistes se pueden extraer mediante punción y succión del líquido con una aguja y una jeringuilla o mediante cirugía. La cirugía es más eficaz porque los quistes eliminados con el primer método tienden a reproducirse. A veces los quistes desaparecen por sí solos.

R

Rabia

La rabia es una infección vírica del sistema nervioso central que se produce en los mamíferos salvajes y domésticos, especialmente en los carnívoros. El virus de la rabia se encuentra en la saliva y se transmite al ser humano principalmente a través de las mordeduras de animales infectados. La rabia es casi siempre mortal si la vacuna preventiva no se da a tiempo.

PALABRAS CLAVE
*para búsquedas en Internet
y otras fuentes de consulta*

Sistema nervioso central

Vacunas

Virus de la rabia

La palabra "rabia" significa locura o furia en latín, y se refiere al extremo estado de agitación que constituye uno de los síntomas de la enfermedad. La rabia también ha sido llamada hidrofobia, que significa "miedo al agua," debido a otro de sus síntomas: a pesar de que puedan tener una enorme sed, el simple hecho de ver agua produce dolorosos espasmos en la garganta de los animales o personas con rabia.

¿Cuál es la incidencia de la rabia entre animales y humanos?

Nadie puede estimar con seguridad cuántos animales se encuentran infectados con rabia en un momento dado. La incidencia varía mucho de país a país y de un año al otro. Entre los humanos, sin embargo, se ha estimado que hay unos 15 000 nuevos casos de rabia anualmente en todo el mundo.

En los Estados Unidos y otros países desarrollados, la rabia humana es muy rara, gracias a los programas de vacunación de animales domésticos y al control de perros callejeros abandonados. Más de la mitad de los pocos casos que todavía ocurren se dan entre inmigrantes y viajeros de regreso de otro países en los que que tuvieron contacto con perros.

Entre los animales vectores* más comunes en América del Norte se encuentran los zorrinos, los mapaches, los zorros y los murciélagos. Otros portadores en otras partes del mundo son los zorros de Europa, los lobos de Asia occidental, los chacales y las mangostas de África, y los murciélagos de América del Sur. Los perros callejeros abandonados o salvajes suelen ser los principales transmisores de la enfermedad en África y en muchos países de Asia y América Latina.

** **vectores** Animales o insectos portadores de enfermedades que transmiten de un huésped a otro.*

¿Cómo se producen las infecciones de rabia?

La rabia humana se da cuando los animales infectados muerden a las personas. El virus de la rabia es transportado en la saliva del animal y

*confusión u obnubilación Estado de ánimo en el que la persona se trastorna, es incapaz de pensar con claridad y tiene un nivel de conciencia reducido.

puede transmitirse a los humanos si la saliva penetra a través de una herida en la piel, por ejemplo, o mediante una lamida, o bien en una membrana mucosa, es decir, la capa lisa y húmeda de los orificios y cavidades del cuerpo, como la boca o la nariz. En raros casos, la transmisión de la rabia puede ocurrir al entrar en contacto con el aire de las cuevas donde habitan bandadas de murciélagos portadores de rabia.

Una vez que el virus de la rabia ha penetrado en el cuerpo, produce la enfermedad al viajar por las vías nerviosas hasta el cerebro. Ahí desencadena una inflamación que produce confusión* mental y otros síntomas graves de la enfermedad.

Es casi imposible que un ser humano contagie la rabia a otra persona. El único caso conocido se dio en una persona que había recibido un trasplante de cornea (parte del ojo) de otra portadora del virus de la rabia.

¿Cuáles son los signos y síntomas de la rabia?

El periodo de incubación de la rabia (el intervalo de tiempo entre la mordedura del animal u otra forma de contagio y el inicio de los síntomas) es, por término medio, de 1 a 2 meses, aunque algunos síntomas pueden comenzar unos 10 días después de la mordedura o incluso un año más tarde. Las mordeduras más cercanas al cerebro, como por ejemplo

UNA TEMIDA ENFERMEDAD CONOCIDA POR EL MUNDO ANTIGUO

La rabia se conoce desde las épocas antiguas como una de las enfermedades más temidas de todas. El filósofo griego Demócrito (aprox. 460–370 a.C.) fue el primero en describir la enfermedad, que atribuía a una inflamación del sistema nervioso. Aristóteles (384–322 a.C.) describió la rabia en los animales. El conocido médico griego Galeno (129–199 d.C.) sabía que la rabia "sigue a la mordedura de un perro loco y va acompañada por una aversión a beber líquidos."

En tiempos modernos, el químico y bacteriólogo francés Louis Pasteur (1822–1895) pasó a la historia de la medicina cuando, en 1885, descubrió una vacuna preventiva contra la rabia. La probó con éxito en un niño campesino, José Meister, a quien un perro rabioso había mordido. Aunque algunos historiadores se han preguntado si Meister de verdad tenía la rabia, este logro hizo famoso a Pasteur y contribuyó a establecer el Instituto Pasteur en París, donde se llevan a cabo investigaciones y enseñanzas médicas. José Meister trabajó en el Instituto Pasteur durante muchos años.

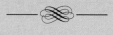

en la cara, tienden a producir los síntomas más pronto que las más lejanas de las piernas o brazos.

En los humanos, los síntomas normalmente comienzan con agitación, pérdida del apetito, depresión y una fiebre no muy alta. Tras estos primeros síntomas, los siguientes son: excitación incontrolable, salivación, espasmos de la garganta, confusión mental y convulsiones. Como consecuencia de la parálisis y del cansancio, el paciente puede entrar en un estado de coma o morir de unos pocos días a 3 semanas tras la aparición de los síntomas.

En los animales como los perros, el periodo de incubación es más corto. Los signos (indicios) incluyen excitabilidad, ferocidad y mordeduras, un ladrido ronco que es seguido por bajos aullidos, o una pérdida completa de la voz. Los animales salvajes que normalmente rehúyen a los humanos pueden perderles el miedo y aparecer agitados. Generalmente, los animales nocturnos se muestra activos durante el día.

Diagnóstico

Se debe lavar la herida con agua y jabón y consultar a un médico inmediatamente después de la mordedura de un animal. Dado que la rabia, si no se trata, puede ser una enfermedad mortal, la atención médica inmediata es imprescindible. Los médicos diagnostican la rabia al observar los signos y síntomas más graves, pero aun no existe un análisis de laboratorio que pueda detectarla antes de que llegue al sistema nervioso.

El diagnóstico es de especial importancia en los animales. Si se puede capturar al animal que haya mordido a una persona, y que parezca estar rabioso, se le mata y se analiza el tejido de su cerebro en busca de indicios de una infección de rabia. Si se determina que el animal tenía rabia, la persona mordida debe recibir la vacuna contra la rabia.

Prevención y tratamiento

Tomar medidas preventivas antes de que aparezcan los primeros síntomas es el único tratamiento fiable. En realidad, una vez que han comenzado los síntomas, casi no existe ningún tratamiento que pueda curar esta infección. Se darán al enfermo analgésicos (para aliviar el dolor) y sedantes*, pero sólo un pequeñísimo número de personas que recibieron atención médica intensiva, con el fin de mantener sus funciones vitales, lograron sobrevivir a la infección por el virus de la rabia.

__Inmunización postexposición__   El tratamiento preventivo se llama "inmunización postexposición" (al virus). Los que reciben inmunización poco después de ser mordidos pueden estar seguros de que estarán protegidos contra la rabia. La inmunización consiste en una serie de vacunaciones que se dan a lo largo de varias semanas. Pero depende del médico si se dan o no a una persona mordida por un animal. Es posible que se den si los médicos o los funcionarios de salud pública local determinan

*__sedantes__ Medicamentos que calman a las personas y reducen la excitación y la irritabilidad.

que existe riesgo de rabia. Por ejemplo, si un animal salvaje, como una mofeta o un zorro, ha mordido a la persona y se sabe o se cree que aquél tenía rabia, entonces está indicado el tratamiento. Por otra parte, si el animal que ha mordido a la persona es el perro del vecino y se sabe que tiene buena salud y la chapa de identidad y vacunación que lleva en el collar dice que las vacunas contra la rabia están al día, entonces no se necesita el tratamiento.

Inmunización preexposición La inmunización preexposición se les da a las personas que por motivos de trabajo están más expuestas a ser mordidas por animales, como por ejemplo los veterinarios y los guardias de los parques forestales. También se indica en los campistas o en los espeleólogos (exploradores de cuevas), así como en las personas que viajan a países donde hay peligro de rabia.

En los Estados Unidos y otros países desarrollados donde hay animales salvajes con rabia, se vacuna a los perros y gatos domésticos. Las medidas de control para los animales salvajes y la cuarentena* de animales importados también son importantes para la prevención de la rabia.

Los esfuerzos para educar a la población subrayan la importancia de vacunar a los animales domésticos y de evitar el contacto con los animales salvajes. A los niños pequeños, en particular, debe decírseles que no se acerquen ni acaricien a animales salvajes.

Fuentes

Travel Health Online, c/o Shoreland, Inc., PO Box 13795, Milwaukee, WI 53213-0795
Facsimile (414)290-1907
http://www.tripprep.com/

U.S. National Institute of Allergy and Infectious Diseases, Bldg. 31, Rm. 7A-50, 31 Center Dr., MSC 2520, Bethesda, MD 20892-2520
Telephone (301)496-2263
http://www.niaid.nih.gov/default.htm

* **cuarentena** Aislamiento de una persona o animal que pueda ser portadora de una enfermedad contagiosa, hasta que se compruebe que no plantea peligro de infección.

▶ *V. tamb.*
Infecciones víricas
Mordeduras de animales
Zoonosis

PALABRAS CLAVE
para búsquedas en Internet
y otras fuentes de consulta

Desnutrición

Hipofosfatemia

Osteomalacia

Raquitismo

El raquitismo es la enfermedad ósea más frecuente del mundo, causada por carencia de la vitamina D. La deficiencia se puede deber a una falta de vitamina D en la dieta, a no recibir sufciente cantidad de luz solar o a un problema del cuerpo para absorber o usar la vitamina D. De no tratarse, el raquitismo causa deformidades de los huesos.

¿Qué es la vitamina D?

La vitamina D es un nutriente fundamental para la debida formación de los huesos. Regula la cantidad de calcio y fósforo de la sangre, ambos minerales muy importantes en la formación de los huesos. La vitamina D también se ha llamado "vitamina solar" porque se forma naturalmente en la piel bajo los rayos ultravioletas (UV) que forman parte de la luz del sol. También se obtiene la vitamina D de los alimentos. A la leche natural y de fórmula para bebés se le añade vitamina D. La yema de los huevos, el hígado, el aceite de hígado de bacalao y otros aceites de pescado son óptimas fuentes de vitamina D.

¿Qué es el raquitismo?

El raquitismo se caracteriza por un reblandecimiento excesivo de los huesos, que produce deformidades si no se trata. Afecta principalmente a los lactantes y a los niños de corta edad porque el crecimiento se óseo se produce en la primera infancia. El raquitismo puede ocurrir por varios motivos.

Raquitismo por carencia nutritiva en la infancia El raquitismo puede ocurrir debido a una carencia de vitamina D. Hoy día, este tipo de raquitismo es poco común en los países desarrollados. Los niños que crecen en comunidades pobres donde escasean los alimentos ricos en vitamina D son los más propensos a padecer raquitismo. También corren riesgo los niños que viven en zonas donde hay poca o ninguna luz solar, como en el hemisferio norte durante el invierno. Las atmósferas contaminadas o constantemente nubladas que bloquean los rayos

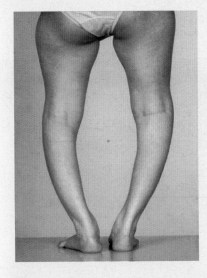

▲

El raquitismo puede causar deformidades de los huesos. Si comienza antes de que el niño camine, su columna vertebral puede encorvarse de forma anormal. Si la enfermedad comienza o continúa después de que el niño haya comenzado a caminar, se le pueden arquear las piernas bajo el peso del cuerpo, como se muestra en esta foto. © *Biophoto Associates/Photo Researchers, Inc.*

CRONOLOGÍA DE LA VITAMINA D

- Durante el siglo XVII, se reconocieron el aceite de hígado de bacalao y la luz solar como tratamientos eficaces para el raquitismo.

- Para el año 1918, los científicos habían descubierto las vitaminas. Experimentos realizados en animales demostraron que el aceite de hígado de bacalao tenía una vitamina que ayudaba a prevenir el raquitismo.

- En 1924, empezó a usarse la luz ultravioleta (UV) para el tratamiento del raquitismo. La técnica se llamaba irradiación. Los científicos sabían que la vitamina D se formaba gracias a los efectos de los rayos UV en la piel.

- Entre 1930 y 1931, científicos de Inglaterra y Alemania purificaron la vitamina D por primera vez.

solares también pueden privar de vitamina D a los niños. Otra forma de raquitismo carencial se puede ver en los bebés muy prematuros si se les alimenta con una formula láctea pobre en vitamina D o si su dieta contiene cantidades insuficientes de calcio y fósforo.

Raquitismo infantil genético También puede deberse a trastornos genéticos hereditarios que conlleven una insuficiente absorción o utilización de vitamina D, calcio o fósforo. En los Estados Unidos, la causa más común de raquitismo es una enfermedad conocida por el nombre médico de hipofosfatemia familiar, que significa carencia de fósforo en la sangre. Esta es una enfermedad genética en la que el fósforo "se fuga" del cuerpo a través de los riñones. Sin embargo, menos de 10 de cada millón de bebés se ven afectados por esta enfermedad.

Otros tipos de raquitismo El raquitismo de los adultos, u osteomalacia, plantea problemas parecidos a los del raquitismo infantil. La osteomalacia se puede deber a una carencia dietética de vitamina D, pero con mayor frecuencia ocurre cuando el cuerpo tiene problemas para absorber el fósforo y el calcio a causa de otras enfermedades (por ejemplo, del hígado o de los riñones). En ciertos casos, los medicamentos interfieren con la absorción de la vitamina D, lo que produce raquitismo y osteomalacia.

Síntomas

Los niños con raquitismo pueden no presentan ningún síntoma, o por el contrario, sienten dolor y sufren deformaciones óseas. Es posible que el niño raquítico o que está en proceso de adquirir la enfermedad padezca calambres, tics nerviosos y contracciones espasmódicas de las manos y los pies debido a que la sangre contiene bajos niveles de calcio. Los músculos, las extremidades del cuerpo y el abdomen se debilitan y los huesos del cráneo permanecen blandos. El lactante con raquitismo puede tener dificultad para aprender cosas tan básicas como sentarse, gatear o caminar, debido a la debilidad y al dolor.

El tipo de deformidad ósea que el raquitismo produce depende de la edad en que aparece la enfermedad. Si ésta aparece antes de que el niño camine, la columna vertebral podría encorvarse de forma anormal. Si la enfermedad comienza y continúa después de que el niño haya empezado a caminar, tal vez se le arqueen bajo peso del cuerpo. Los dientes tardan más en crecer en los niños con raquitismo, y las muñecas y tobillos aumentan de grosor. Los niños con raquitismo son más propensos a las fracturas, dada la debilidad de sus huesos.

La osteomalacia puede producir efectos semejantes: huesos blandos, dolor en los huesos y debilidad en el aparato locomotor y propensión a las fracturas.

Diagnóstico y tratamiento

El raquitismo se puede diagnosticar por medio de radiografías y análisis de sangre, éstos últimos para determinar las concentraciones de calcio, fósforo y vitamina D en la sangre. El raquitismo carencial se trata con suplementos dietéticos de vitamina D y calcio. Si se aborda temprano, no habrá efectos duraderos. Si no se trata, el niño puede sufrir deformidades óseas permanentes. Los suplementos dietéticos de vitamina D, calcio y fosfato también se pueden recetar a las personas con raquitismo causado por otras enfermedades o por defectos genéticos.

Medidas preventivas

Para prevenir el raquitismo es preciso comer alimentos ricos en vitamina D, así como pasar tiempo expuesto al sol. Una buena fuente de vitamina D es la leche fortificada con vitamina D.

Resfriado

El resfriado es una infección vírica de corta duración que normalmente ocurre durante el invierno. Causa inflamación de los tejidos que tapizan el interior de la nariz, lo cual produce congestión y dificultad respiratoria, así como dolor de garganta, estornudos y secreciones nasales líquidas. Además de estos síntomas, los enfermos suelen sufrir dolores de cabeza y cansancio.

¿Qué es un virus?

Es el agente infeccioso más pequeño que existe. Su tamaño varía de la mitad a una centésima parte de la bacteria más pequeña. Los virus son

▶ *V. tamb.*

Carencias nutritivas

Huesos rotos y fracturas

Trastornos del crecimiento

PALABRAS CLAVE
para búsquedas en Internet
y otras fuentes de consulta

Infecciones respiratorias

Rinitis

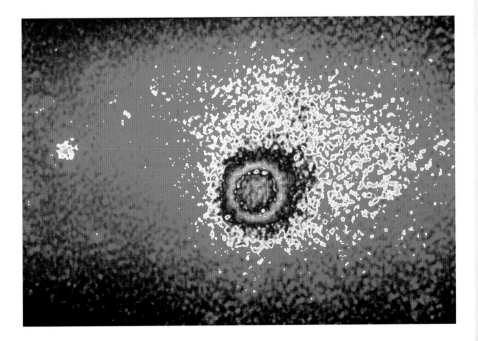

◀

El rinovirus fotografiado con 100 000 aumentos respecto de su tamaño real.
© *1991 Custom Medical Stock Photo*

responsables de una amplia gama de enfermedades, desde resfriados comunes y verrugas hasta el sida, la varicela o la gripe.

¿Cuáles son los virus que causan el resfriado?

Hay 200 tipos de virus susceptibles de producir el resfriado común. Los más frecuentes pertenecen a dos grandes grupos: los rinovirus y los coronavirus.

¿Quién corre el riesgo de contraer un resfriado?

Hay personas que dicen no haberlo sufrido nunca, pero prácticamente todo el mundo corre el riesgo de resfriarse. Los niños que van a la guardería o a la escuela primaria son los que más resfriados contraen: algunos, hasta diez al año.

Esto ocurre porque los niños, dada su corta edad, y a diferencia de los mayores, no han tenido tantas ocasiones de estar expuestos al virus del resfriado y, por tanto, de adquirir inmunidad a los virus que lo causan. En el colegio, los niños están constantemente en contacto con otros niños y se transmiten los virus de unos a otros. Sin embargo, según van creciendo, se resfrían menos.

El adulto joven puede tener dos o tres resfriados al año. Los adultos de mayor edad suelen tener uno o ninguno.

La mayoría de la gente se resfría en los meses de invierno, entre otras razones porque se reúne en sitios cerrados cuya temperatura suele ser alta: la gente tiende a ir al cine, a fiestas y a centros comerciales cuando hace frío, y así es cómo transmite los virus del resfriado a las personas que tiene a su alrededor.

Vías de transmisión

Principalmente, hay tres vías de contagio por los virus del resfriado:

HACE 2 500 AÑOS: FLEMA

Hipócrates de Cos (h. 460–h. 375 a.C.) fue un sabio de la Grecia antigua considerado a menudo como el padre de la medicina. Creía que el cuerpo contenía cuatro "humores" (líquidos) primarios: bilis amarilla, bilis negra, sangre y flema.

Según Hipócrates, la enfermedad se producía cuando se alteraba el equilibrio entre los humores corporales; el resfriado común, por ejemplo, se debía a un exceso de flema. Los médicos hipocráticos creían que las secreciones mucosas eran una señal de los esfuerzos del cuerpo por curarse expulsando el humor sobrante.

1. Cuando alguien estornuda o tose, expulsa al aire circundante gotitas que contienen partículas de virus. Las personas que están a su alrededor pueden inhalar estas gotitas e infectarse;

2. Cuando la persona resfriada se frota la nariz y a continuación le da la mano a alguien. El virus puede transmitirse si esa persona, a su vez, se frota los ojos o la nariz, o toca los alimentos que va a consumir. Esta forma de contagio recibe el nombre de "vía de contacto manual";

3. Cuando una persona manipula objetos que han sido manipulados poco tiempo antes por otra resfriada, corre el riesgo de exposición a los virus. Por ejemplo, agarrar un libro que acaba de tener en sus manos alguien con resfriado, o jugar a las cartas con él puede dar lugar a contagio.

¿A qué partes del cuerpo afectan los virus del resfriado?

Afectan a los ojos y al tejido mucoso de la nariz y la garganta.. Estos últimos se inflaman la nariz se congestiona y la respiración se hace difícil, todo ello a causa de la infección.

Síntomas del resfriado

Otros síntomas son:

- sensación de cosquilleo en la garganta;
- estornudos;
- dolor de garganta;
- congestión o mucosidad nasal;
- lagrimeo;
- tos;
- dolores de cabeza;
- cansancio;
- febrícula, hasta de 38,3 °C (101 °F—Fahrenheit)

La gripe o influenza comparte muchos de los síntomas del resfriado común, pero en el caso de gripe la fiebre normalmente es más alta y los síntomas más notorios.

¿Qué complicaciones puede presentar el resfriado?

A veces, en vez de empezar a sentirse mejor tres o cuatro días después del inicio del resfriado, la persona puede ir a peor o desarrollar nuevos síntomas, como dolor de oídos, incremento de la tos acompañada de dolor de pecho y dolor agudo de garganta. Estos nuevos síntomas suelen ser el resultado de una infección bacteriana. Los senos paranasales y el oído medio son también susceptibles de contraer infecciones bacterianas, que reciben el calificativo de secundarias.

Tratamiento

El resfriado tarda una semana en curarse espontáneamente. Si dura más, debe consultarse al médico, porque la infección puede haberse difundido más allá de lo normal para esta enfermedad. Si, como resultado del resfriado, se produce dolor en el pecho o en otros lugares como los oídos, existe la posibilidad de que haya también una infección bacteriana. A diferencia del resfriado, que no debe tratarse con antibióticos, la infección bacteriana sí puede hacer necesario el uso de antibióticos.

Antibióticos y resfriados

Hay gente que piensa que el uso de antibióticos en caso de resfriado acelera la recuperación y alivia sus desagradables síntomas. Sin embargo, los resfriados son causados por virus, y no por bacterias, y los antibióticos son eficaces contra las bacterias, no contra los virus.

El abuso de los antibióticos conduce a la aparición de bacterias resistentes a estos medicamentos. Estas bacterias son capaces de neutralizar el antibiótico o de seguir reproduciéndose en su presencia. Por ello, los antibióticos sólo deben usarse cuando el médico esté seguro de su eficacia y de que la infección se debe a una bacteria y no a un virus.

Medidas preventivas

Hay muchas creencias sobre la prevención de resfriados. Estas dos son las más comunes:

- Es posible prevenir los resfriados evitando lugares húmedos o fríos. Antiguamente, la gente pensaba que las corrientes que enfrían el cuerpo provocan resfriados. Pero Benjamin Franklin estaba en lo cierto: hace casi 200 años el científico y estadista estadounidense escribió que los resfriados provienen del contacto con otras personas, no del frío.

- Se puede prevenir el resfriado con una dosis alta de vitamina C. Hay mucha gente que cree que los suplementos vitamínicos evitan los resfriados, pero esto no se ha demostrado científicamente.

Sin embargo, sí hay medidas de sentido común como descansar, consumir gran cantidad de líquidos y seguir una dieta equilibrada. No se debe administrar aspirina a los niños con infecciones víricas, porque conlleva el riesgo de adquirir el síndrome de Reye (enfermedad potencialmente mortal que afecta al cerebro y al hígado).

Hay quienes recomiendan medicamentos de venta libre para la congestión nasal y la tos, pero este tipo de fármacos pueden tener efectos secundarios desagradables, como somnolencia o sequedad de boca. Se recurrirá a medicamentos contra la tos sólo cuando ésta nos impide dormir: por lo general, los medicamentos de venta libre no reducen la duración del resfriado, mientras que los efectos secundarios que producen son a veces peores que los propios síntomas del resfriado.

Fuentes

KidsHealth.org, c/o Nemours Foundation, PO Box 5720, Jacksonville, FL 32247
Telephone (904)390-3600
Facsimile (904)390-3699
http://www.kidshealth.org/

▶ *V. tamb.*
Gripe
Infecciones bacterianas
Infecciones víricas
Síndrome de Reye

Retraso mental

El término retraso mental se refiere a personas cuyo coeficiente intelectual es inferior al promedio y limita su capacidad de funcionar normalmente. Este trastorno, presente desde el nacimiento o la infancia, tiene muchas causas, y sus efectos varían de leves a profundos.

PALABRAS CLAVE
para búsquedas en Internet
y otras fuentes de consulta

Síndrome de Down/Mongolismo

Síndrome de alcoholismo fetal

Síndrome del cromosoma X frágil

¿En qué consiste el retraso mental?

Es, como acabamos de señalar, un trastorno que afecta a personas que poseen un bajo coeficiente intelectual, o CI, de 70 a 75 o menos, en comparación con el promedio normal, que es de 100. Esto les plantea numerosos problemas en la vida cotidiana. Las personas con retraso mental suelen tener dificultades para comunicarse, cuidar de sí mismos, desarrollar las actividades cotidianas y las aptitudes sociales necesarias para interactuar con la comunidad, autoorientarse, cuidar de la salud y seguridad, y asistir a la escuela, participar en actividades recreativas o acudir al trabajo.

Estudios que datan de 1980 parecen indicar que entre el 2,5 y el 3 por ciento de los habitantes de EE.UU. padecen cierto grado de retraso mental. Según el censo de 1990, la cifra era de 6,3 a 7,5 millones.

Este trastorno, que es más común en los varones que en las mujeres, se remonta al nacimiento o a la primera infancia. Una persona de inteligencia normal que sufre una disminución de su coeficiente intelectual posteriormente en su vida a causa de alguna enfermedad no se considera retrasada mental.

¿Cómo se clasifica el retraso mental?

Suele clasificarse en cuatro grados de intensidad: leve, moderado, severo y profundo. Estos grados se determinan por medio de pruebas estandarizadas de coeficiente intelectual y por la capacidad de aprender

Tres ganadores celebran sus respectivas victorias en las Olimpíadas Especiales de Carolina del Norte, EE.UU. Estas olimpíadas se inauguraron en 1968 para proporcionar a los niños y adultos con retardo mental la oportunidad de entrenarse y de participar en competencias de atletismo. © *B.E. Barnes/ PhotoEdit.* ▶

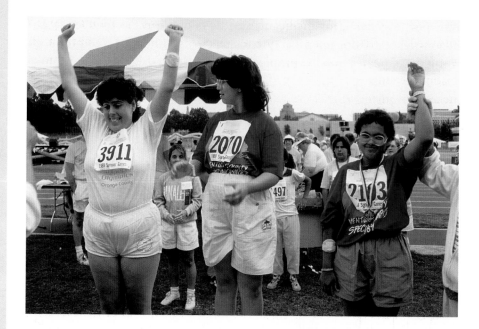

aptitudes de adaptación tales como las de comunicación y de interacción social.

Retraso mental leve

A la inmensa mayoría de las personas con retraso mental que tienen un coeficiente intelectual comprendido entre 55 y 79 se les considera afectados por un retraso leve. Estos individuos a menudo no han sido diagnosticados hasta muy entrada la edad escolar. Se caracterizan por hablar, andar y comer con más lentitud que los otros niños. Son capaces de aprender cosas prácticas, como la lectura y las matemáticas, hasta el nivel de niños de 9 a 11 años. Los adultos con retraso leve por lo general aprenden aptitudes sociales y laborales, y pueden llevar vida independiente.

Retraso mental moderado

Un grupo de personas mucho más pequeño, con un coeficiente intelectual que oscila entre 45 y 54, se considera moderadamente retrasado. Los niños con retraso moderado manifiestan sensibles retardos en el desarrollo del lenguaje y las facultades motoras. No es imposible que adquieran aptitudes escolares y sean capaces de aprender cierto nivel de comunicación, de seguridad personal y otras habilidades simples. No aprenden a leer ni a hacer cuentas. En general, no pueden vivir por sí solos, pero sí hacer tareas sencillas e ir a sitios conocidos.

Retraso mental severo

Un porcentaje todavía menor de personas, cuyo coeficiente intelectual se encuentra entre 20 y 39, se consideran con retraso severo. Es probable que este trastorno haya sido detectado al nacer o en la primera infancia. En la edad preescolar estos niños manifiestan retraso en su desarrollo motor y poca o ninguna aptitud para comunicarse con otros. Mediante el debido entrenamiento llegan a adquirir algunas aptitudes, tales como aprender a comer o a bañarse por sí mismos. A medida que se hacen mayores, aprenden a caminar y a entender lo básico del lenguaje. Los adultos con retraso mental pronunciado pueden seguir ciertas rutinas cotidianas y hacer tareas sencillas, pero necesitan quien los dirija y deben vivir en un ambiente protegido.

Retraso mental profundo   Sólo a un grupo muy pequeño de personas, con coeficiente intelectual de 0 a 24, se les considera profundamente retrasados. Este trastorno suele detectarse al nacer, pudiendo acompañarse de otros problemas de salud, por lo que necesitan atención de enfermería y vigilancia constante. Su retraso abarca todos los aspectos del desarrollo. Con entrenamiento, pueden aprender a usar las manos, las piernas y las mandíbulas. Son también capaces de aprender hasta cierto punto a hablar y a caminar. No pueden valerse por sí mismos y necesitan apoyo total en la vida cotidiana.

¿A qué se debe el retraso mental?

Es un trastorno muy complejo, ocasionado a menudo por la interacción de numerosos factores. En alrededor del 75 por ciento de los casos, nunca llega a conocerse la causa precisa. Entre las posibles causas figuran: genes* o cromosomas* defectuosos, lesiones o trastornos que acontecen durante el desarrollo fetal* en el útero, enfermedades de la primera infancia, así como influencias ambientales. Desde el punto de vista de enfermedades, los tres síndromes más importantes son el de Down, el del alcoholismo fetal y el del cromosoma X frágil.

El papel de la genética   Si el padre o la madre, o ambos, son retrasados mentales, hay mayor probabilidad de que también lo sean los hijos. Son muchas las causas genéticas (hereditarias) capaces de producir retraso mental, por defectos u omisiones en el material génico transmitido de padres a hijos. A veces el retraso mental se debe a una anomalía en los cromosomas y no en los genes individuales. El síndrome de Down (mongolismo), que es una de las causas más comunes de retraso mental, se debe a la presencia de un cromosoma de más (extra) en las células del organismo humano. Otro defecto cromosómico bastante común es el conocido por síndrome del cromosoma X frágil, que afecta principalmente a los varones.

Problemas durante el embarazo   Otra causa del retraso mental reside en alguna infección que sufre la madre durante el embarazo, tal como la rubéola o la toxoplasmosis*. Aun cuando la infección no tenga repercusiones permanentes en la madre, el feto en desarrollo se infecta a través de ella, con consecuencias mucho más graves. Las mujeres embarazadas que consumen mucho alcohol corren el riesgo de tener un hijo mentalmente retrasado, por culpa de la transmisión del alcoholismo al feto, que se conoce como síndrome de alcoholismo fetal, causa común, pero prevenible, de retraso mental. Durante el

* **genes** Sustancias químicas del organismo que determinan los caracteres hereditarios de la persona, como el color de los ojos o el pelo. Se heredan de los padres y forman parte de los cromosomas contenidos en las células del cuerpo.

* **cromosomas** Estructuras filamentosas contenidas en el interior de los núcleos celulares y en las cuales se encuentran los genes.

* **feto** En el ser humano, producto de la concepción desde las nueve semanas de la fecundación hasta el nacimiento. Antes de las nueve semanas, se llama embrión.

* **toxoplasmosis** Enfermedad ocasionada por un microorganismo unicelular (de una sola célula) que a veces se encuentra en las heces del gato.

Dos hombres con retraso mental leve lavan los platos bajo supervisión mínima en un centro de cuidados diurno para adultos, en Nueva Jersey, EE.UU. © *Jeff Greenberg, Peter Arnold, Inc.* ▶

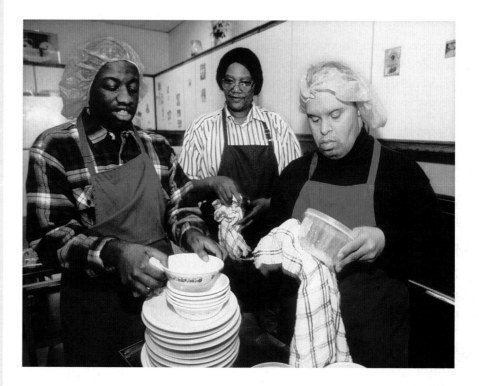

***radiaciones ionizantes** Las que provienen del sol y de otras fuentes naturales, así como las utilizadas en la radioterapia. Son capaces de producir mutaciones génicas, con posibilidad de inducir el cáncer.

embarazo, algunos estupefacientes, como la cocaína o las anfetaminas, pueden tener efectos perjudiciales en el desarrollo del feto. También la malnutrición de la madre durante el embarazo, y la exposición a radiaciones ionizantes* causan a veces retraso mental.

Problemas durante el parto Los niños que nacen prematuramente (antes de cumplirse la duración normal del embarazo) tienen una mayor probabilidad de nacer con retraso mental que los niños nacidos a tiempo, sobre todo si el bebé es muy prematuro y pesa menos de un kilo y medio. Otros problemas, como la interrupción del suministro de oxígeno al cerebro durante el parto, también pueden originar retraso mental.

Trastornos posnatales El retraso mental se debe a veces a problemas que se plantean después de nacer el bebé. Entre estos problemas figuran la intoxicación por plomo o por mercurio, la malnutrición aguda, accidentes que ocasionan traumatismos importantes a la cabeza, e interrupción del flujo de oxígeno al cerebro (por ejemplo, como sucede cuando un bebé o un niño han estado a punto de ahogarse), o debido a enfermedades como la encefalitis, la meningitis y el hipotiroidismo no corregido en los lactantes. Algunas de estas afecciones tienen más probabilidad de darse en condiciones de pobreza extrema, negligencia o abuso.

Convivencia con el retraso mental

No hay cura para este trastorno. El tratamiento se centra en ayudar a las personas con retraso mental a desarrollarse hasta su plena potencialidad, mediante el mejoramiento de sus habilidades escolares, conductuales y de autoayuda. Para esto, el apoyo de los padres, de pedagogos con formación especial y de toda la comunidad, les permitirá alcanzar el máximo de sus posibilidades. Los padres se benefician de un asesoramiento profesional continuo, que les permite determinar las opciones disponibles y les ayuda a hacer frente a los cambios que exigirá la convivencia con el recién nacido.

A muchos niños con retraso mental les beneficia vivir en la casa materna o en una residencia comunitaria, y asistir a una escuela con alumnos normales. En EE.UU. todos los estados tienen que proporcionar obligatoriamente educación adecuada para los niños con retraso mental hasta que llegan a los 21 años de edad.

Medidas preventivas

No hay una manera determinada de prevenir el retraso mental. Las mejoras en el campo de la atención médica, las pruebas prenatales y la educación pública en diversos temas de salud, hacen posible la prevención de algunos casos de retraso mental. Los matrimonios que deseen tener hijos pueden obtener asesoramiento genético para averiguar cuál es la probabilidad de transmitir a sus hijos el retardo mental mediante trastornos hereditarios. Las pruebas diagnósticas prenatales, como la amniocentesis*, la biopsia de vellosidades coriónicas*, o la ecografía (ultrasonografía)*, pueden ser de utilidad para detectar trastornos metabólicos y cromosómicos hereditarios asociados con el retraso mental. En la mujer embarazada, la vacunación contra infecciones como la rubéola puede ser una medida eficaz para evitar posibles daños al feto en desarrollo. La prevención de la toxoplasmosis y el abstenerse de usar drogas estupefacientes y del consumo de alcohol durante el embarazo, pueden también contribuir a evitar el retraso mental. Los análisis de sangre en recién nacidos, con fines de detección, pueden descubrir la presencia de algunos trastornos susceptibles de tratarse en su fase más temprana. También es muy importante proteger a los bebés de la intoxicación por plomo y de posibles traumatismos en la cabeza.

Fuentes

ARC of the United States, 1010 Wayne Ave., Ste. 650,
Silver Spring, MD 20910
Telephone (301)565-3842
Facsimile (301)565-5342
http://www.thearc.org/

U.S. National Institute of Child Health and Human Development,
Bldg. 31, Rm. 2A32, 31 Center Dr., MSC 2425,
Bethesda, MD 20892-2425
Telephone (301)496-3454
http://www.nichd.nih.gov/

* **amniocentesis** Prueba clínica en la que se introduce una aguja larga y delgada en el útero materno para obtener una muestra del líquido contenido en el saco amniótico que envuelve al feto. Seguidamente, las células de ese líquido se analizan para ver si contienen defectos génicos.

* **biopsia de vellosidades coriónicas** En esta prueba se introduce un pequeño tubo (o sonda) a través del cuello uterino y se extrae, con la finalidad de hacer exámenes génicos, un fragmento de la placenta que envuelve al feto.

* **ecografía** También llamada ultrasonografía, es una técnica diagnóstica basada en la aplicación de ultrasonidos que, al ser reflejados por los tejidos del cuerpo, son captados por un receptor especial y procesados por una computadora que genera imágenes del interior del organismo.

▶ *V. tamb.*

Autismo

Defectos congénitos

Distrofia muscular

Enfermedades ambientales

Enfermedades de la glándula tiroides

Enfermedades genéticas

Epilepsia

Fenilcetonuria

Intoxicación por plomo

Meningitis

Parálisis cerebral

Rubéola

Síndrome de alcoholismo fetal

Síndrome de Down/Mongolismo

Síndrome de Gilles de la Tourette

Síndrome de muerte súbita del lactante

Toxoplasmosis

> **Reumatismo**   *Véase* Artritis

Rickettsiosis maculosa

A esta infección, conocida como fiebre maculosa de las Montañas Roco-sas antes de que se supiera que no estaba limitada exclusivamente a esa región geográfica de Estados Unidos, parece más apropiada llamarla ac-tualmente Rickettsiosis maculosa. Es una enfermedad ocasionada por una bacteria del género Rickettsia, *la* Rickettsia rickettsii, *que infecta al ser humano a través de la mordedura de una garrapata portadora de la in-fección.*

Ken camina en la montaña

Un día de junio, Ken, acompañado de sus perros, subió a la cima de la montaña Bitternut. A la mañana siguiente, mientras se duchaba, encon-tró una garrapata pegada al cuello a la altura del pelo. Le pidió a su pa-dre que se la quitara.

Unos diez días después, y sin ninguna razón aparente, Ken tenía una fiebre de más de 39 °C (102 °F). Le dolían los músculos y se quejaba de tener el peor dolor de cabeza de su vida. Dos días más tarde, tenía los tobillos y las muñecas cubiertos por manchas de sarpullido. Al día si-guiente, el sarpullido se había extendido por todo el cuerpo. Los padres de Ken lo llevaron a la sala de urgencias del hospital, donde le dieron antibióticos para que los tomara durante los próximos siete días. Poco a poco la fiebre, el sarpullido y el dolor de cabeza desaparecieron. Ken ha-bía padecido la rickettsiosis maculosa.

¿Qué son las enfermedades producidas por rickettsias?

Estas infecciones de deben a un grupo de bacterias del género *Rickettsia*. Los piojos, pulgas, garrapatas y ácaros suelen ser portadores de *Rickettsia*, con la que infectan a seres a humanos y a los animales al picarlos e in-yectar la bacteria en los vasos sanguíneos. El tifus, la fiebre Q, la fiebre de las trincheras y las fiebres maculosas son todas enfermedades causa-das por rickettsias.

La rickettsiosis maculosa es la más conocida de las infecciones pro-ducidas por rickettsias. Se produce cuando una garrapata (una garra-pata de perro americano, garrapata de la madera o garrapata texana, según la región geográfica) infectada por *Rickettsia rickettsii* pica a una persona.

Las garrapatas son animales de ocho patas, emparentados con las ara-ñas y los ácaros, que viven de la sangre de los humanos y de los anima-

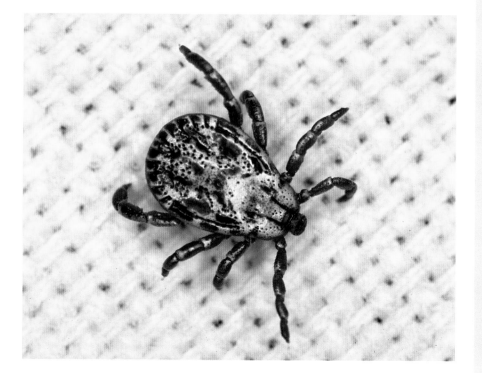

Las garrapatas de la madera portadoras, de la especie *Rickettsia rickettsii*, son vectoras de la fiebre maculosa de las Montañas Rocosas. © *S.J. Krasemann/Peter Arnold, Inc.*

◄

les. Una persona también puede infectarse de rickettsiosis maculosa cuando el líquido de una garrapata reventada invade una herida o un rasguño, por lo que es importante recordar que nunca se debe apretar a una garrapata con los dedos desnudos.

¿Qué pasa cuando una persona se infecta de rickettsiosis maculosa?

Los síntomas típicos son una picadura de garrapata, fiebre, dolor de cabeza y sarpullido. Sin embargo, varían enormemente de una persona a otra; algunas personas nunca tienen sarpullido, otras no tienen dolor de cabeza, y sólo cerca de un 70 por ciento de las personas se dan cuenta que les ha picado una garrapata.

Además de considerar los síntomas físicos, los médicos sospechan que se trate de la rickettsiosis maculosa y comienzan el tratamiento, si es la estación propicia y la región geográfica donde se encuentran las garrapatas, y si la persona ha estado al aire libre en una zona donde campan las garrapatas. Se hacen análisis de sangre para confirmar la enfermedad, pero los resultados pueden tardar varios días o semanas en recibirse.

Hoy día, sólo del 3 al 5 por ciento de las personas infectadas de rickettsiosis maculosa mueren, pero en los años 50 del siglo XX morían del 13 al 25 por ciento. La clave para sobrevivir la infección de rickettsiosis maculosa es diagnosticar la enfermedad rápidamente y comenzar de inmediato el tratamiento con antibióticos.

Perspectiva internacional

- A unas 800 personas al año se les diagnostica la rickettsiosis maculosa en los Estados Unidos.

- Los niños de 5 a 9 años son los que se infectan con mayor frecuencia, seguidos de los hombres mayores de 60 años. La rickettsiosis maculosa es más común entre los varones blancos.

- En Estados Unidos, aproximadamente el 90 por ciento de los casos ocurren entre abril y septiembre, debido a que las garrapatas se vuelven activas en los meses de calor. La primera descripción de un caso de rickettsiosis maculosa data de 1899 y tuvo por escenario el valle del río Snake, en Idaho; pero el nombre original de la enfermedad provenía de casos registrados posteriormente a lo largo de las Montañas Rocosas.

- La rickettsiosis maculosa se encuentra difundida por todo el continente americano.

- La rickettsiosis maculosa se da principalmente en las regiones del sureste y del centro sur de EE.UU.

▶ *V. tamb.*

Enfermedad de Lyme

Infecciones bacterianas

PALABRAS CLAVE
para búsquedas en Internet
y otras fuentes de consulta

Infecciones

Vacunación

Medidas preventivas

Aunque el evitar los lugares (bosques y campos) donde viven las garrapatas durante la temporada de éstas tal vez prevenga la rickettsiosis maculosa, no sería una solución práctica para mucha gente. La persona que se aventura en tales lugares debe vestir ropa que le proteja, como camisas de manga larga y pantalones largos con bandas elásticas en las muñecas y tobillos. También deben usar repelentes de las garrapatas.

Una vez que una garrapata se prende a la piel, transcurren unas 12 a 24 horas antes de la bacteria pase al torrente sanguíneo de la persona, por lo que conviene revisarse el cuerpo inmediatamente en busca de garrapatas al volver del campo abierto en las zonas donde hay garrapatas.

Las garrapatas deben extraerse utilizando pinzas o con los dedos cubiertos por guantes o papel, nunca con los dedos desnudos. Se agarrará tan cerca de la piel como sea posible y se arrancará. La piel de esa zona debe de lavarse con agua y jabón. En las tiendas de artículos para campamento se venden utensilios especiales para extraer garrapatas sin necesidad de reventarlas o tocarlas.

Fuentes

National Center for Infectious Diseases, 1600 Clifton Rd., Mailstop C-14, Atlanta, GA 30333
Toll-free (888)-232-3228
http://www.cdc.gov/ncidod

Rubéola

Se trata de una infección vírica por lo general, de carácter leve que ocasiona una erupción cutánea, pero puede dar lugar a graves defectos congénitos si afecta a una mujer está en pleno embarazo.

¿Qué es la rubéola?

La rubéola no se considera una enfermedad grave, salvo cuando afecta a las mujeres embarazadas. Se propaga por el aire, de una persona a otra, y la incubación del virus causante dura de dos a tres días antes de que aparezcan síntomas.

La persona afectada de rubéola puede transmitir el virus a otra durante el período comprendido entre una semana antes de que aparezcan los síntomas a una semana después de que hayan desaparecido. La rubéola se produce principalmente en niños de 6 a 12 años de edad que no hayan sido vacunados.

¿Cuáles son los síntomas de la rubéola?

El más destacado es el sarpullido o erupción cutánea, que aparece primero en la cara. De allí se extiende a los brazos, piernas y tronco. El sarpullido suele durar de 2 a 3 días. Algunos de los afectados presentan también una fiebre leve. A veces, los ganglios linfáticos de la parte posterior del cuello se hinchan.

Se dan casos de rubéola en que no aparece síntoma alguno. Entre los adolescentes y adultos que contraen la enfermedad, los síntomas que experimentan pueden incluir dolor de cabeza y fiebre elevada. A veces el virus ocasiona la inflamación de las articulaciones, pero la inflamación desaparece pronto.

Diagnóstico y tratamiento

El diagnóstico suele basarse en los antecedentes clínicos del paciente y en el examen físico del sarpullido típico. Para confirmar el diagnóstico se hace un frotis de garganta a fin de recoger y aislar el virus de la rubéola. En ocasiones se hace también un análisis de sangre en busca de anticuerpos contra el virus.

No existe ningún tratamiento específico cuando el afectado por la infección es una persona joven. A veces se emplea el acetaminofeno (paracetamol) para reducir la fiebre, de haberla.

Medidas preventivas

Es posible prevenir la rubéola mediante la vacunación. En un tiempo fue una infección común por todo el globo. Hoy son muy pocos los casos denunciados, gracias a los programas de vacunación ampliamente difundidos. En Estados Unidos, los niños deben ser vacunados contra el virus de la rubéola antes de empezar la escuela. En 1993, el número de casos de rubéola documentados por el Departamento de Salud Pública y Servicios Humanos estadounidense fue apenas de 200.

¿En qué consiste la rubéola congénita?

La rubéola congénita se produce cuando la madre transmite el virus al feto durante el embarazo. El período más peligroso para el feto es el de los primeros meses del embarazo, en que la enfermedad puede ocasionar aborto espontáneo o defectos congénitos.

Entre los defectos congénitos posibles se destacan los siguientes:

- sordera;
- enfermedades del corazón (cardiopatías);
- retraso mental;
- trastornos oculares;
- parálisis cerebral, que dificultado impide los movimientos del enfermo;
- púrpura, trastorno hemorrágico que se manifiesta en forma de erupciones cutáneas caracterizadas por puntitos rojos.

Los médicos aconsejan a las mujeres que se vacunen contra la rubéola antes de quedarse embarazadas. La vacuna misma puede perjudicar al feto, por lo que no debe administrarse a la mujer ya embarazada.

Fuentes

KidsHealth.org, c/o Nemours Foundation, PO Box 5720, Jacksonville, FL 32247
Telephone (904)390-3600
Facsimile (904)390-3699
http://www.kidshealth.org/

▶ *V. tamb.*
Infección
Sarampión

S

Salmonelosis

Es una enfermedad gastrointestinal causada por una bacteria del género Salmonella, *que suele contaminar productos alimenticios como carne de aves, huevos y leche proveniente de animales infectados.*

¿Qué es concretamente la salmonelosis?

Se trata de una enfermedad causada por una bacteria del género *Salmonella* que afecta al intestino y que suele causar diarrea. En algunas personas, la infección invade el torrente sanguíneo y se propaga a otras partes del cuerpo, pudiendo ser mortal a menos que se reciba tratamiento inmediato.

La salmonelosis, llamada así en honor del científico estadounidense Daniel Salmon, es una de las causas más comunes de intoxicación alimentaria en los Estados Unidos. Todos los años, los Centros de Control y Prevención de enfermedades de los Estados Unidos registran alrededor de 40 000 casos de salmonelosis y se calcula que quedan por registrar unos 4 millones más. Unas 1 000 personas mueren al año a causa de las complicaciones de la salmonelosis. Los niños pequeños, los mayores y las personas con sistema inmunitario* debilitado corren mayor riesgo de padecer la forma grave de esta infección.

¿Cómo se contrae la salmonelosis?

En Estados Unidos las personas suelen contraer la salmonelosis por comer o beber alimentos contaminados, tales como leche sin procesar, o carne de aves poco cocida, o productos avícolas como huevos. La carne picada u otras carnes poco cocinadas son susceptibles de causar salmonelosis. En ciertos casos, estos alimentos son contaminados por las personas que los preparan. La salmonelosis también se puede transmitir por medio de las heces de los animales domésticos, en especial de reptiles y animales diarreicos.

Una especie diferente de la bacteria *Salmonella* causa la fiebre tifoidea, grave enfermedad muy difundida en los países en desarrollo de América Latina, África y Asia. La fiebre tifoidea se propaga por medio del agua y de la comida contaminada por la bacteria. En Estados Unidos y en otros países más desarrollados los casos de fiebre tifoidea son raros, gracias al agua depurada, a la leche pasteurizada y a eficaces alcantarillados.

PALABRAS CLAVE
*para búsquedas en Internet
y otras fuentes de consulta*

Enfermedades transmitidas por los alimentos

Intoxicación alimentaria

Salmonela

*** sistema inmunitario** Sistema de defensa, compuesto por diferentes células y órganos, que combate a los gérmenes y sustancias extrañas que penetran en el cuerpo y protege al organismo de infecciones y otras enfermedades.

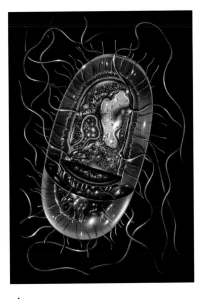

▲

Estructura de una bacteria *Salmonella.* El ADN (en el interior del núcleo) es amarillo. El citoplasma, verde. La parte de la pared de la célula que aparece en marrón segrega las toxinas que causan los síntomas de la salmonelosis. © *1992 Foto de archivo médico especial.*

815

Síntomas

Los síntomas de la salmonelosis incluyen diarrea, calambres estomacales, dolor generalizado, fiebre, dolor de cabeza, náuseas y vómito. Se produce de 12 a 48 horas después de haber comido o bebido alimentos contaminados.

Diagnóstico y tratamiento

La salmonelosis se diagnostica mediante el análisis de cultivos de heces de las personas que manifiestan síntomas de infección. Las infecciones de esta índole que no se tratan suelen resolverse espontáneamente al cabo de unos días a una semana, después de pasar por un periodo desagradable de diarrea y vómitos. Los médicos suelen recomendar al enfermo que beba muchos líquidos y que adopte una dieta ligera mientras se recupera. A veces los síntomas crean otros problemas, como deshidratación*. En tales casos, es probable que la persona afectada tenga que acudir al hospital para recibir una reposición de líquidos por vía intravenosa. Se pueden usar antibióticos si la infección se propaga a más allá del intestino, aunque que la salmonelosis es a menudo resistente a los fármacos.

*deshidratación Pérdida de líquidos corporales más deprisa de lo que pueden reponerse.

Medidas preventivas

Las principales formas de prevenir la salmonelosis son: cocinar la comida completamente (hasta que la carne de ave o de vaca, en especial la carne picada, ya no esté rosada y los huevos no estén en estado semilíquido). Y deben lavarse las manos regularmente (después de usar el baño y tras haber tocado carnes crudas). Sólo deben usarse los productos lácteos que se hayan tenido refrigerados. No comer nunca carne cruda o huevos crudos.

Fuentes

U.S. Centers for Disease Control and Prevention, 1600 Clifton Rd., Atlanta, GA 30333
Telephone (404)639-3534
Telephone (404)639-3311
Toll-free (800)311-3435
Information Hotline (888)-232-3228
Office of Public Inquiries (800)311-3435
TTY (404)639-3312
http://www.cdc.gov/

U.S. National Institute of Allergy and Infectious Diseases, Bldg. 31, Rm. 7A-50, 31 Center Dr., MSC 2520, Bethesda, MD 20892-2520
Telephone (301)496-2263
http://www.niaid.nih.gov/default.htm

▶ V. tamb.
Diarrea
Fiebre tifoidea
Gastroenteritis
Intoxicación alimentaria

Sarampión

El sarampión es una enfermedad muy contagiosa* de la niñez, que se manifiesta en forma de fiebre y sarpullido.

PALABRAS CLAVE
para búsquedas en Internet y otras fuentes de consulta

Enfermedades infecciosas

Vacunación

***contagioso/a** Transmisible de una persona a otra.

El caso de Daniel

Daniel oyó que su madre le decía a una vecina que una condiscípula de su hijo tenía el sarampión. La condiscípula, Bianca, se había mudado con su familia recientemente de Bangladesh a Estados Unidos. "¿Qué es el sarampión, mamita" preguntó poco después David. Su mamá le explicó que era una enfermedad parecida a la gripe, pero con sarpullido. Le contó que en épocas pasadas, todo el mundo tenía el sarampión, y a veces incluso morían de esa enfermedad; pero que hoy en día la mayoría de los niños recibían la vacuna contra el sarampión y muy pocos se contagiaban. La mamá de David tenía razón, el sarampión es actualmente muy raro en EE.UU. y en otros países donde se vacuna a los niños. Sin embargo, en países pobres como Bangladesh, donde no se inmuniza a los niños, el sarampión sigue siendo una enfermedad que la gente teme.

¿En qué consiste el sarampión?

Es una enfermedad vírica que se transmite directamente de una persona a otra. Una vez el virus penetra en el organismo humano ataca a la membrana que tapiza las vías respiratorias (entre los que están incluidos órganos como la nariz y la garganta, que transportan el aire atmosférico a los pulmones) y provoca tos y moqueo. Además, estos efectos suelen propagarse a otras partes del organismo. Conforme éste detecta al virus invasor, responde elevando la temperatura corporal, lo que se traduce en fiebre. El sarampión ocasiona también dolor de garganta, acompañado de diminutas vesículas blancas rodeadas de anillos rojos, que aparecen en la pared interior de las mejillas, así como una erupción cutánea o sarpullido de color rojizo. La persona que sufre de sarampión a menudo experimenta eritema (enrojecimiento) de los ojos y gran sensibilidad a la luz, mientras que el sarpullido puede venir acompañado de picazón.

¿Es una enfermedad peligrosa?

El sarampión puede hacer sentirse muy enferma a la persona que lo padece, con la posibilidad de que sea de carácter grave y afecte a una serie de órganos corporales. Cuando así sucede, decimos que ha habido complicaciones. Las complicaciones del sarampión incluyen infecciones de los oídos y neumonía (pulmonía), o sea inflamación de los pulmones. Otra complicación, que puede hacer peligrar la vida, es la encefalitis o inflamación del cerebro. El sarampión es especialmente peligroso para los lactantes y niños de corta edad, mujeres embarazadas y toda persona que tenga el sistema inmunitario debilitado, por ejemplo a causa de malnutrición o de otras enfermedades.

Estas adolescentes hacen cola para recibir la vacuna contra el sarampión. © *Zeva Oelbaum/Peter Arnold, Inc.* ▶

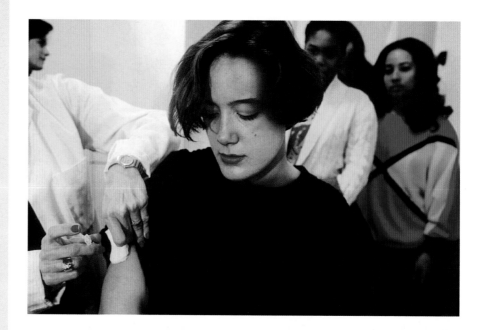

¿Cómo se contagia el sarampión?

El sarampión probablemente una de las enfermedades más contagiosas que se conocen. Suele atacar a los niños, mayoritariamente en zonas muy pobladas, como las ciudades. El sarampión se transmite por la inhalación de las gotas minúsculas contaminadas que expectora otra persona al toser o estornudar. Incluso es posible contagiarse en una habitación en la

EL SARAMPIÓN A LO LARGO DE LA HISTORIA

Puesto que el sarampión necesita para propagarse la presencia de multitudes, es muy probable que no planteara ninguna amenaza hasta la creación de las ciudades. La enfermedad ya se conocía desde los tiempos de la República romana, en el litoral del Mediterráneo. Los exploradores europeos la llevaron a América hace unos 500 años y, junto con la viruela y otras enfermedades infecciosas, fue responsable de la destrucción de gran parte de la población aborigen. Antes de que se inventara la vacuna contra el sarampión, en 1963, morían anualmente de esta afección entre 7 y 8 millones de seres humanos en todo el mundo, y todavía sucumben a ella todos los años alrededor de 1 millón de niños, sobre todo en África. De ahí que la Organización Mundial de la Salud haya lanzado un llamamiento mundial para erradicar el sarampión a más tardar en el año 2010.

que haya estado presente una persona con sarampión. De ahí que la enfermedad se propague rápidamente entre familia o en el aula. Los que la padecen tienen posibilidad de propagarla desde el quinto día de su exposición al virus, hasta 5 días después de aparecer el sarpullido.

Diagnóstico

Bianca, la condiscípula de Daniel, empezó a sentirse enferma en la escuela. Cuando la mamá vino a recogerla, la niña tenía fiebre y estaba muy colorada, tenía la garganta muy reseca y picante, y además catarro nasal. Cuando salió con su madre para subirse al auto, la luz del sol le hería los ojos. Al llegar a casa, la mamá llamó al médico. La enfermera que contestó le dijo que probablemente Bianca tenía el sarampión y que debía permanecer en casa, para no propagar la enfermedad. En efecto, al día siguiente o poco después, le salieron a Bianca unas placas de sarpullido en la frente y detrás de las orejas, que se extendieron gradualmente a todo el cuerpo. La niña permaneció en cama, demasiado enferma e incómoda para leer o mirar la televisión. Cuatro o cinco días después, la temperatura había vuelto a la normalidad y las manchas rojizas empezaron a desaparecer. Volvía a ser la Bianca normal.

En tiempos pasados, los médicos podían diagnosticar el sarampión con facilidad, pero hoy en día son muy pocos los que han observado un caso de sarampión desde que empezó a difundirse el uso de la vacuna contra esta enfermedad. En caso de duda, el médico puede ordenar ciertos análisis y pruebas que confirmen el diagnóstico.

Tratamiento

En la mayoría de los casos, el sarampión se cura de manera espontánea, sin que se aplique ningún tratamiento. Beber agua o jugo de naranja en abundancia permite restaurar los líquidos corporales perdidos a través de la piel a causa de la fiebre alta. Las complicaciones, como infecciones de los oídos y neumonía, generalmente se tratan con antibióticos, que destruyen las bacterias causantes. Una vez resuelta la crisis del sarampión, la persona puede volver a hacer todo cuanto hacía antes. Los niños por lo general estarán en condiciones de volver a la escuela como a los 5 días de la desaparición del sarpullido y la fiebre.

Medidas preventivas

La mejor prevención es la vacuna, que consiste en introducir en el cuerpo una forma inocua del microorganismo causante de la enfermedad, de suerte que cuando el individuo encuentra de nuevo el citado agente invasor, su organismo pueda reconocerlo y combatirlo. La persona que ha padecido el sarampión una vez, no vuelve a tenerlo ya más. Pero, habida cuenta del peligro de complicaciones, es preferible vacunarse que esperar a contagiarse. La vacuna contra el sarampión se suministra por lo general en forma de inyección, aplicada primero a los niños cuando tienen entre los 12 y 15 meses de edad, y después nuevamente antes de ingresar al jardín infantil, o en la escuela, antes del séptimo grado. Si una persona no vacunada ha estado en contacto o en presencia de otra que tenga el sarampión, podrá recibir una inyección de inmunoglobulina, que contiene anticuerpos procedentes de la sangre de otros individuos, que combaten la infección. Esta inyección protege también a los que no pueden vacunarse, como por ejemplo las mujeres grávidas o los que sufren de alergias serias al huevo de gallina, que se emplea para la producción de la vacuna. Los médicos y otros profesionales de la salud pueden contestar cualquier consulta acerca de quiénes deben o no vacunarse.

Fuentes

U.S. Centers for Disease Control and Prevention, 1600 Clifton Rd., Atlanta, GA 30333
Telephone (404)639-3534
Telephone (404)639-3311
Toll-free (800)311-3435
Information Hotline (888)-232-3228
Office of Public Inquiries (800)311-3435
TTY (404)639-3312
http://www.cdc.gov/

World Health Organization, 525 23rd St. NW, Washington, DC 20037
Telephone (202)974-3000
Facsimile (202)974-3663
Telex 248338
http://www.who.int/

▶ *V. tamb.*
Encefalitis
Infecciones de los oídos
Infecciones víricas
Neumonía
Rubéola

Sarampión alemán   *Véase* **Rubéola**

Sarcoma de Kaposi   *Véase* Sida y VIH

Sarna

La sarna es una infestación de la piel causada por ácaros que excavan y viven debajo de la epidermis (capa cutánea superior), causando picazón.

PALABRAS CLAVE
para búsquedas en Internet
y otras fuentes de consulta

Dermatología

820

Recuerdos de unas vacaciones

Kelly volvió del campamento de verano con muchas anécdotas y un sarpullido rojo que le picaba mucho. La piel de las muñecas y muslos, y la de los espacios interdigitales (entre los dedos) estaba cubierta de bultitos como granos de acné, y la muchacha veía pequeños túneles en forma de S bajo la piel. El vecino de Kelly, que era dermatólogo (médico especialista de la piel) le echó una mirada y enseguida sospechó que se trataba de sarna. Kelly se avergonzó al enterarse. Se sintió sucia e impura, aunque se duchaba todos los días. El concepto de sí misma mejoró cuando su vecino le dijo que la sarna no discrimina, que afecta igualmente a viejos y jóvenes, varones y hembras, y lo mismo da que se duchen una vez a la semana o todos los días. Le dijo también que debía de haberse contagiado en el campamento, pero que era fácil de curar.

¿Cual es la causa la sarna?

La sarna es una enfermedad de la piel causada por ácaros que penetran en la piel. Los ácaros son animales de ocho patas emparentados con las arañas, los escorpiones y las garrapatas. El nombre científico del ácaro de la sarna es *Sarcoptes scabiei*. Sus parientes producen la sarna perruna, inflamación cutánea que causa la pérdida de pelo en perros, cerdos, caballos y vacas.

La sarna es una afección común de la piel. Es contagiosa*, es decir, pasa fácilmente de una persona a otra. Los brotes de sarna, en los cuales muchas personas se contagian al mismo tiempo, pueden darse en las clínicas de salud pública, en los centros de cuidado infantil y en las residencias para estudiantes. Los ácaros que causan la sarna no pueden vivir mucho tiempo alejados del cuerpo. Se transmiten mediante el contacto con la piel de otra persona, o por medio de la ropa de vestir o de cama usada recientemente por una persona afectada. Kelly se había contagiado de alguien en el campamento, tal vez al usar una toalla prestada.

Al principio del contagio por el ácaro, las hembras repletas de huevos excavan túneles debajo de la piel y allí desovan. Si nunca se ha tenido sarna, los síntomas tardan 2 a 6 semanas en manifestarse. Estos síntomas suelen se picazón y sarpullido, o sea una reacción contra los ácaros. Las personas que ya han tenido sarna reaccionan en cuestión de días.

Diagnóstico y tratamiento

El vecino de Kelly, el dermatólogo, sospechó que se trataba de sarna debido a la intensa picazón en la zona del sarpullido y al aspecto del mismo. Para asegurarse, raspó la piel entre los dedos de la muchacha. Luego puso las raspaduras en un portaobjeto (vidrio) de microscopio, y cuando las observó con gran aumento vio varios ácaros y huevos. Generalmente, se recetan fármacos denominados escabicidas, tales como la permetrina

* **contagioso** Que se transmite de una persona a otra.

El ácaro Sarcoptes scabiei Que causa la sarna. © *Arthur M. Siegelman. Visuals Unlimited.* ▶

y el lindano, para matar los ácaros de la sarna y los huevos que depositan. Dado que la sarna es tan contagiosa, el vecino de Kelly aconsejó que toda la familia se bañara de la chica y se pusiera una loción escabicida por todo el cuerpo, desde el mentón hasta los dedos de los pies, y que lavaran en agua muy caliente la ropa de vestir y de cama que hubieran utilizado recientemente. El dermatólogo también le dio a Kelly un ungüento antibiótico*, porque ella tenía algunas infecciones de la piel causadas por rascarse. Cuatro semanas más tarde, la piel de Kelly estaba normal de nuevo.

* **antibióticos** Son medicamentos que matan a las bacterias o impiden su desarrollo.

Fuentes

U.S. Centers for Disease Control and Prevention,
1600 Clifton Rd., Atlanta, GA 30333
Telephone (404)639-3534
Telephone (404)639-3311
Toll-free (800)311-3435
Information Hotline (888)-232-3228
TTY (404)639-3312
http://www.cdc.gov/

▶ *V. tamb.*
Enfermedades parasitarias
Trastornos cutáneos

Sarpullido *Véase* **Afecciones cutáneas**

Sida y VIH

El sida es la enfermedad más grave causada por el VIH (virus de la inmunodeficiencia humana), que daña el sistema inmunitario y deja a la persona expuesta a infecciones que pueden poner en peligro la vida.

¿Cómo empezó la epidemia del sida?

A principios de los años 80, médicos de Nueva York y California comenzaron a detectar una enfermedad poco usual en un reducido número de hombres jóvenes. Estos enfermos, en su mayoría homosexuales, presentaban cuadros desconocidos de infección y cáncer, que llegaban a producirles la muerte en algunos casos. Las infecciones eran parecidas a las que se observan en los niños nacidos con el sistema inmunitario muy debilitado. Sin embargo, los enfermos habían experimentado una infancia sana, por lo que no tenían motivos que hicieran sospechar la presencia de sistemas inmunitarios anormales.

Los científicos gubernamentales, puestos a investigar, encontraron más y más casos de una enfermedad que parecía afectar también a pacientes que habían recibido transfusiones sanguíneas o a drogadictos que compartían jeringuillas. Empezaron a llegar informes de otros países, incluso de naciones de África y el Caribe, donde la misma enfermedad parecía haberse propagado por contacto sexual entre hombres y mujeres. También se daban casos de bebés sidosos que habían nacido ya enfermos.

Sida   Más de 20 años después, esta enfermedad misteriosa se ha convertido en una de las peores epidemias que jamás haya afectado a la humanidad. El sida (acrónimo de "síndrome de inmunodeficiencia adquirida" ya aprobado como nombre común por la Real Academia de la Lengua) había matado a finales de 1998 a cerca de 14 millones de personas en todo el mundo, incluidos más de 3 millones de niños. En Estados Unidos, han sucumbido al sida más de 400 000 personas, entre ellas casi 5 000 niños menores de 15 años.

VIH   Un número mayor de individuos son portadores del virus que causa la enfermedad, aun antes de que se declare ésta. En Estados Unidos se cree que, por lo menos, un millón de personas están infectadas por el VIH, aunque la mayoría ni lo saben. Pero la mitad de ellos habrán contraído el sida para cuando pasen diez años del contagio por el VIH. En todo el mundo, más de 33 millones de personas han sido infectadas por el VIH, principalmente en los países en vías de desarrollo de África y Asia.

Población en situación de riesgo   Como ocurre con otras enfermedades de transmisión sexual, el riesgo de infección por VIH es

PALABRAS CLAVE
*para búsquedas en Internet
y otras fuentes de consulta*

Epidemia

HAART

Infección

Inhibidores de proteinasa

Inmunodeficiencia

Retrovirus

Virología

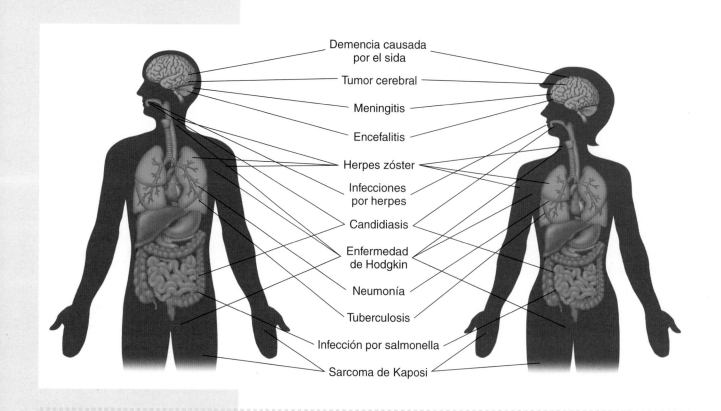

Demencia causada
por el sida

Tumor cerebral

Meningitis

Encefalitis

Herpes zóster

Infecciones
por herpes

Candidiasis

Enfermedad
de Hodgkin

Neumonía

Tuberculosis

Infección por salmonella

Sarcoma de Kaposi

▲

El sida y las infecciones propias de esta enfermedad afectan a diferentes partes del cuerpo.

* **crónico, a** Se dice de la enfermedad o el trastorno de duración prolongada.

particularmente elevado entre adolescentes y adultos jóvenes. En Estados Unidos, se ha diagnosticado de sida a más de 100 000 personas con edades en torno a los 20 años, y es probable que la mayoría de ellas fueran infectadas por el VIH en la adolescencia. Se estima que hasta una cuarta parte de las infecciones por VIH en Estados Unidos—y la mitad de las infecciones en el mundo—afectan a adolescentes y jóvenes.

Se han invertido miles de millones de dólares en la investigación, prevención y tratamiento del sida/VIH y, aunque todavía no hay cura ni vacuna, se han hecho progresos, gracias a los cuales el número de muertes por sida en Estados Unidos ha descendido radicalmente desde 1996. Muchos estadounidenses infectados por el VIH están disfrutando de una vida mejor y más larga. Hay esperanza de que no pasará mucho tiempo en Estados Unidos sin que el VIH devenga otra enfermedad crónica*, como la diabetes o el asma, importante sí, pero controlable con buena asistencia médica.

Sin embargo, en la mayor parte del mundo el tratamiento para los enfermos con VIH y sida es demasiado caro, por lo que la epidemia se difunde más cada año. Los países en desarrollo de África, Asia y la región del Caribe se han visto muy afectados. En algunas partes de África, la cuarta parte del total de los adultos son portadores del virus, que está anulando años de lucha por mejorar las condiciones de vida. La expectativa de vida disminuye conforme aumenta la mortalidad infantil.

Incluso en Estados Unidos, se estima que unas 40 000 personas al año son infectadas por el VIH y, a menos que el tratamiento mejore, es probable que acaben muriendo de sida.

La familia de Carl: ¿Cómo ha podido pasar esto?

Cuando la madre de Carl le dijo a éste que era portadora del VIH, no podía creerlo. Después de todo, ella trabajaba todo el día, se hacía cargo de la casa, ayudaba como voluntaria en la iglesia y cuidaba de sus dos hijos ella sola. Era la última persona en el mundo a la que podía imaginar inyectándose droga. En los ocho años posteriores a la muerte del padre por tumor cerebral, ella no había salido con nadie, mucho menos tenido relaciones sexuales con otros hombres. ¿Cómo había podido contraer el VIH?

A Carl, que tenía 15 años cuando su madre le confesó que era portadora del VIH, nunca le habían dicho toda la verdad acerca de la muerte de su padre. Es cierto que había muerto de cáncer, pero era un tipo de cáncer (linfoma del cerebro) mucho más común en las personas infectadas por el VIH. El padre de Carl había muerto de sida.

"No lo supe hasta que tu padre enfermó," le contó la madre, "pero cuando era un adolescente de tu edad, se aficionó a las drogas. Él y sus amigos consumían cocaína y se inyectaban heroína. Dos años después lo dejó, recompuso su vida, e incluso fue a la universidad. En el momento de conocerme, él creía que su época de drogadicto era parte del pasado."

Cuando el padre de Carl se dió cuenta de que padecía sida, ya estaba muy enfermo y había contagiado a su madre. Aunque una madre puede pasar el VIH a su bebé, ni su hermana ni él nacieron infectados. "Simplemente tuvimos suerte" le dijo su madre. Pero Carl no se sintió precisamente afortunado.

¿Cómo se contagia el sida?

La infección por VIH sólo puede transmitirse cuando algún líquido corporal de una persona infectada (sangre, semen, exudado vaginal, leche materna o cualquier otro líquido que contenga sangre) entra en la circulación sanguínea o en contacto con las membranas mucosas* de otra persona.

El coito o cópula sexual, ya sea entre homosexuales (personas del mismo sexo) o heterosexuales (entre mujeres y hombres), es la causa de la mayoría de las infecciones por VIH. El virus también se transmite entre drogadictos que comparten sus jeringuillas. Las madres infectadas pueden pasárselo a sus hijos durante el embarazo, el parto o el periodo de lactancia.

Las transfusiones sanguíneas pueden ser otra vía de transmisión del VIH, si la sangre transfundida está infectada. Desde 1985, en Estados Unidos, estas transfusiones están sometidas a control del VIH, con lo que el riesgo de infección por esta vía es muy bajo.

*membranas mucosas Tejidos que revisten los orificios corporales como la boca, la vagina, el recto y los tractos repiratorio, intestinal y genital.

Perspectiva internacional

La epidemia de sida/VIH presenta en EE.UU. un panorama muy distinto al de los países en vías de desarrollo, donde se da el noventa y cinco por ciento de los casos.

■ A nivel mundial, más del setenta y cinco por ciento de las infecciones de adultos se deben a relaciones sexuales entre hombres y mujeres. En los EE.UU., estas relaciones heterosexuales suponen menos del veinte por ciento de las infecciones, aunque ese porcentaje va en aumento. La mayoría de las infecciones en los EE.UU. son el resultado de relaciones sexuales entre hombres o de jeringuillas compartidas por drogadictos. La razón de esta diferencia no está clara.

■ La mortalidad por sida en el ámbito mundial continúa subiendo: hasta la fecha, se han cuantificado 13,9 millones de muertes. Se estima que, sólo en 1998, 2,5 millones de personas murieron de sida, entre ellas más de 500 000 niños, la mayoría infectados antes del nacimiento o al nacer. Sin embargo, en Estados Unidos, la tasa de mortalidad por esta enfermedad comenzó a descender a finales de la década de 1990. De 1996 a 1997, por ejemplo, descendió de 37 525 a 21 909.

■ A nivel global, 1 de cada 100 adultos (de 15 a 49 años de edad) está infectado. Pero en más de una docena de países, son más de 10 de cada 1 000 las personas afectadas. En algunas naciones, incluso Botsvana y Zimbabue, la cifra de infectados por el VIH supera el veinte por ciento. En Estados Unidos, el promedio general de infecciones es del dos por ciento.

■ La epidemia del sida ha creado más de 8 millones de huérfanos en todo

El sexo oral también puede extender el virus. Además, se ha detectado al menos un caso en que se cree que el virus se transmitió mediante un beso lingual.

El VIH no se transmite por el aire, el agua, la comida o por objetos como los pomos de las puertas o los asientos de los aseos. Tampoco se trasmite por picadura de mosquito o de otros insectos. No se puede contraer el VIH jugando, yendo a la escuela, estrechando la mano, abrazando, ni incluso viviendo con una persona infectada. Afortunadamente el VIH es mucho menos contagioso que otras infecciones, como la varicela, la gripe o la hepatitis B.

¿Cómo se puede prevenir una infección por VIH?

La prevención es tan sencilla como dura. Se puede tener la completa seguridad de evitar la infección si no comparte jeringuillas jamás, ya sea para la administración de drogas o para otras prácticas tales como tatuajes o perforaciones cutáneas con fines ornamentales (*piercing*), y absteniéndose de todo contacto sexual. Sin embargo, así como crecemos y nos hacemos activos sexualmente, las cosas se complican.

Sexo seguro La relación sexual más segura, la que se produce entre dos personas no infectadas y que no mantienen relaciones sexuales fuera de su pareja, suele denominarse relación monógama de mutua fidelidad. Sin embargo, aparte de los análisis diagnósticos, no hay forma de saber a ciencia cierta si una persona está infectada o no. El portador de VIH puede tener aspecto perfectamente normal y, a menudo, no saber que está infectado. Hasta puede dar negativo en los análisis de sangre realizados en los primeros meses después de la infección.

Si la gente es sexualmente activa, ¿cómo puede reducir sus posibilidades de infección? Una precaución importante es no mantener relaciones sexuales con nadie que corra el riesgo de estar infectado por el VIH. ¿Quién corre ese riesgo? Cualquiera que alguna vez haya compartido jeringuillas o desplegado una conducta sexual promiscua (con varios amantes), así como cualquiera que haya mantenido relaciones sexuales con otros que previamente hayan compartido jeringuillas o hayan sido promiscuos en su conducta sexual. Para determinar si un amante potencial es honesto o corre riesgo de infección, es importante llegar a conocer bien, durante un largo periodo, a la persona en cuestión.

Otras medidas de seguridad Otros pasos para reducir la posibilidad de infección son:

■ utilizar preservativos (condones) correctamente y en todas las relaciones sexuales;

■ no practicar sexo anal u otras modalidades sexuales que puedan causar fisuras en la piel;

■ no tener relaciones sexuales con múltiples amantes;

- evitar las drogas y el alcohol, porque su uso puede inducir a actuar irresponsablemente en cuanto a la protección propia y la de los demás;

- tratar rápidamente cualquier herida o lesión cutánea que pueda constituir una puerta de entrada para el VIH.

¿Cómo actúa el VIH en el organismo?

Una vez dentro del cuerpo, el VIH ataca a los leucocitos llamados CD4 o linfocitos T colaboradores. Estas células son muy importantes para el funcionamiento apropiado del sistema inmunitario. Cuando el virus comienza a destruir los linfocitos CD4 más rápidamente de lo que el cuerpo puede reemplazarlos, el sistema inmunitario se debilita tanto, que se dispara el riesgo de infecciones graves o de cáncer. El virus también tiene capacidad para atacar directamente algunos órganos, incluidos el cerebro, los riñones y el corazón.

El VIH es una clase especial de virus, llamada retrovirus (véase la ilustración en esta página), del que hay dos tipos. El más común y grave, el llamada VIH-1, es el causante de la actual epidemia y comprende diferentes subtipos. El VIH-2, que se ha detectado en algunas zonas del África Occidental, ocasiona un tipo de sida algo más leve.

Una de las razones por las cuales ha resultado imposible hasta ahora encontrar la cura del VIH o una vacuna protectora es que el virus es capaz de mutar y alterar sus rasgos genéticos a una velocidad tremenda. Esto significa que el VIH puede hacerse resistente a un determinado medicamento en muy poco tiempo, con lo que éste pierde su eficacia. También

el orbe, hijos menores de 15 años que han perdido a la madre o al padre y la madre, víctimas de la enfermedad. El noventa y cinco por ciento de ellos viven en África. Menos de la mitad del uno por ciento (unos 45 000) viven en Estados Unidos.

- El número de niños con sida continúa creciendo a nivel planetario porque las madres transmiten el virus a sus bebés. Pero en Estados Unidos el número de niños con sida disminuyó a finales de la década de 1990, gracias al tratamiento de las madres enfermas, que impidió la propagación del virus a sus bebés.

El retrovirus VIH invade una célula del cuerpo llamada linfocito CD4 colaborador. Una vez en en el interior de ésta, el VIH combina su material genético con el de la célula. Tras este proceso, cuando la célula CD4 se reproduzca, también reproducirá al VIH. Así es cómo el VIH puede destruir los linfocitos CD4 y propagarse por todo el cuerpo.

▼

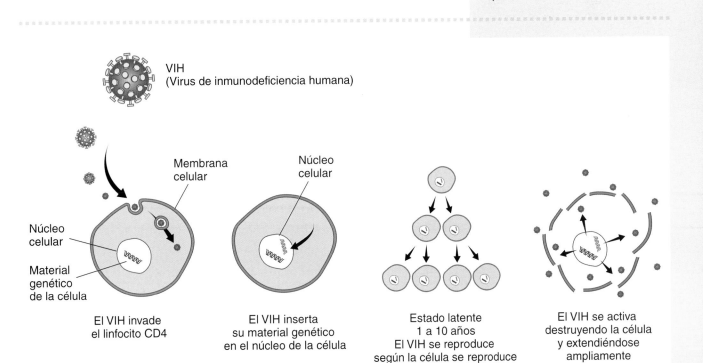

VIH
(Virus de inmunodeficiencia humana)

Membrana celular

Núcleo celular

Núcleo celular

Material genético de la célula

El VIH invade el linfocito CD4

El VIH inserta su material genético en el núcleo de la célula

Estado latente 1 a 10 años El VIH se reproduce según la célula se reproduce

El VIH se activa destruyendo la célula y extendiéndose ampliamente significa que cualquier medicamento o vacuna debe ser capaz de atacar una amplia gama de cepas de VIH.

Síntomas

Infección por VIH   De dos a tres semanas después de la infección, la mayoría de los afectados manifiesta una enfermedad similar a la gripe, con síntomas tales como fiebre, dolor de garganta, dolor muscular y, a menudo, una erupción cutánea parecida a la del sarampión. Tras dos semanas de tratamiento, la enfermedad suele desaparecer. Sin embargo, también hay quien contrae la infección sin síntomas iniciales de enfermedad alguna. Pero conviene saber que una persona puede transmitir el VIH a otra sin haber tenido síntomas.

Durante los años siguientes a la infección, el portador del VIH puede experimentar fiebres, inflamación de los ganglios linfáticos (adenopatía), cansancio, pérdida de peso y diarrea. Estos síntomas generalmente aparecen mucho antes de que lleguen las complicaciones graves que trae consigo el sida. Algunos afectados pueden sufrir infecciones menores, tales como las aftas (infección bucal fúngica) o herpes (infección de la piel por el virus causante de la varicela). Hay quienes no presentan ningún síntoma en absoluto hasta que aparece el propio sida,

Los niños, especialmente los infectados antes de nacer, manifiestan síntomas antes que los adultos. A menudo nacen ya enfermos o no logran crecer y desarrollarse a un ritmo normal.

Sida   El sida suele venir anunciado por infecciones o clases de cáncer que sólo ocurren cuando el sistema inmunitario del enfermo está ya muy debilitado. Algunas de estas infecciones y cánceres son:

- Neumonía por *Pneumocystis carinii*, la más común complicación del sida en Estados Unidos desde que comenzó la epidemia. Cursa con fiebre, tos y disnea.

- Toxoplasmosis cerebral, que puede destruir partes del cerebro. Normalmente comienza con dolor de cabeza y a menudo paraliza parte del cuerpo.

- Meningitis criptocócica, infección micótica (causada por un hongo) del cerebro y las meninges (membranas que revisten el tejido nervioso central). Comienza con fiebre y dolor de cabeza, y puede provocar un coma.

- Infecciones intestinales, como la criptosporidosis o la isosporiasis, causadas por parásitos.

- Infecciones oculares causadas por el citomegalovirus, que pueden acarrear ceguera.

- Infecciones que remedan a la tuberculosis, causadas por la bacteria *Mycobacterium avium*.

- Cáncer, incluido el sarcoma de Kaposi (que produce nódulos rosáceos en la piel), linfoma (que puede afectar a cualquier órgano, especialmente al cerebro y al tubo digestivo) y cáncer de cuello uterino (en la mujer).

■ Demencia, que menoscaba la capacidad del enfermo para pensar, recordar y concentrarse.

■ Además, una gran diversidad de infecciones comunes (como la sífilis o una neumonía ordinaria) ocurren con más frecuencia o presentan mayor gravedad en los enfermos de sida. El ejemplo más evidente es la tuberculosis: las posibilidades de contraerla son 100 veces más mayores en una persona con VIH que en una persona no infectada.

Las enfermedades que acabamos de describir son a menudo tratables y algunas se pueden prevenir con medicamentos. Pero continúan dándose. Cuando decimos que alguien ha muerto de sida normalmente muere de una de estas enfermedades. Se calcula, por ejemplo, que en el mundo la tuberculosis mata a una de cada 3 personas que padecen de sida.

Diagnóstico

Los médicos pueden sospechar una infección por VIH guiándose por los síntomas, especialmente si el paciente sufre alguna de las infecciones mencionadas. Pero la infección por VIH sólo puede diagnosticarse mediante análisis de sangre.

Las pruebas del VIH

Los médicos recomiendan que todo el que piense que podría haber sido expuesto al virus se haga los análisis de sangre. También se recomiendan estos análisis a todas las mujeres embarazadas y a los recién nacidos cuyas madres dieron positivo en los análisis para el VIH o no se los hicieron durante el embarazo. Estas medidas podrían dar lugar a un tratamiento que reduzca el riesgo de que el bebé contraiga el VIH de la madre. El tratamiento de la mujer con AZT (zidovudina) durante el embarazo y el parto, y el del bebé con el mismo medicamento después del nacimiento, reduce del 25 por ciento al 6 por ciento el riesgo de que el bebé sea infectado por el VIH.

El análisis más frecuente del VIH detecta anticuerpos, que son sustancias que el organismo genera para combatir al virus. El análisis puede dar negativo hasta varios meses después de que la infección haya tenido lugar. De modo que quien sospeche haber sido expuesto al virus, debe hacerse el análisis dos veces: inmediatamente y 6 meses después.

También es importante tener en cuenta que, en el primer año de vida, más o menos, un bebé nacido de madre infectada puede dar positivo en el análisis para el VIH, incluso aunque el bebé no esté infectado.

Análisis para los linfocitos CD4

Una vez se sabe que el enfermo se ha contagiado, debe hacerse un análisis de sangre periódicamente para estudiar el comportamiento del

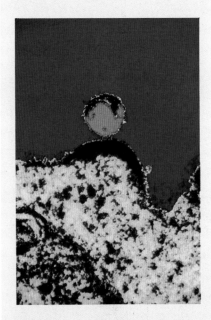

Imagen observable al microscopio electrónico: un virus (VIH) suelto se escapa de la célula (linfocito CD4) que ha invadido. *NIAID/BIH, PeterArnold, Inc.*

¿Qué es un retrovirus?

Una de las razones por las que el VIH es tan peligroso reside en su tipo especial de virus, el llamado retrovirus. Esto significa que se reproduce "hacia atrás" o en forma "retrógrada." Conocer alguna información básica sobre los virus permite comprender mejor cómo funciona el proceso.

Los virus son minúsculos microbios—mucho más pequeños que las bacterias—compuestos principalmente de ácido nucleico, la sustancia de que están hechos los genes. Operan invadiendo la célula y utilizando su energía y estructura para hacer copias de sí mismos.

El ácido nucleico puede ser ADN (ácido desoxirribonucleico) o ARN (ácido ribonucleico). Los virus ADN hacen copias directas de su ADN y la mayoría de los virus ARN hacen copias de su ARN. Este proceso de copiado se denomina transcripción. Los retrovirus, sin embargo, contienen ARN que dan copias de ADN en un proceso llamado transcripción inversa. Una vez cumplido este proceso, el ADN vírico (llamado provirus) se inserta directamente en el código genético de la célula, lo que significa que cuando esa célula se reproduzca haciendo copias de su propio ADN, también hará copias del ADN del retrovirus.

En el caso del VIH, el virus invade los linfocitos CD4 colaboradores, que son glóbulos blancos de la sangre muy importantes para el sistema inmunitario.

sistema inmunitario. Los análisis determinan la concentración en sangre de los linfocitos CD4, el tipo de glóbulo blanco de la sangre que ataca el VIH. Si el número de estos glóbulos blancos baja de cierto nivel—o si el enfermo padece alguna de las graves infecciones comentadas anteriormente—se dice que esa persona tiene sida.

Tratamiento del sida/VIH

Los medicamentos para combatir directamente al virus, que se recetan inmediatamente después de detectar la infección, bloquean las endopep-

¿DE DÓNDE VINO EL VIH?

Desde la identificación del sida en 1981 y el descubrimiento del VIH (el virus de la inmunodeficiencia humana causante del sida) en 1983, los científicos han investigado el origen del virus. Llegaron a sospechar que se había aparecido en África a partir de un virus del mono llamado VIS (virus de la inmunodeficiencia del simio), y que podría haberse transmitido a los humanos a través de los chimpancés.

Pero tuvieron que pasar 16 años para que, en 1999, un equipo internacional de investigadores hallara lo que podía ser el enlace que faltaba: un virus que parecía una mezcla del VIH y el VIS. Fue descubierto en una subespecie de chimpancé, *Pan troglodytes troglodytes*, aunque a este animal no le causa enfermedad alguna. Los investigadores sospechan que los seres humanos fueron infectados por el VIS hace unos 50 años al exponerse a la sangre de los chimpancés cazados como alimento. Al parecer, una vez en el cuerpo humano, el virus cambió hasta trocarse en el mortífero VIH que conocemos hoy.

El descubrimiento del microbio que denominaron VIS cpz fue de capital importancia para los científicos, pues una vez conocido su funcionamiento, el VIS podría ayudar a prevenir en los humanos las enfermedades por VIH, ya que los monos infectados por VIS no enferman. Este estudio del VIS también sería de utilidad en la prevención de un posible contagio a los seres humanos de otros virus de animales.

Pero los científicos se llevaron la gran sorpresa. El tipo de chimpancé portador del VIS está en peligro de convertirse muy pronto en una especie desaparecida. La explotación forestal desahucia a los animales de sus hábitats de la selva tropical en el África Central y del Oeste. A esto se suma la circunstancia de que los chimpancés son víctimas de una caza sistemática. Ahora mismo los científicos intentan salvar a los chimpancés tanto como estudiarlos.

"No podemos permitirnos perder estos animales," dijo la doctora Beatrice Hahn de la Universidad de Alabama, una de las investigadoras líderes en este campo. "Los chimpancés podrían representar tanto la causa como la solución del problema del sida."

tidasas y la transcriptasa inversa, que son importantes enzimas* producidas por el virus para su reproducción. Estos medicamentos se utilizan en combinaciones de tres a cinco, forma de tratamiento que se conoce por la sigla inglesa HAART (de *highly active antiretroviral therapy*, o terapia antirretrovírica altamente activa).

El más eficaz de estos medicamentos siempre es el más reciente, con lo cual es difícil saber cuál será su eficacia a largo plazo. Lo que sí está claro es que retrasan la aparición del sida y, a menudo, hacen que los otros síntomas sean menos frecuentes y menos graves. Lamentablemente, el VIH suele adquirir resistencia a uno o varios de estos medicamentos. Además, los fármacos anti-VIH tienen efectos secundarios que dificultan su administración a bastantes pacientes. Se desconoce si reducen la posibilidad de que una persona transmita el virus del VIH a otra.

Además de los medicamentos antivíricos, que atacan directamente al virus, existen otros fármacos previenen o a tratan algunas de las graves infecciones de que se acompaña el sida.

El caso de Bob: aguantando hasta que llegue algo mejor

Bob fue infectado por el VIH en la adolescencia, cuando se dio cuenta de su homosexualidad y mantuvo relaciones sexuales con una serie de desconocidos sin usar preservativo. En aquella época se sentía confuso, solo e inquieto. Pero también pensó que sus amantes eran muy jóvenes para tener el virus.

Hoy Bob tiene 25 años y el sida, pero su médico dice que va bien. Para mantenerse así, Bob toma cinco medicamentos distintos al día, 19 pastillas en total. Dos de estos fármacos son más o menos fáciles de tomar: una píldora para prevenir la neumonía y otra para controlar la infección fúngica que siempre parece tener en boca y garganta. La primera es grande y difícil de tragar pero la segunda es más llevadera. Las otras tres medicinas atacan el VIH directamente. Son el AZT, el más antiguo medicamento anti-VIH, la neviparina, un medicamento más reciente pero similar, y el nelfiavir, inhibidor de la proteasa. Se supone que de estas tres medicinas, Bob debe tomar seis pastillas por la mañana, cinco en el almuerzo y otras seis en la cena.

Bob es taxista. Cuando está muy ocupado en el trabajo, se le hace muy difícil recordar que debe tomar las pastillas en su momento y asegurarse de que siempre lleva agua para tomarlas. Además, el nelfiavir le provoca diarrea y se ha dado cuenta de que le está empezando a salir una barriga considerable. Su médico le advirtió que el nelfiavir podría tener este efecto.

Algunos días, Bob se siente animado pensando que los medicamentos le están ayudando. Otros, los medicamentos y sus efectos secundarios le deprimen tanto que está dispuesto a abandonarlos. Pero, por ahora, ha decidido hacer lo que le diga el médico y procura no saltarse una sola

enzimas Sustancias naturales que aceleran ciertas reacciones químicas en el cuerpo.

Histoplasmosis y VIH

En algunas zonas de Estados Unidos, especialmente en el Sur y Suroeste, casi el ochenta por ciento de la población da positivo en los analisis para la infección fúngica llamada histoplasmosis.

En el pasado, sólo la gente con casos graves de histoplamosis necesitaba tratamiento, pero el VIH y el sida han causado un aumento de estos casos.

La población con VIH, sida y otras enfermedades del sistema inmunitario debe evitar las actividades que incrementan el riesgo de exposición a la histoplasmosis. Tales actividades incluyen limpiar gallineros, remover el suelo en áreas donde se posan pájaros o explorar cuevas. Una vez infectados, los enfermos de histoplasmosis portadores del VIH requieren tratamiento continuado.

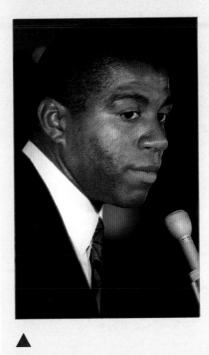

▲

Earvin "Magic" Johnson se retiró de los Lakers, el equipo de baloncesto de Los Ángeles, cuando supo que estaba infectado por el VIH. *Reuters/Lee Celanos, Fotos de archivo.*

831

Inhibidores de la proteasa

Los inhibidores de la proteasa retardan la propagación del VIH. La proteasa es una enzima con la que el VIH corta en fragmentos más pequeños las largas cadenas de proteínas y otras enzimas. utilizándolos para generar copias de sí misma. Los inhibidores de la proteasa, medicamentos similares a las cadenas de proteínas fragmentadas por la enzima proteasa, funcionan interfiriendo este proceso de fragmentación.

Los inhibidores de la proteasa no impiden que el VIH se reproduzca, pero con su uso, muchas de las réplicas del VIH generadas en ese proceso resultan defectuosas por contener piezas cortadas incorrectamente. Esto significa que las réplicas no pueden infectar a otras células. Los inhibidores de la proteasa no matan al virus, pero reducen drásticamente el número de copias infecciosas que puede hacer, lo que retarda considerablemente la propagación del VIH por el cuerpo.

dosis. Simplemente confía en poder aguantar hasta que surjan mejores medicinas.

Convivencia con el sida

En los primeros días de la epidemia, los padres formaban piquetes fuera de las escuelas para que no entrasen los niños infectados por el VIH, y los trabajadores tenían miedo de sentarse al lado de alguien que tuviese sida. Hoy en día, la mayoría de los estadounidenses saben que no pueden ser infectados simplemente por estar al lado de un enfermo de sida. Pero la gente infectada por el VIH todavía debe enfrentarse a un cierto estigma y discriminación. En muchas ocasiones, el hecho de confesar a la familia y amigos que uno es portador de la infección significa también revelar algo sobre la vida personal que hasta ahora se había mantenido en secreto—homosexualidad, consumo de drogas o una conducta promiscua—. Esto es difícil, especialmente para los jóvenes homosexuales que temen el rechazo de sus familiares, aunque también es cierto que, muy a menudo, los enfermos de VIH encuentran apoyo en la familia y los amigos.

En caso de infección por VIH es fundamental tener hábitos de vida que respeten la salud. Estos hábitos incluyen:

- para cualquiera: alimentarse con comida nutritiva en abundancia, práctica de ejercicio y descanso adecuado;

- para drogadictos: dejar de consumir droga;

- para fumadores: dejar de fumar;

- para enfermos sin síntomas: examinarse con regularidad, preferiblemente por médicos que tengan larga experiencia en el tratamiento del sida y el VIH;

- para enfermos que se medican a sí mismos: tomar la medicación en forma adecuada y con regularidad, pues el seguimiento intermitente puede permitir que el virus adquiera resistencia a al medicamento.

Muchas personas afectadas de VIH pueden seguir su vida normalmente durante años. Incluso aquellos que luchan contra ataques de enfermedad, a menudo continúan con gran fortaleza y disfrutan de la vida como los enfermos de cualquier otra afección crónica que conlleve un riesgo vital.

Fuentes

National AIDS Hotline, c/o American Social Health Association, PO Box 13827, Research Triangle Park, NC 27709
Telephone (919)361-8400
Toll-free (800)342-AIDS
Facsimile (919)361-8425

TDD: (800)243-7889 (English)
TDD: (800)344-7432 (Spanish)
STD Hotline: (800)227-8922
http://www.ashastd.org/nah/

U.S. Centers for Disease Control and Prevention, Division of HIV/AIDS Prevention, National Center for HIV, STD and AIDS Prevention Centers for Disease Control and Prevention, Mail Stop E-49, Atlanta, GA 30333
Toll-free (800)342-2437 (English)
Toll-free (800)344-7432 (Spanish)
TTY (800)243-7889
http://www.cdc.gov/hiv

U.S. National Institutes of Health, 9000 Rockville Pike, Bethesda, MD 20892
Telephone (301)496-4000
http://www.nih.gov/

World Health Organization, 525 23rd St. NW, Washington, DC 20037
Telephone (202)974-3000
Facsimile (202)974-3663
Telex 248338
http://www.who.int/

▶ *V. tamb.*

Cáncer

Cáncer de cuello uterino

Ciclosporiasis y criptosporidiosis

Citomegalovirus

Complicaciones del embarazo

Enfermedades de transmisión sexual (ETS)

Enfermedades parasitarias

Herpes

Infecciones víricas

Inmunodeficiencia

Linfoma

Meningitis

Muguet (candidiasis bucal)

Neumonía

Sífilis

Toxicomania

Toxoplasmosis

Tuberculosis

Sífilis

La sífilis o lúes es una enfermedad de transmisión sexual, fácilmente curable, pero que si se deja sin tratar puede ocasionar ceguera, sordera, parálisis y demencia muchos años después de adquirirse la infección.

PALABRAS CLAVE
para búsquedas en Internet
y otras fuentes de consulta

Enfermedades de transmisión sexual

La Gran Epidemia

Corría el año de 1494, no mucho después de que Cristóbal Colón hubiese vuelto de su descubrimiento del Nuevo Mundo. Los soldados españoles, incluso algunos de los que habían acompañado a Colón, combatían a los franceses en Italia. Al terminar la guerra y volver los soldados a su patria, llevaban consigo una terrible enfermedad. La Gran Epidemia, como fue llamada, se propagó por Europa y Asia. Causaba dolores de las articulaciones, chancros genitales, erupciones cutáneas y heridas que se comían parcialmente el rostro, desfigurando a las víctimas antes de matarlas tras años de sufrimientos.

La Gran Epidemia era de sífilis, según creen los científicos, pero de una variedad de sífilis más grave y contagiosa que la actual. Uno de los grandes debates de la historia de la medicina gira en torno a si los expedicionarios que acompañaron a Colón trajeron la sífilis de América o si ya estaba presente en el Viejo Mundo desde muchos antes, tal vez confundida con la lepra, que de repente se había vuelto más virulenta*. La polémica sigue sin resolver.

¿Qué es la sífilis?

Es una enfermedad causada por una espiroqueta, el *Treponema pallidum*, tipo de bacteria de forma helicoidal que se disemina por el organismo y puede infectar a casi cualquier órgano. Se suele adquirir por contacto sexual con las lesiones o chancros, aunque a veces se puede contagiar por contacto asexual con una lesión.

En la actualidad, la sífilis sigue siendo una enfermedad de cuidado, si bien un antibiótico*, la penicilina, puede curarla fácilmente y evitar su propagación. En los Estados Unidos, las autoridades de salud pública detectaron en 1995 unos mil quinientos casos de sífilis en recién nacidos y sesenta y ocho mil en adultos. Para 1997, las infecciones de lúes de fecha reciente habían descendido al nivel más bajo registrado en los Estados Unidos. Las autoridades de salud publica tienen especial interés en prevenir la sífilis porque las personas que presentan chancros luéticos tienen mayor probabilidad de contagiarse del VIH, el virus causante del sida.

Las diversas etapas de la sífilis

Los síntomas de la sífilis aparecen por etapas. La primera etapa, denominada sífilis primaria, suele producirse hacia las tres semanas del contagio, cuando aparece un chancro, generalmente en la región genital*. La gente suele hacer caso omiso de la lesión, porque no duele y además desaparece en unas semanas. A veces, ni se dan cuenta de que la tienen.

* **virulento/a** Este adjetivo proviene de un término latino que significa venenoso. Se aplica al microbio que tiene especial aptitud para vencer las defensas inmunitarias del organismo.

* **antibióticos** Son medicamentos que matan a las bacterias o impiden su desarrollo.

* **región genital** La que rodea a los órganos sexuales externos.

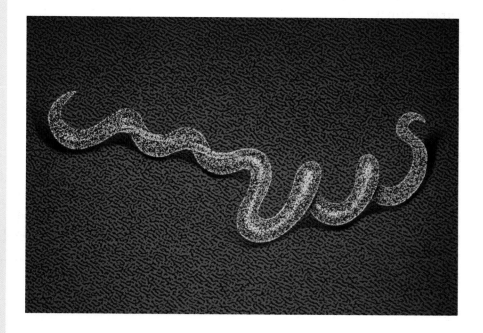

La espiroqueta *Treponema pallidum,* vista al microscopio electrónico. © *Chris Bjornberg/Photo Researchers, Inc.*

La etapa secundaria, de sífilis diseminada, suele iniciarse a las seis semanas del contagio. El enfermo se siente dolorido, cansado y afiebrado. Por lo general le sale una erupción cutánea en las palmas de las manos o las plantas de los pies. A menudo pierde motas de cabello, con lo que la cabeza adquiere aspecto de apolillada. Este segundo episodio también desaparece por sí solo. El enfermo tal vez crea que ha tenido la gripe o el sarampión, pero que ya está totalmente recobrado.

La enfermedad pasa ahora a una tercera fase, latente u oculta. Durante un año o dos, el enfermo puede manifestar lesiones ocasionales, pero después de eso tiene aspecto sano. En la mayoría de los afectados, las bacterias luéticas han desaparecido o permanecen inactivas para siempre. No obstante, un tercio de los sifilíticos pasan a la etapa tardía o terciaria*, que a veces ocurre entre los 3 y 40 años del contagio inicial.

*terciaria De la tercera etapa.

La sífilis terciaria puede afectar a casi todos los órganos. En la piel, huesos, pulmones, hígado u otros órganos internos se forman unas lesiones, llamadas gomas, que atrofian la nariz o la boca, en forma muy parecida a como lo hace la lepra. La sífilis cardiovascular daña el corazón y los vasos sanguíneos. La neurosífilis, que afecta al sistema nervioso, causa dolor de cabeza, vértigo y convulsiones. En la forma más grave de la neurosífilis, conocida por paresia general, el enfermo pierde la memoria, el raciocinio y el juicio. Además, puede volverse ciego, sordo o paralítico antes de que sobrevenga la muerte.

La sífilis que se deja sin tratar acaba por matar del diez al veinte por ciento de las personas infectadas. Si la mujer embarazada tiene sífilis primaria o secundaria sin tratar, posiblemente el bebé nacerá muerto o habrá adquirido la sífilis de su madre (sífilis congénita). El recién nacido con sífilis tal vez tenga aspecto sano al principio, o bien que presente síntomas como una erupción cutánea o moco* sanguinolento por la nariz. Posteriormente, el bebé sufrirá anomalías de los huesos y de los dientes, retraso mental, ceguera o sordera.

*moco Secreción espesa y resbaladiza producida por membranas que tapizan el interior de muchas partes del cuerpo.

En fecha tan reciente como la década de los treinta del pasado siglo, la cifra de niños con sífilis congénita ascendía a 60 000 en los Estados Unidos y alrededor del veinte por ciento de los internados en manicomios padecían de los efectos de la lúes. Por el impacto social que tuvo en su día, la sífilis se ha equiparado al sida, la terrible epidemia de nuestros días.

Diagnóstico

La sífilis puede afectar a tantos órganos y parecerse a tantas otras enfermedades que los médicos la llamaban "la gran impostora." Hoy, cuando el médico sospecha la presencia de esta enfermedad por los síntomas que presenta el enfermo, acude al microscopio en busca de la espiroqueta tomada del exudado de un chancro, o si no, se vale de análisis de sangre para encontrarla.

Si está presente la espiroqueta luética, es posible que se trate de averiguar si la bacteria ha invadido el sistema nervioso central. Para esto se necesita practicar una punción lumbar, en la que se introduce una aguja junto a la médula espinal para extraer una muestra del líquido cefalo- rraquídeo. El médico probablemente recomendará que se hagan al mismo tiempo análisis en busca de otras enfermedades de transmisión sexual, incluido el sida. Y sugerirá también que toda persona que haya tenido

EL ESTUDIO DE TUSKEGEE SOBRE LA SÍFILIS

Los enfermos eran hombres de raza negra, aparceros en su mayor parte, que trataban de ganarse un escaso sustento en el agro del Condado de Macón, en el estado de Alabama, durante la Gran Depresión de los años treinta. Los médicos del gobierno federal esta- dounidense les prometieron atención médica gratis si participaban en un estudio de "mala sangre," término utilizado en aquél lugar para una serie de enfermedades, incluidas la anemia, la diabetes y la sífilis.

De los que participaron en el estudio, 399 padecían de sífilis. Re- cibieron, a título gratuito: reconocimiento médico, seguro de sepultura y algunas comidas. Pero durante 40 años, (de 1932 a 1972) los médi- cos federales, con pleno conocimiento de causa, dejaron sin tratar la sífilis de estos hombres sin jamás informarles de que se les estaba ne- gando el tratamiento. Incluso después de la llegada de la penicilina en los años cuarenta, los investigadores no trataron a los luéticos, sino que se limitaron a observar a algunos de ellos que se enfermaron y murieron. El objetivo de estos médicos era profundizar en el conoci- miento de la sífilis, para lo cual debían ver cómo se desarrollaba cuando se dejaba sin tratar.

El estudio de Tuskegee sobre la sífilis fue terminado en 1972, cuando los periódicos lo hicieron público y dieron lugar a una ola de repudio por todo el país. En 1974 se promulgaron nuevas reglamenta- ciones para proteger los derechos de los participantes en experimentos patrocinados por el gobierno federal. En 1997, el presidente Bill Clin- ton, en nombre de la nación, pidió disculpas a los sobrevivientes de los más infaustos experimentos emprendidos en la historia de los Es- tado Unidos.

Los problemas planteados por aquel estudio todavía perduran. Por ejemplo, aún hoy los afroamericanos tienen menos posibilidad de ac- ceso que el resto de sus compatriotas a la atención médica que necesi- tan, desde fármacos antisídicos a trasplantes de órganos. Los motivos que entran en juego son complicados, pero muchos investigadores consideran que el racismo es uno de ellos, como lo fue en el estudio de Tuskegee.

relaciones sexuales con la persona infectada se someta a pruebas y análisis en busca de sífilis y otras enfermedades de transmisión sexual.

Tratamiento

La penicilina, descubierta en los años cuarenta del siglo XX, revolucionó el tratamiento de la sífilis. Bastaba una sola inyección para curar la lúes primaria y prevenir la congénita. Hoy día, transcurridos más de cincuenta años del advenimiento de la penicilina, sigue siendo cierto. En la etapa luética latente, en la terciaria y en la sífilis congénita, las dosis múltiples de penicilina eliminan la bacteria, pero es posible que a esas alturas estén ya permanentemente dañados algunos órganos internos. Aun cuando la penicilina sigue siendo el mejor medicamento antiluético, a veces, en casos especiales, se utilizan otros antibióticos.

Medidas preventivas

La sífilis se puede prevenir absteniéndose del contacto sexual con una persona infectada. El uso de preservativos puede impedir la transmisión de la enfermedad, pero sólo si el condón evita el contacto con todas las lesiones luéticas. Una vez reciben tratamiento eficaz, los sifilíticos ya no pueden transmitir la infección. Si no se les trata, dejarán de ser contagiosos cuando desaparezcan las lesiones, por lo regular de uno a dos años después del contagio inicial.

Paul Ehrlich y Sahachiro Hata

Durante siglos, los médicos atacaron la sífilis con toda clase de compuestos químicos peligrosos, como el mercurio, capaces de roer los huesos. Algunos incluso infectaron de paludismo al enfermo para inducirle fiebre y para que "sudara" la enfermedad. A principios del siglo XX, Paul Ehrlich (1854–1915), médico alemán, tuvo una idea mejor.

El Dr. Ehrlich, que estudió el sistema inmunitario, pensó que podía crear compuestos químicos que funcionaran como "balas mágicas." Con eso quería decir que los compuestos se destinarían a matar los microbios que causaban determinadas enfermedades, sin perjudicar para nada el resto del organismo, exactamente como lo hacen los anticuerpos del sistema inmunitario. En colaboración con su colega japonés, Sahachiro Hata (1872–1938), el Dr. Ehrlich ensayó cientos de compuestos antiluéticos. En 1890, el experimento conjunto número 606 les trajo el éxito. Habían descubierto la cura de la sífilis en un compuesto arsenioso denominado Salcarsán o 606.

El tratamiento seguía siendo muy arriesgado, puesto que el arsénico es un veneno en ciertas circunstancias. Pero el compuesto marcó el principio de la edad moderna de las medicinas que han salvado un sinfín de vidas. Una de esas medicinas, la penicilina, posteriormente resultó una bala mágica sumamente eficaz contra la sífilis, porque a menudo curaba la temida enfermedad con una sola inyección.

Fuentes

U.S. Centers for Disease Control and Prevention,
1600 Clifton Rd., Atlanta, GA 30333
Telephone (404)639-3534
Telephone (404)639-3311
Toll-free (800)311-3435
Information Hotline (888)-232-3228
National STD Hotline (800)227-8922
TTY (404)639-3312
http://www.cdc.gov/

▶ *V. tamb.*

Enfermedades de transmisión sexual

| **Silicosis** | *Véase* **Neumoconiosis** |

| **Síncope** | *Véase* **Desmayo** |

Síndrome de alcoholismo fetal

Se trata de un conjunto de problemas físicos, mentales y de conducta que pueden afectar al feto cuya madre ingiere bebidas alcohólicas durante el embarazo. Es la causa conocida más común de retraso mental en EE.UU.

PALABRAS CLAVE
para búsquedas en Internet y otras fuentes de consulta

Alcoholismo

Obstetricia

Pediatría

Sara, hija del alcohol

En la escuela elemental, Sara siempre fue muy calladita y nunca armaba ningún lío; pero contaba con pocos amigos y jamás llegó a hacer buenas migas con sus condiscípulos. Aunque recibía calificaciones bastante buenas, los profesores no tenían la menor sospecha de lo difícil que era para ella aprender las lecciones. Al pasar a la escuela de segunda enseñanza, cesó en sus intentos de aprender las lecciones difíciles, y apenas si logró graduarse. Sara sufría de los "efectos del alcoholismo fetal," resultado del alcohol que consumió la madre durante el embarazo.

La persona que padece los efectos del alcoholismo fetal (EAF) presenta algunos de los síntomas del propio síndrome* de alcoholismo fetal (SAF), pero no los suficientes para que se la diagnostique de manifestar el síndrome completo. Muchos de los adolescentes amigos de Sara superaron la inmadurez, los frecuentes lapsos de memoria y los problemas de aprendizaje; pero no Sara. Los efectos de la bebida materna durante el embarazo continuarán persiguiendo a Sara a lo largo de su vida.

*síndrome Conjunto de síntomas y signos que se presentan conjuntamente.

No se ha identificado a todos los que padecen de EAF o SAF, y los investigadores calculan que 1 de cada 300 a 350 niños tal vez padezca el uno o el otro trastorno. Ninguno de los dos es contagioso.

¿Cuál es la causa del síndrome de alcoholismo fetal?

El consumo del alcohol durante el embarazo puede provocar el síndrome de alcoholismo fetal. Cuando la madre consume bebidas alcohólicas a lo largo de ese período, puede producir una serie de repercusiones en el feto*, desde síntomas sutiles, como los que afectaban a Sara, hasta el síndrome de alcoholismo fetal completo. Este síndrome es un conjunto de características en los bebés afectados, entre los cuales destacan el bajo peso al nacer, rasgos faciales distintivos, problemas de aprendizaje y retraso mental.

Como la mayoría de las drogas, el alcohol atraviesa la placenta* materna y pasa directamente a la circulación sanguínea del feto, como resultado de lo cual se reduce la actividad del sistema nervioso central; además, el alcohol fetal no es metabolizado por completo en el hígado inmaduro del feto, que es incapaz de procesar eficazmente esta sustancia tóxica. El alcohol permanece en el feto durante largo tiempo, incluso después de haber sido eliminado del organismo de la madre.

Cuanto más alcohol beba la futura madre, mayor será el peligro para el ser humano por nacer. Las mujeres que toman tres o más bebidas alcohólicas al día y las que beben mucho, aunque no todos los días, tienen mayor probabilidad de dar a luz hijos con síndrome de alcoholismo fetal. Todas las clases de alcohol son nocivas para el feto: igual cantidad de alcohol contiene una cerveza, un vaso de vino o un trago de licor fuerte como la ginebra, el whisky o el vodka.

¿Qué les sucede a los bebés con síndrome de alcoholismo fetal?

Rasgos faciales   Estos bebés presentan un aspecto distintivo, cuyos rasgos comprenden:

- cuencas pequeñas de los ojos, que parecen estar muy distantes entre sí;
- carrillos planos;
- los rebordes o crestas entre la nariz y el labio superior tienden a ser menos pronunciados de lo habitual;
- la eminencia nasal suele ser más aplastada;
- el labio superior es menos grueso de lo normal;
- fisura del paladar*;
- pliegues palpebronasales, que son los que se producen en la piel de la comisura interna de los ojos;

*****feto** Producto de la concepción del nuevo ser, desde el período de embrión (que dura nueve semanas) hasta el nacimiento.

*****placenta** En el ser humano, el órgano que une el feto al útero de la madre.

*****fisura o hendidura palatina** Abertura o división del paladar en el feto que no se desarrolla debidamente durante los primeros meses del embarazo.

839

- pequeñas anomalías en la forma e implantación de las orejas;
- la nariz es más respingona de lo habitual, lo que da al bebé aspecto de niño travieso.

Otros rasgos: La características generales del síndrome de alcoholismo fetal comprenden:

- nacimiento prematuro;
- bajo peso al nacer. Los bebés con SAF nacen pequeños y su desarrollo posterior es lento;
- posibles defectos del corazón;
- posibles problemas del esqueleto o diferencias entre las dos manos;
- dientes mal alineados o de forma anormal;

2 500 Años de Advertencias sobre el Alcohol y el Embarazo

En 1973, unos investigadores de la Universidad de Washington bautizaron el conjunto de síntomas resultantes del uso del alcohol durante el embarazo con el nombre de "síndrome de alcoholismo fetal." En 1978, el Director General de la Salud de EE.UU. afirmó que no se conocía ningún nivel o concentración de alcohol en el organismo que no fuera nocivo durante el embarazo. Entre los que hicieron advertencias en épocas pasadas figuraban:

- la Biblia y el Talmud judíos;
- Platón (c. 428–348 a. C.), filósofo griego;
- Aristóteles (c. 384–322 a. C), otro filósofo griego;
- Plutarco (46–119), biógrafo griego;
- Francis Bacon (1561–1626), filósofo inglés;
- William Sullivan, médico estadounidense que llevó a cabo el primer estudio científico sobre los efectos del alcohol en el feto (1899);
- Taav Laitenen, médico finlandés que describió sus observaciones sobre el peso bajo de los bebés nacidos de madres que consumieron alcohol durante el embarazo (1910);
- Lemoine, médico francés que describió los rasgos faciales, desarrollo retardado y problemas del sistema nervioso central resultantes del uso del alcohol durante el embarazo (1968).

- problemas relacionados con el sistema nervioso central, que pueden incluir microcefalia (cabeza anormalmente pequeña) y lesiones cerebrales de diversos grados;

- algunos bebés padecen retraso mental, de leve a pronunciado;

- el niño afectado puede tener dificultad en concentrarse y no comprende conceptos como tiempo, espacio, causa y efecto;

- dificultad en entablar amistades y en refrenar los impulsos propios. Pueden, pues, verse envueltos en líos tanto en casa como en la escuela.

Efectos del alcoholismo fetal   Los niños con efectos del alcoholismo fetal pueden no presentar los rasgos faciales y características físicas de los que padecen el síndrome de alcoholismo fetal completo. Pero sí tienen muchos de los mismos problemas de conducta y aprendizaje relacionados con la exposición al alcohol antes de nacer.

Medidas preventivas

Este síndrome es totalmente prevenible. La mujer embarazada no debe beber alcohol durante el embarazo. Por cuanto no existe ninguna cantidad de alcohol que no se considere peligrosa para el feto, lo mejor que puede hacer la futura madre es abstenerse totalmente de las bebidas alcohólicas.

Fuentes

Connecticut Clearinghouse, 334 Farmington Ave., Plainville, CT 06062
Toll-free (800)232-4424
Facsimile (860)793-9813
http://www.ctclearinghouse.org/

March of Dimes Birth Defects Foundation, 1275 Mamaroneck Ave., White Plains, NY, 10605
Telephone (914)428-7100
Toll-Free (888)663-4637
http://www.marchofdimes.com

National Organization on Fetal Alcohol Syndrome, 216 G St. NE, Washington, DC 20002
Telephone (202)785-4585
Toll-free (800)66-NOFAS
Facsimile (202)466-6456
http://www.nofas.org/

U.S. National Institute on Alcohol Abuse and Alcoholism, 6000 Executive Blvd., Ste. 400, Bethesda, MD 20892-7003
Telephone (301)443-3885
http://www.niaaa.nih.gov/

▶ *V. tamb.*

Alcoholismo

Defectos congénitos

Fisura palatina

Nacimiento prematuro

Retraso mental

Síndrome de cansancio crónico

PALABRAS CLAVE
para búsquedas en Internet
y otras fuentes de consulta

Fibromialgia

Mialgia

Neuromiastenia

El síndrome de cansancio crónico (SCC) es una afección que produce agotamiento extremo.

¡Ni que me hubiera alcanzado un rayo!

En 1996, el popular pianista de jazz Keith Jarrett perdió completamente sus fuerzas durante una gira por Italia. La única forma de completar sus actuaciones era permaneciendo en cama todo el día y levantándose únicamente por la noche para dar su concierto. Se sentía tan cansado, que apenas podía cruzar la calle. Después de aquella gira, Jarrett pasó dos años sin tocar en público. La enfermedad se le había manifestado de manera tan intensa que le parecía que unos extraterrestres se habían apoderado de su cuerpo. Se le diagnosticó síndrome de cansancio crónico.

¿Qué es este síndrome?

El SCC se manifiesta en forma de un gran cansancio y de otros síntomas de debilidad. Durante muchos años se les dijo a los pacientes con SCC que probablemente su enfermedad era de origen psicológico o mental. Sin embargo, desde la década de 1980, la comunidad médica reconoce el síndrome como una afección fisiológica, a pesar de que las tentativas que se han llevado a cabo hasta la fecha para identificar la causa (una bacteria o un virus, por ejemplo) no hayan tenido éxito. Por esta razón el SCC se diagnostica básicamente por el estado del enfermo.

Resulta difícil precisar el número exacto de enfermos de SCC, pero en un estudio realizado por los Centros de Control y Prevención de Enfermedades (CDC)—importante agencia federal de salud pública—se estima que 200 de cada 100 000 estadounidenses entre los 18 y los 69 años de edad padecen esta dolencia. El SCC es más común entre las mujeres que entre los varones, afectando por igual a todas las razas y grupos étnicos. Los adolescentes también son susceptibles de padecer la enfermedad, aunque estos casos han sido menos estudiados.

Como no existe ninguna prueba específica para dectectar esta enfermedad, en 1988 los CDC elaborarón una lista de síntomas que la caracterizan. Esta lista constituye una guía estándar para el diagnóstico y tratamiento de la afección.

El SCC se define como un estado de cansancio súbito que persiste o se manifiesta intermitentemente durante un periodo de seis meses. Además del cansancio, el SCC incluye cuatro o más de los siguientes síntomas:

- despistes o dificultad para concentrarse;
- dolor de garganta;
- dolor a la palpación de los ganglios linfáticos* del cuello o la axila;

*ganglios linfáticos Pequeñas masas de tejido linfoide que contienen células inmunitarias y filtran el líquido drenado de los tejidos para eliminar los microorganismos nocivos antes de que pasen a la sangre.

- dolor muscular;

- dolor en las articulaciones que no se acompaña de hinchazón ni enrojecimiento;

- dolores de cabeza poco comunes;

- sueño insatisfactorio;

- un ligero sentimiento de depresión que perdura más de 24 horas después de haber hecho ejercicio.

¿Cuál es la causa del SCC?

Hay diferentes opiniones sobre las causas del síndrome de cansancio crónico. No existen pruebas de que sea contagioso, y algunos médicos creen que el causante es un virus. Parece que los síntomas del SCC comienzan a manifestarse después de una infección vírica, pero esto no significa que esa infección sea la causa de la persistencia de los síntomas y de los efectos a largo plazo de la enfermedad. Es posible que el síndrome se deba a una disfunción del sistema inmunitario, es decir, de las defensas que el cuerpo despliega contra las enfermedades. Otros médicos piensan que el SCC es consecuencia de una falta de equilibrio entre las sustancias químicas del cerebro. Finalmente hay médicos que se inclinan a pensar que se trata de una afección psiquiátrica, ya que muchos enfermos de SCC también presentan depresión.

Diagnóstico

El diagnóstico del SCC es muy difícil para el médico: aunque obtenga el historial clínico, examine al paciente y pida que se hagan análisis de sangre y de otras sustancias corporales, no existen indicios específicos que definan la enfermedad o pruebas analíticas que proporcionen un diagnóstico claro. El diagnóstico de SCC suele darse más bien cuando no se encuentran otras causas para sus síntomas, que, por otra parte, están compartidos por un amplio espectro de cuadros clínicos: infecciones víricas, depresión, enfermedades del hígado, enfermedades del corazón y muchas otras. Antes de diagnosticar el SCC, el médico deberá excluir estas otras enfermedades.

Síntomas

El síntoma por excelencia es un cansancio extenuante que sobreviene de repente. Los demás síntomas varían según la persona y pueden aparecer y desaparecer repetidamente. Por ejemplo, hay pacientes que pueden experimentar dificultades para concentrarse o para recordar cosas de poca monta, como un artículo que acaban de leer en el periódico. Son también muy comunes los problemas oculares (como la visión borrosa), los escalofríos, los sudores nocturnos y la diarrea. Algunos pacientes se quejan de que su peso varía aunque no hayan hecho cambios en la dieta. Otros enfermos con SCC dicen sentirse como en medio de una niebla.

Los síntomas que los CDC reconocen como propios de este síndrome son sólo los más habituales en la larga lista de los que se han registrado.

Tratamiento

El SCC no tiene una causa concreta, por lo que no existe tampoco un tratamiento específico. Por lo general, los enfermos no empeoran: de hecho, la mayoría mejoran con el tiempo y algunos llegan a recuperarse completamente.

Aunque el SCC no tenga tratamiento específico, sí es posible aliviar algunos de sus síntomas, como el dolor de cabeza y el dolor corporal; además, para atenuar la angustia y la depresión pueden recetarse antidepresivos. Los pacientes con SCC deben evitar las comidas pesadas, las bebidas alcohólicas y la cafeína, y hacer ejercicio con moderación puesto que, aunque no tengan muchas ganas de moverse, el ejercicio puede resultarles muy beneficioso. A veces, al intentar encontrar un remedio para su enfermedad, los pacientes se ven tentados a probar tratamientos no verificados. Estos tratamientos, sin embargo, pueden salir caros, ser poco eficaces o incluso perjudiciales.

Convivencia con el SCC

El síndrome de cansancio crónico altera profundamente la capacidad de los pacientes para trabajar, estudiar y disfrutar de la vida. Los enfermos pueden sentirse impelidos a buscar consuelo, solución o remedio en la medicina alternativa. La mayoría de estos paciens son capaces de seguir adelante con su vida, pero otros se ven obligados a dejar el trabajo y otros más necesitan ayuda para desempeñar sus actividades cotidianas. Muchos de los síntomas del SCC son difíciles de soportar para quienes rodean al enfermo, tanto en el entorno familiar como en el laboral. Quien padecen el síndrome se sienten aislados y frustrados cuando los amigos o familiares bromean sobre el cansancio. En ocasiones se enfadan con los

NEURASTENIA

Síndrome de cansancio crónico es un nombre relativamente reciente para esta afección. En el siglo XIX, los médicos lo diagnosticaban como "neurastenia" (agotamiento nervioso). Pensaban que la naturaleza exigente y estresante de la sociedad "moderna" del siglo XIX era la causa del agotamiento y culpaban a las nuevas tecnologías, como la energía de vapor o el telegrama, de alterar el sistema nervioso.

médicos por ser incapaces de ofrecerles un remedio eficaz. Suelen alternar los periodos de relativa buena salud con épocas en las que no se sienten nada bien. Los esfuerzos de investigación continúan con el fin de descubrir la causa de esta afección y encontrar la forma de prevenirla, curarla o al menos disminuir sus síntomas y la incapacidad que trae consigo.

Fuentes

U.S. Centers for Disease Control and Prevention, 1600 Clifton Rd., Atlanta, GA 30333
Telephone (404)639-3534
Telephone (404)639-3311
Toll-free (800)311-3435
Information Hotline (888)-232-3228
TTY (404)639-3312
http://www.cdc.gov/

U.S. National Institutes of Health, 9000 Rockville Pike, Bethesda, MD 20892
Telephone (301)496-4000
Telephone (301)592-8573 (Sickle Cell Anemia)
Toll-free (800)838-7715 (Mammography)
Toll-free (800)822-7967 (Vaccine Adverse Event Reporting System)
Toll-free (800)352-9425 (Brain Resources and Information Network)
http://www.nih.gov/

▶ *V. tamb.*
Fibromialgia
Trastornos depresivos

Síndrome de choque tóxico

Forma de toxicidad bacteriana poco común, pero a veces peligrosa para la vida, generalmente atribuida a los estafilococos o los estreptococos.

Una coincidencia asombrosa

Entre octubre de 1979 y mayo de 1980, por todo los Estados Unidos los médicos empezaron a dar cuenta de una nueva afección el Centro de Control y Prevención de Enfermedades, radicado en Atlanta, estado de Georgia. Cincuenta y cinco mujeres, de 13 a 52 años de edad, habían presentado síntomas de infección virulenta. En los meses que siguieron, la activa colaboración de médicos, funcionarios de salud pública, epidemiólogos y técnicos de laboratorio, puso de manifiesto una asombrosa coincidencia: todas estas mujeres tenían la regla y usaban tampones*. Este hallazgo dio pie a recomendaciones que reducen el riesgo de sufrir esta infección.

PALABRAS CLAVE
para búsquedas en Internet y otras fuentes de consulta

Septicemia

Toxemia

*****tampón** Rollo de algodón u otro material absorbente que se introduce en la vagina durante la menstruación o regla, para absorber el flujo menstrual y otras secreciones.

845

¿En qué consiste el choque tóxico?

Las bacterias son microorganismos unicelulares presentes en todas partes. Numerosas bacterias desempeñan un papel muy útil en la producción de antibióticos y de nutrientes tales como las vitaminas para uso por seres humanos, plantas y animales. Son también ingredientes esenciales en alimentos tales como el yogur y la col fermentada. Por otra parte, las bacterias pueden causar enfermedades. El estafilococo dorado (*Staphylococcus aureus*) es una de esas bacterias que normalmente habita, sin hacer ningún daño, en la piel, nariz, axila, ingle y vagina*, pero que, en determinadas circunstancias, puede ser causa de enfermedades.

Por razones que nadie entiende muy bien, ciertas clases de bacterias producen o secretan sustancias venenosas, conocidas por toxinas. Cuando el cuerpo humano no está en condiciones de combatir estas toxinas, se puede experimentar una reacción virulenta, denominada síndrome de choque tóxico. En el ser humano, la toxina no envenena a las células directamente, sino que estimula a las células inmunitarias—defensoras contra las enfermedades—para que segreguen enormes cantidades de citoquinas, que son proteínas capaces de actuar sobre otras células. La acción de estas citoquinas es lo que produce los síntomas del síndrome de choque tóxico.

En 1987 se reconoció oficialmente otro tipo de choque tóxico, provocado por la bacteria llamada estreptococo (*Streptococcus*). El comportamiento en este caso es parecido a la toxicidad producida por el estafilococo dorado y recibe el mismo tratamiento, pero es mucho menos frecuente, relacionándose con lesiones de la piel y heridas, no con el uso de tampones.

¿Como se adquiere estes síndrome?

Cualquiera—hombre, mujer, niño—puede adquirir la infección. No es contagiosa como los resfriados o la gripe, pero la persona que alberga la bacteria en las manos puede infectar a otra que presente resquebrajaduras en la piel o heridas en cualquier otra parte del cuerpo. La mitad de los casos corresponden a mujeres que usan tampón durante la menstruación* o que han sufrido lesiones de la vagina por otras causas, y la otra mitad se debe a infecciones por quemaduras, mordidas de insectos, ampollas de varicela o heridas quirúrgicas.

Signos y síntomas

El síndrome comienza con vómitos, fiebre elevada, diarrea y dolores musculares. En los dos primeros días aparece por todo el cuerpo una erupción cutánea parecida a la que produce la insolación. Es curioso, pero la única excepción, con aspecto perfectamente normal, es el lugar o zona donde se están multiplicando las bacterias y produciendo toxina. Los primeros signos y síntomas desaparecen en unos días. Conforme la erupción cutánea se resuelve, el torso, la cara, las manos y los pies se despellejan.

* **vagina** Conducto que comunica el útero-matriz-con el exterior del cuerpo.

* **menstruación** Conocida coloquialmente por "regla," es la emisión o expulsión mensual de sangre y parte de la membrana mucosa que tapiza el útero (endometrio). La menstruación se produce a partir de que la mujer alcanza la edad fertil. La mayoría de las jóvenes tiene la primera regla de los 9 a los 16 años. La menstruación cesa durante el embarazo y tras la menopausia.

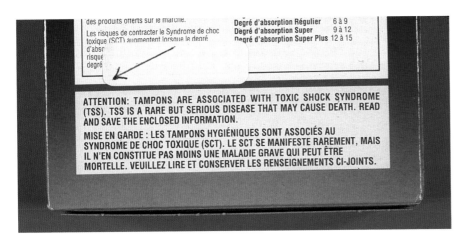

des produits offerts sur le marché.

Les risques de contracter le Syndrome de choc toxique (SCT) augmentent lorsque le degré d'abs... risque... degré...

Degré d'absorption Régulier	6 à 9
Degré d'absorption Super	9 à 12
Degré d'absorption Super Plus	12 à 15

ATTENTION: TAMPONS ARE ASSOCIATED WITH TOXIC SHOCK SYNDROME (TSS). TSS IS A RARE BUT SERIOUS DISEASE THAT MAY CAUSE DEATH. READ AND SAVE THE ENCLOSED INFORMATION.

MISE EN GARDE : LES TAMPONS HYGIÉNIQUES SONT ASSOCIÉS AU SYNDROME DE CHOC TOXIQUE (SCT). LE SCT SE MANIFESTE RAREMENT, MAIS IL N'EN CONSTITUE PAS MOINS UNE MALADIE GRAVE QUI PEUT ÊTRE MORTELLE. VEUILLEZ LIRE ET CONSERVER LES RENSEIGNEMENTS CI-JOINTS.

Este envase de tampón lleva impresa una advertencia sobre el síndrome de choque tóxico. © *Leonard Lessin, Peter Arnold, Inc.*

Posteriormente pueden presentarse otros síntomas, como tensión arterial disminuida e insuficiencia cardíaca o renal. La mayoría de los enfermos se recuperan en los 7 o 10 días siguientes, pero un 3 por ciento mueren de esta infección. Hay más probabilidad de sucumbir a la enfermedad para los que tienen la forma de choque tóxico no relacionado con la menstruación.

Diagnóstico

Los primeros síntomas del síndrome de choque tóxico se parecen a veces a los de reacciones pronunciadas, de carácter alérgico, a medicamentos. A falta de toda otra explicación, el médico sospechará la presencia de choque tóxico en determinados pacientes, tales como mujeres que usan anticonceptivos (por ejemplo, el diafragma) o cualquiera que haya sido operado recientemente. Un análisis de sangre confirmará el diagnóstico.

Tratamiento

Se recomienda generalmente la hospitalización del paciente. Los médicos tratan el choque tóxico con antibióticos y antiinflamatorios. Primero, se desinfecta el lugar del cuerpo donde se está produciendo la toxina. Durante la parte más difícil de la enfermedad se le administran al enfermo líquidos para mantener la tensión arterial normal; además, puede que sea necesario utilizar un respirador mecánico, y si se produce insuficiencia renal, habrá que recurrir a diálisis para eliminar los residuos de desecho de la sangre.

Prevención

No hay manera de prevenir el choque tóxico, pero las mujeres pueden tomar precauciones. Durante la menstruación les convendrá utilizar tampones que no sean superabsorbentes, cambiarlos frecuentemente y nunca dejar el tampón dentro de la vagina de la noche a la mañana. Deben también lavarse bien las manos antes y después de introducir el tampón. Las jóvenes y las mujeres adultas que tengan el síndrome deberán consultar al médico antes de volver a usar tampones.

Les presentamos... el *estafilococo dorado*

Los estafilococos figuran entre los primeros gérmenes patógenos (causantes de enfermedades) que se descubrieron. Se observan en varias configuraciones, incluso grumos voluminosos, de los que procede su nombre griego (*staphulé* o racimo de uvas). Los estafilococos son la causa más común de infecciones hospitalarias. Es más, en los Estados Unidos son los causantes de alrededor de 2 millones de tales infecciones. Algunas especies son especialmente peligrosas para las personas que tienen disminuidas sus resistencias por causa de otras enfermedades. El estafilococo dorado, causante del síndrome de choque tóxico, plantea un importante problema de salud pública por ser muy destructivo y de difícil tratamiento.

847

Denominación de las bacterias

Las bacterias, como toda otra clase de microorganismos, se denominan con un par de términos en latín que las identifica en forma parecida a como el nombre de pila y el apellido identifican a las personas. El primer término indica el género a que pertenece el microorganismo, y el segundo, la especie. Así, por ejemplo, algunos miembros del género *Staphylococcus* se denominan *Staphylococcus aureus, Estafilococo epidermidis* y *Staphylococcus sacrophyticus*, para distinguirlos unos de otros. Como en la gran familia humana, todos sus integrantes están emparentados, pero cada cual actúa de forma distinta.

▶ *V. tamb.*

Choque

Infecciones bacterianas

PALABRAS CLAVE
para búsquedas en Internet
y otras fuentes de consulta

Factor liberador de corticotrofina (CRF)

Hormona adrenocorticotrofina (ACTH)

Hormona cortisol

Hormonas

Sistema endocrino

*hormonas Sustancias químicas producidas por las glándulas de secreción interna que actúan como embajadoras: se elaboran en un lugar del cuerpo y son enviadas a otros sectores del organismo para llevar a cabo funciones de regulación.

Fuentes

U.S. Centers for Disease Control and Prevention, 1600 Clifton Rd., Atlanta, GA 30333
Telephone (404)639-3534
Telephone (404)639-3311
Toll-free (800)311-3435
Information Hotline (888)-232-3228
TTY (404)639-3312
http://www.cdc.gov/

Síndrome de Cushing

El síndrome de Cushing es una afección que aparece cuando el cuerpo se expone a altos niveles de la hormona cortisol (corticoesteroide endógeno). Entre sus síntomas figuran la debilidad, el exceso de grasa corporal y de pelo, y problemas emocionales.

¿Qué es el síndrome de Cushing?

El síndrome de Cushing es una afección endocrina u hormonal*. Ocurre cuando el organismo se expone a altos niveles de cortisol durante largos periodos de tiempo.

La hormona cortisol y el sistema endocrino

El cortisol o hidrocortisona es una hormona esencial para la vida. Interviene en el mantenimiento de la tensión arterial y del sistema inmunutario y en el metabolismo de las proteínas, hidratos de carbono y grasas. Asimismo ayuda al cuerpo a reaccionar contra el estrés. Sin embargo, la presencia excesiva de cortisol tiene efectos negativos en el organismo. Normalmente, la producción de cortisol es rigurosamente controlada por la interacción de tres partes del sistema endocrino:

1. la parte del cerebro llamada hipotálamo segrega el llamado factor liberador de la corticotropina (CRF, sigla inglesa) o también corticoliberina.

2. el factor liberador de la cortitropina (CRF) estimula a una glándula adosada al cerebro, la hipófisis (glándula pituitaria), para que libere la hormona adrenocorticotropina (ACTH);

3. la hormona ACTH, a su vez, hace que las cápsulas suprarrenales produzcan cortisol y lo liberen a la circulación. Las cápsulas suprarrenales son dos glándulas localizadas justo encima de los riñones, en la cavidad abdominal.

Si algo falla en cualquiera de estas glándulas o en el sistema de comunicación entre ellas, el cuerpo produce demasiado cortisol.

Tumores   Ciertos tumores, sean cancerosos o no, pueden provocar el síndrome de Cushing, como los tumores pituitarios no cancerosos que segregan ACTH. Los tumores de cualquier otro lugar (de los pulmones, por ejemplo) también pueden producir ACTH. Por último, los tumores de las cápsulas suprarrenales pueden causar la sobreproducción de cortisol. El síndrome de Cushing no es hereditario en la mayoría de los casos, pero sí lo es la propensión a presentar tumores.

Terapias basadas en la cortisona   El tratamiento con altas dosis de cortisona en casos de asma, artritis reumatoide, lupus eritematoso y otras enfermedades inflamatorias, es la causa más habitual del síndrome de Cushing.

Signos y síntomas

En 1932, el neurocirujano Harvey Williams Cushing (1869–1939) describió a ocho pacientes con síntomas de una enfermedad que más tarde se llamaría por su nombre, síndrome de Cushing. El Dr. Cushing señaló las consecuencias de un exceso de cortisol:

- obesidad, especialmente en cara, cuello y parte superior del cuerpo;
- estrias de tonalidad violeta asociadas al aumento de peso;
- piel delgada y frágil muy propensa a heridas;
- curación lenta de las heridas;
- debilidad de huesos (osteoporosis);
- cansancio y debilidad muscular;
- problemas con el metabolismo del azúcar, que pueden derivar en diabetes;
- trastornos menstruales;
- crecimiento excesivo del vello;
- hipertensión;
- irritabilidad y depresión.

Diagnóstico y tratamiento

Diagnóstico   Cuando un médico trata a pacientes que presentan indicios de síndrome de Cushing les consulta sobre su historial clínico y efectúa un examen físico. Se utilizan análisis clínicos de sangre y de orina para medir los niveles de cortisol. Si estos son demasiado altos se llevan a cabo pruebas adicionales en busca de la causa, como tomografías computadas (TC)* o resonancia magnética nuclear (RMN)*, que sirven para "ver" el interior del cuerpo y buscar tumores.

Tratamiento   El tratamiento de los tumores depende del tipo que sean. Un tumor se puede extirpar quirúrgicamente o tratar mediante radioterapia y quimioterapia. En ocasiones, el síndrome de Cushing se

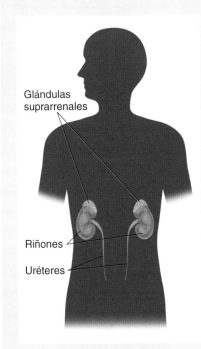

Glándulas suprarrenales

Riñones

Uréteres

▲

Las cápsulas suprarrenales son un par de glándulas situadas encima de los riñones en la cavidad abdominal. En los enfermos con síndrome de Cushing estas glándulas producen una cantidad excesiva de la hormona cortisol.

* **tomografía computada (TC)** También llamado tomografía axial computarizada (TAC) o escáner, es un estudio radiológico que, gracias a un tratamiento informático especial, permite obtener imágenes del interior del cuerpo en secciones o "rodajas".

* **resonancia magnética nuclear** Técnica diagnóstica que utiliza las ondas electromagnéticas producidas por un gran imán y ondas de radiofrecuencia para explorar el cuerpo y obtener imágenes precisas interior del organismo.

trata con medicamentos que inhiben la producción de cortisol. Si la enfermedad sobreviene como efecto secundario de un tratamiento hormonal, los médicos pueden alterar la dosis para minimizar tales efectos.

Alterar el suministro de hormonas y extirpar los tumores puede llevar a la recuperación completa, aunque en ocasiones los tumores vuelven a aparecer. El síndrome de Cushing es difícil de diagnosticar, así que la persona puede convivir con la enfermedad durante años antes de que le sea diagnosticada y tratada.

Fuentes

Cushing's Support and Research Foundation, 65 E India Row, Ste. 22-B, Boston, MA, 02110
Telephone (617)723-3674
http://www.csrf.net

Pituitary Tumor Network Association, PO Box 1958, Thousand Oaks, CA 91358
Telephone (805)499-9973
Facsimile (805)480-0633
http://www.pituitary.com/

U.S. National Institute of Diabetes and Digestive and Kidney Diseases, Weight-Control Information Network, 1 Win Way, Bethesda, MD 20892-3665
Telephone (202)828-1025
Toll-free 877-946-4627
Facsimile (202)828-1028
http://www.niddk.nih.gov/health/nutrit/winbro/winbro1.html

▶ *V. tamb.*
Enfermedades metabólicas
Enfermedades relacionadas con el estrés
Hipertensión
Obesidad
Osteoporosis

Síndrome de Down

El síndrome de Down (mongolismo) es una afección genética que afecta a las personas portadoras de 3 ejemplares del cromosoma 21, en vez de los 2 habituales. Los enfermos de síndrome de Down suelen tener un aspecto muy característico y padecen una disminución importante de sus aptitudes mentales. En ocasiones presentan también ciertos problemas físicos, como por ejemplo defectos cardíacos.

Una persona con síndrome de Down: Ana, la hermana de Jason

Lo primero y más importante es decir que Ana, la hermana de Jason, es una niña de cinco años, feliz y activa. Pero padece el síndrome de

Down, por lo que quizás Jason siente que tiene que protegerla más de lo que suelen hacerlo los hermanos mayores. Cuando van al centro comercial, todo el mundo comenta lo adorable que es Ana, pero también es cierto que se quedan mirándola fijamente. Ana tiene muchos de los rasgos característicos del síndrome de Down, los cuales incluyen:

- hariz achatada;
- ojos rasgados;
- orejas bajas;
- lengua que sobresale entre los labios;
- cuello corto;
- un solo pliegue en la palma de la mano;
- formaciones características en las crestas epidérmicas de los dedos y palma de las manos y en la planta de los pies;
- brazos y piernas cortos;
- hipotonía muscular (tono muscular deficiente)
- retraso mental;
- otros problemas de salud.

Sin embargo, todas estas características son variables; algunas personas del síndrome de Down presentan menos rasgos que otros. Ana está más o menos en el centro de la escala: su retraso mental es moderado.

Jason investigo una vez el síndrome de Down para un informe que preparó para la escuela, y ahora se preocupa por la salud de Ana. Muchas personas con síndrome de Down presentan problemas de salud, como por ejemplo defectos cardiacos, mayor susceptibilidad* a las infecciones, y dificultades respiratorias o digestivas. La leucemia infantil se da con frencuencia algo mayor en niños con el síndrome de Down, y el riesgo de contraer la enfermedad de Alzheimer es más alto en los adultos con este síndrome.

¿Qué es el síndrome de Down?

La persona con síndrome de Down presenta tres ejemplares del cromosoma 21 (o de partes de él). Los cromosomas proporcionan toda la información genética que las células necesitan para su correcto funcionamiento. Por lo general, la mayor parte de las células del cuerpo contienen 23 pares de cromosomas, o sea, 46 en total. Las excepciones son las células sexuales, correspondientes al óvulo y al espermatozoide, que sólo tienen un juego de 23 cromosomas. La mayoría de los afectados por el síndrome de Down tienen en total 47 cromosomas, en vez de los 46 habituales; ese material genético (cromosoma) de más planteará problemas de desarrollo. El síndrome de Down puede presentarse de tres maneras.

*susceptibilidad Tener menos resistencia a las infecciones o enfermedades, o mayor riesgo de contraerlas.

Por falta de disyunción o separación   El 95 por ciento de las personas con síndrome de Down presentan trisomía 21, es decir, tienen 3 ejemplares del cromosoma 21. La falta de disyunción se produce por error durante una forma de división celelular llamada meiosis. Normalmente, las células sexuales (del óvulo o del espermatozoide) sólo tienen 23 cromosomas. Durante la división celular por la que se forman estas células reproductoras, los 23 cromosomas se duplican* primero para después separarse, y cada nueva célula recibe un grupo de 23 cromosomas. Ahora bien, si los dos ejemplares del cromosoma 21 no se separan, el resultado será un óvulo o un espermatozoide que contenga dos ejemplares del cromosoma 21 en vez de lo normal, que es tener un solo ejemplar. Casi en el 95 por ciento de los casos, la trisomía 21 se produce cuando un espermatozoide normal fertiliza un óvulo que tiene dos cromosomas 21. Cuando la división celular comienza a formar el embrión, el cromosoma de más aparece copiado en cada célula del cuerpo.

*duplicar (o replicar) Crear una reproducción idéntica.

Translocación   Recibe el nombre de translocación el proceso mediante el cual el cromosoma 21 extra se rompe durante la división celular y se une a otro cromosoma. En este caso, el número total de cromosomas es de 46, pero el material genético del cromosoma 21 extra que ha cambiado de posición uniéndose a otro cromosoma dará origen a los rasgos del síndrome de Down. La translocación ocurre sólo en el 3 o 4 por ciento de los casos de síndrome de Down.

Mosaicismo   El tercer tipo de síndrome de Down recibe el nombre de mosaicismo. Éste se da cuando en una de las divisiones celulares iniciales, tras la fecundación del óvulo, deja de producirse la separación del cromosoma 21, con lo que algunas células tendrán 46 cromosomas y otras 47. Sólo del 1 al 2 por ciento de las personas con síndrome de Down presentan mosaicismo.

BREVE HISTORIA DE LA INVESTIGACIÓN SOBRE EL SÍNDROME DE DOWN

1866: El médico inglés John Langdon Haydon Down (1828–1896) publica la primera descripción de una persona con síndrome de Down.

1959: Jerome Lejeune, un médico francés, descubre el cromosoma 21.

1990: El cromosoma 21 es el primero que se logra cartografiar* totalmente.

*cartografiar Localizar en un mapa génico todos los genes de un cromosoma.

¿Cuáles son las causas del síndrome de Down?

No se conoce con exactitud la causa de las anomalías presentes en el síndrome de Down, afección que presenta aproximadamente a 1 de cada 1 000 bebés. Es un problema potencial para cualquier mujer embarazada. No se trata de una enfermedad relacionada con la cultura, la raza, el lugar de residencia o el nivel de vida. La edad de la madre, sin embargo, sí parece guardar correlación* con el riesgo de tener un hijo con síndrome de Down. Si el 80 por ciento de los bebés con el síndrome nacen de mujeres menores de 35 años, por lógica el otro 20 por ciento habrán de nacer de mujeres mayores de 35 años, aunque éstas sólo registran del 5 al 8 por ciento de todos los nacimientos. En otras palabras, cuanto mayor es la mujer, mayor será la probabilidad de dar a luz un bebé con síndrome de Down, riesgo que aumenta con la edad. Los investigadores calculan que la posibilidad de tener un bebé con el síndrome de Down son:

* **correlación** Correspondencia o relación recíproca que se pueda medir y predecir.

- aprox. de 1 entre 1 250 en la mujer de 25 años de edad;
- aprox. de 1 entre 378 en la mujer de 35 años de edad;
- aprox. de 1 entre 30 en la mujer de 45 años de edad.

¿Puede averiguar una mujer embarazada si su hijo tendrá síndrome de Down?

El síndrome de Down es la anomalía cromosómica más común en los humanos y existen diferentes formas detectar su presencia.

Pruebas de detección   La prueba de detección triple y las de la alfa-fetoproteína (AFP) se utilizan para pronosticar si el bebé de una mujer tiene el síndrome de Down. Pero se llaman pruebas de detección porque en realidad no proporcionan un diagnóstico definitivo; más bien determinan la cantidad de ciertas sustancias en la sangre de la madre que puedan orientar sobre el problema. Si una de estas pruebas da positivo, no significa necesariamente que el feto (bebé en desarrollo) tenga el síndrome de Down, pero sí que deben realizarse pruebas adicionales. A veces también ocurre que los resultados de las pruebas son falsos negativos, lo que significa que cuando se realizó una prueba determinada no indicó la presencia del síndrome de Down aunque el niño lo tuviera. Las bajas concentraciones de AFP en la sangre de la madre guardan correlación con el síndrome de Down en el feto, pero las pruebas pertinentes sólo detectan cerca del 35 por ciento de los casos. La prueba triple, que determina las concentraciones de tres sustancias, es correcta aproximadamente en un 60 por ciento de los casos.

Pruebas diagnósticas   La mujeres embarazadas mayores de 35 años y las que presentan resultado positivo en las pruebas de detección se pueden someter a diversas pruebas diagnósticas, como la amniocentesis, en la cual se examinan los cromosomas de las células de feto. Las

La mayoría de los afectados de síndrome de Down presentan algún grado de retraso mental, pero muchos son capaces de ir a la escuela y vivir en casa con su familia o en colectividades especiales donde se les ayuda a trabajar de manera independiente. *CORBIS/Lester V. Bergman.* ▶

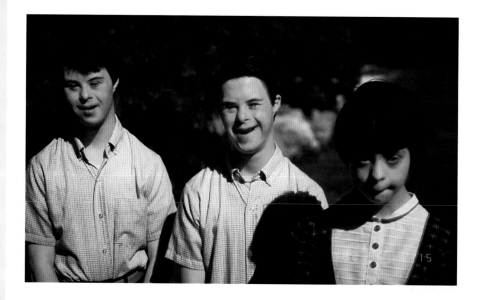

pruebas de diagnóstico dan repuesta definitiva, lo que significa que son correctas en un 98 a un 99 por ciento de los casos. Las muestras que se recogen para estas pruebas se extraen del tejido o del líquido que rodea al feto, o del cordón umbilical. En ocasiones, muy pocas, estos procedimientos conducen al aborto (pérdida del bebé antes del nacimiento). Las mujeres que piensen hacerse pruebas diagnósticas deben informarse bien y disponer del apoyo emocional que les permita entender esas pruebas y hacer frente tanto a los posibles resultados que indiquen síndrome de Down como a la posibilidad de abortar.

¿Cómo es la vida para Ana y su familia?

En 1910, la mayoría de los niños con síndrome de Down no pasaban de los 9 años de edad. Cuando en la década de 1940 se descubrieron los antibióticos, la esperanza media de vida de estos niños pasó a situarse entre los 19 y los 20 años. A principios del siglo XXI, y gracias a los adelantos de la medicina clínica, cerca del 80 por ciento de los enfermos con síndrome de Down tienen una expectativa de vida de 55 años o más.

En cuanto nació Ana, su familia se informó a fondo sobre el síndrome de Down. Sabían que Ana aprendería a sentarse, a caminar y a hablar más tarde que el resto de los niños. Le proporcionaron un ambiente familiar estimulante, buena asistencia médica y programas educativos: le están enseñando a ser un miembro feliz y productivo de la comunidad. Si será o no capaz de ir a la escuela o de trabajar y vivir con independencia dependerá de su desarrollo mental. Sin embargo, la familia de Ana sabe que la Ley para Estadounidenses Discapacitados, de 1991 permitirá a la niña proteger su derecho a una vida libre de limitaciones innecesarias o discriminaciones relacionadas con su discapacidad.

Fuentes

National Down Syndrome Congress, 1370 Center Dr., Ste. 102, Atlanta, GA, 30338
Telephone (770)604-9500
Toll-Free (800)232-NDSC
http://www.ndsccenter.org

▶ *V. tamb.*
Enfermedades genéticas
Retraso mental

Síndrome de estrés por repetición

El síndrome* de estrés por repetición ocurre cuando algo que se hace re-petidamente causa dolor, tensión muscular, inflamación y posible lesión del tejido. Los problemas planteados por los movimientos repetitivos son las formas más comunes de enfermedad laboral (en el trabajo).

PALABRAS CLAVE
*para búsquedas en Internet
y otras fuentes de consulta*

Ergonomía

Inflamación

Lesiones por sobreuso

Salud laboral

Síndromes por movimientos repetitivos

Trastornos del aparato locomotor

Trastornos traumáticos acumulativos

* **síndrome** Conjunto de síntomas y signos que se presentan con-juntamente.

Estrella del tenis

Como miembro del equipo de tenis de su escuela, John servía la pelota con precisión y abatía a los contrincantes con su eficaz revés. Y se es-meraba y practicaba más que ningún otro integrante del equipo. Los ca-zatalentos de las mejores universidades lo tenían fichado. Durante un torneo importante, sin embargo, John sintió dolor e hinchazón en el codo, donde los tendones se insertan en los huesos. La repetición del mo-vimiento de enderezar el codo y extender la muñeca—sobre todo para lograr aquel fantástico revés—habían causado pequeñas desgarraduras de tendón y músculos. El médico le diagnosticó una epicondilitis, o sea, un caso típico de "codo de tenista."

¿Qué es el síndrome de estrés por repetición (SER)?

El codo de tenista, la rodilla de corredor y el calambre del escritor son nombres comunes de las lesiones del síndrome de estrés por repetición provocadas por movimientos repetitivos que causan tensión en los ten-dones, ligamentos, cápsulas de las articulaciones, fascias (o aponeurosis de tejido fibroso conectivo) y otros tejidos blandos que rodean o se ad-hieren a los músculos y huesos. Las lesiones del síndrome de estrés por repetición pueden causar inflamación* del cuello, hombros, brazos, mu-ñecas, cadera, piernas y tobillos.

Las personas que corren mayor riesgo son los oficinistas que usan los teclados de las computadoras, las mujeres que utilizan máquinas de co-ser o los trabajadores de las líneas de montaje, los jugadores de tenis que utililizan raquetas, los jugadores de fútbol y los bailarines que se lesio-nan los tobillos y la cadera. Los SER más comunes son:

- El síndrome del túnel carpiano, que afecta a las manos y a las muñecas.

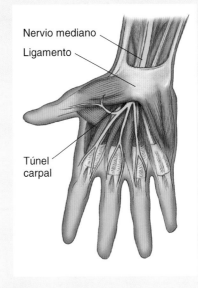

Nervio mediano
Ligamento
Túnel carpal

▲

El síndrome del túnel carpiano afecta a las personas que usan excesivamente las manos al tocar un piano o escribir en el teclado de computadora.

LEON FLEISHER: CONCIERTOS PARA LA MANO IZQUIERDA

En 1964, a la edad de 36 años, Leon Fleisher era uno de los más grandes pianistas del mundo. Cuando notó una leve debilidad en el dedo meñique de la mano derecha, comenzó a practicar con mayor empeño para superarla. En los siguientes 10 meses, sin embargo, los otros dedos de la mano derecha se le encresparon de tal manera que ya no podía tocar el piano.

En esa época, no se sabía mucho acerca los movimientos repetitivos que causan el síndrome del túnel carpiano y otras lesiones atribuibles al uso excesivo de ciertas partes del cuerpo. Fleisher probó muchos medicamentos y terapias, pero finalmente tuvo que modificar su repertorio musical a conciertos compuestos sólo para la mano izquierda.

En 1995, Fleisher comenzó un tratamiento de fisioterapia y masajes del tejido profundo que le enseñaron a "desencrespar" los músculos de la mano izquierda que había sobreusado tanto. En 1996, pudo volver a interpretar conciertos para ambas manos.

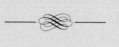

- La tendinitis, que afecta al tejido conectivo que une los músculos con los huesos, por ejemplo, la tendinitis de Aquiles o la tendinitis del manguito rotador del hombro.

- La bursitis, que afecta a las bolsas rellenas de líquido que hay entre los músculos y los huesos, y que sirven de amortiguadores para las articulaciones;

- La fascitis, que afecta al tejido conectivo en torno a los músculos.

- Calambres de la espinilla, que afectan a la parte delantera de la extremidad inferior (de la pierna).

Aunque la mayoría de los casos de SER se dan en el adulto, también los jóvenes que pasan mucho tiempo tecleando en una computadora, haciendo deportes o practicando con un instrumento musical corren riesgo de padecer el síndrome.

¿Qué ocurre cuando una persona tiene el síndrome de estrés por repetición?

Síntomas Las señales de advertencia del síndrome de estrés por repetición son:

- una sensación como de hormigueo "eléctrico" en las manos y las puntas de los dedos;

- dolor o debilidad en manos y brazos;
- dolor en hombros y cuello;
- dolores de cabeza frecuentes;
- un dolor que despierta a la persona durante la noche;
- un dolor que dura más de 24 horas.

Diagnóstico   El exámen físico y la historia clínica del paciente permiten al médico detectar los movimientos repetitivos que han causado el estrés y la lesión del tejido blando. El médico puede recomendar radiografías y análisis de sangre para excluir otras causas.

Tratamiento   El tratamiento se inicia con descanso. La persona debe dejar de realizar la actividad que le ha planteado el problema, al menos durante un tiempo, y modificar los movimientos que le han producido la lesión. Tal vez deba someterse a un reentrenamiento y a fisioterapia antes de que pueda reanudar la actividad. Es posible que el médico recomiende el entablillado de la muñeca o el hombro para evitar su flexión repetida. Otros tratamientos incuyen a veces medicamentos para calmar el dolor y la inflamación, masajes, o, en casos de lesión extrema, intervención quirúrgica.

Prevención   La prevención siempre es más eficaz que el tratamiento. Algunas medidas preventivas importantes son los ejercicios de precalentamiento y de enfriamiento apropiados, descansos frecuentes y mejores reglamentos ergonómicos en el lugar de trabajo. La ergonomía es la ciencia que preconiza la adaptación de las herramientas y equipos al cuerpo humano—por ejemplo, las sillas y mesas ajustables al cuerpo del usuario

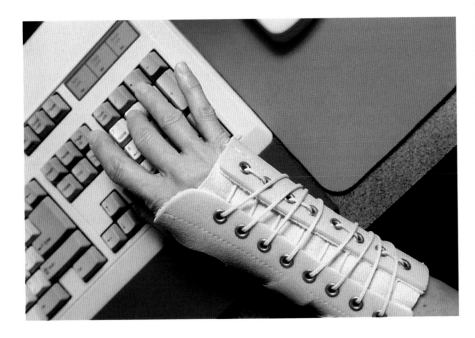

◄

Los oficinistas que utilizan en exceso el teclado de la computadora corren el riesgo de sufrir una lesión por estrés repetitivo. © 1994 T. Buck/Foto de archivo médico especial.

857

son de utilidad para prevenir lesiones por esfuerzos repetitivos. El Instituto Nacional para la Salud y Seguridad laboral (NIOSH, por sus siglas en inglés) de Estados Unidos se ocupa actualmente en la promulgación de nuevos reglamentos del trabajo, con el fin de reducir la frecuencia de presentación del síndrome de estrés por repetición.

Fuentes

American College of Rheumatology, 1800 Century Pl., Ste. 250,
Atlanta, GA, 30345
Telephone (404)633-3777
http://www.rheumatology.org

American Physical Therapy Association, 1111 N Fairfax St.,
Alexandria, VA, 22314-1488
Telephone (703)684-2782; 703683-6748
Toll-Free (800)999-2782
http://www.apta.org

Association for Repetitive Motion Syndromes, PO Box 471973,
Aurora, CO, (800)47-1973
Telephone (303)369-0803
http://www.certifiedpst.com/arms

▶ *V. tamb.*
Artritis
Distensiones y esguinces
Fibromialgia
Síndrome del túnel carpiano

PALABRAS CLAVE
para búsquedas en Internet
y otras fuentes de consulta

Tics

Trastorno por déficit de atención e hiperactividad

Trastornos neurológicos

Síndrome de Gilles de la Tourette

Este síndrome se debe a un trastorno neurológico que obliga al enfermo a hacer movimientos o ruidos involuntarios, a los que se da el nombre de tics. Muchos investigadores científicos creen que esta afección se debe a un desequilibrio químico del cerebro.

El caso de Daniel

Daniel lanzó un sonoro ladrido y sus condiscípulos estallaron de risa. La maestra, la señora Jones, lo mandó comparecer ante el director de la escuela, sabiendo de que Daniel estaba en tratamiento por hiperactividad. En días pasados no cesaba de hacer guiños, muecas temblequeantes con la nariz y arrastraba los pies al caminar. La señora Jones decidió que ya no podía tolerar más las interrupciones de la clase que ocasionaba el chico, que además la tenía preocupada. ¿Quería solamente lucirse ante sus condiscípulos o era alguna cosa más seria? Había leído algo sobre el síndrome de Gilles de la Tourette, que al parecer consistía en la manifestación de extraños movimientos y ruidos. ¿Sería eso lo que tenía Daniel?

¿En que consiste el síndrome?

El síndrome lleva el nombre de un médico francés, Georges G.A.B Gilles de la Tourette (1857–1904), que lo describió por primera vez, en 1885. Sus síntomas son los tics: movimientos o sonidos vocales bruscos, repetidos y acelerados. Los investigadores han identificado más de doscientas clases de tics, inclusive gruñidos, ladridos, balbuceos, movimientos de los ojos, de la cabeza y del cuello, carraspeos, muecas, encogimientos de hombros, olisqueos, movimientos de la boca o de las piernas y contoneos del tronco.

Los tics se clasifican en simples o complejos. Entre los tics motores simples figuran el parpadeo tembloroso o las sacudidas de un brazo. Los tics vocales simples incluyen gruñidos, ladridos y otros ruidos. Los tics complejos requieren la intervención de diversos movimientos musculares coordinados, incluso retorcimientos y flexiones pronunciadas de las piernas al andar. Entre los tics vocales complejos se cuentan el tartamudeo, los balbuceos, los exabruptos y blasfemias o las repeticiones. Entre los síntomas más comunes del síndrome figuran:

- Ecolalia: repetición de las palabras dichas por otros.
- Palilalia: repetición de las últimas palabras fonemas u oraciones propias.
- Coprolalia: referencias a las heces. Dicho de los que usan lenguaje o sonidos explícitos y soeces.
- Ecopraxia: imitación de los movimientos que hacen otras personas.
- Copopraxia: gestos indecentes y socialmente inaceptables.

Quienes sufren de los tics más intensos a veces se mutilan los labios a mordiscos o se golpean la cabeza. Otros manifiestan conductas obsesivo-compulsivas, tales como el lavarse las manos en forma excesiva. Además de tics, la persona que tiene el síndrome de Gilles de la Tourette presenta a veces indicios de hiperactividad, falta de coordinación o el trastorno por déficit de atención e hiperactividad.

Los afectados del síndrome que nos ocupa a veces logran contener sus tics durante unos minutos, pero, al igual que un estornudo reprimido, el tic reaparece tarde o temprano. Los tics se agravan cuando uno está cansado o angustiado; y por el contrario, mejoran cuando la persona se reconcentra en alguna cosa. Los tics pueden ser más pronunciados cuando el individuo está entre familia o amigos y lo son menos en presencia de extraños. Son también menos pronunciados por la mañana, más por la noche y, en general, no se manifiestan durante el sueño.

El trastorno generalmente comienza en la niñez. Los síntomas emergen más o menos a los siete años, y en el 90 por ciento de los casos, antes de los 10 años. Los niños tienen cuatro veces más probabilidad de manifestar síntomas que las niñas. Alrededor de una persona cada 2 000 se ve aquejada por el síndrome de Gilles de la Tourette.

Por lo menos el 25 por ciento de todos los niños de ambos sexos presentan un tic simple. Sin embargo, este tic suele desaparecer en el espacio de un año y no es indicio del síndrome de Gilles de la Tourette. En éste los síntomas duran toda la vida, aunque su tipo y frecuencia son susceptibles de variación. Aproximadamente el 35 por ciento de los individuos afectados experimentan alivio de sus síntomas en la adolescencia; la mayoría refiere que, aún cuando no desaparezcan los síntomas, se hacen menos frecuentes y menos pronunciados en la edad adulta. A veces sucede todo lo contrario. Hay personas con síntomas leves que experimentan tics pronunciados entre los 20 y poco más de los 30 años.

Los que padecen de tics pueden ser objeto de situaciones sociales embarazosas o tensión emocional. Sin embargo, el trastorno no afecta a la inteligencia ni a la aptitud para disfrutar plenamente de la vida.

¿Cuál es la causa fundamental del síndrome de Gilles de la Tourette?

En la Edad Media, los que manifestaban tics vocales y movimientos bruscos se consideraban poseídos por el demonio. Georges Gilles de la Tourette, el médico francés que investigó este trastorno en la primera década del siglo XIX, creía que la afección tenía una base fisiológica, es

---

UN GIGANTE LITERARIO: SAMUEL JOHNSON

Samuel Johnson [1709–1784] es un figura cimera de la literatura inglesa. Fue autor de ensayos, poemas y, en 1755, del monumental *Dictionary of the English Language* (Diccionario de la lengua inglesa). Los amigos del Dr. Johnson reconocieron que era un escritor brillante. También lo consideraban un poco excéntrico.

Johnson se movía sin parar, meciéndose o virando bruscamente. Temblaba y gruñía, o resoplaba como una ballena. Sus amigos observaron que manifestaba conductas obsesivo-compulsivas. Por ejemplo, cuando andaba por la calle navegaba de manera de no pisar ninguna grieta del pavimento adoquinado, y tocaba cuantos postes de alumbrado encontraba a su paso. Si se saltaba uno, retrocedía y lo tocaba. También se rascaba las uñas y las coyunturas de los dedos con un cuchillo hasta que quedaban en carne viva.

A su muerte, acaecida en 1784, un médico examinó el cerebro del cadáver en busca de algún indicio de enfermedad. No encontró nada. Pero, basándose en las observaciones y en las cartas de los amigos, la mayoría de los eruditos modernos creen que el Dr. Johnson padecía del síndrome de Gilles de la Tourette.

GIGANTE DEL BÉISBOL: JIM EISENREICH

Jim Eisenreich no era como los otros niños. Tenía el cuerpo en movimiento perpetuo, pero no de la misma forma que otros niños activos. La cabeza le temblaba al moverla de un lado para el otro y se sacudía los hombros o los encogía. A menudo gruñía bruscamente, sin motivo aparente. Los condiscípulos se reían ante su extraña conducta. Los médicos decían que Jim era hiperactivo y nervioso, pero que estos problemas se le pasarían cuando fuese mayor. No fue así.

Jim se sentía avergonzado por su manera de ser. Solía ser muy reservado y se concentraba en algo que hacía muy bien: jugar al béisbol. Era un jugador magnífico y, en 1982, entró a formar parte del equipo de béisbol Minnesota Twins.

En las grandes ligas, los jugadores han de someterse a mucha tensión psíquica y rivalidad. Con gran vergüenza de su parte, Jim empezó a experimentar tics ante miles de aficionados. Le temblaban el cuello y los hombros. Le temblaba la cara. En una ocasión, profundamente avergonzado, abandonó la cancha.

Eisenreich se ausentó del béisbol durante cuatro años, en el curso de los cuales buscó ayuda médica y descubrió la causa de sus tics: el síndrome de Gilles de la Tourette. Los remedios médicos le ayudaron a aliviar los tics y el asesoramiento psícológico le permitió aceptarse a sí mismo.

Jim volvió al béisbol y se hizo un bateador y jardinero estelar para el equipo de los Philadelphia Phillies. En el segundo partido de la Serie Mundial de 1993, pegó un cuadrangular que lo hizo entrar a él y a tres jugadores más en la meta y que dio a su equipo el triunfo sobre los Toronto Blue Jays. Jim volvió al béisbol con una nueva perspectiva de la vida y del síndrome de Gilles de la Tourette.

decir física, no psíquica o mental. Los investigadores modernos piensan que Gilles de la Tourette tenía razón.

Hoy se cree que la causa del síndrome es una anomalía de los neurotransmisores cerebrales, esas sustancias químicas que transmiten las señales de una célula nerviosa a otra. Uno de esos neurotransmisores afectados por el síndrome es la dopamina, que regula los movimientos corporales. La investigación científica indica que ciertas formas del síndrome son hereditarias, es decir, que se transmiten de padres a hijos.

Tratamiento

Es muy importante el diagnóstico temprano y preciso de este síndrome, sobre todo si los síntomas se manifiestan en la niñez. Los que lo sufren a menudo son objeto de incomprensión y ridículo, castigándose a menudo a los niños por algo que ellos no pueden reprimir.

La mayoría de los afectados por el síndrome no necesita medicación. Para los que presentan síntomas pronunciados, los medicamentos pueden reducir la frecuencia e intensidad de las manifestaciones hasta el punto de que les sea posible funcionar en el aula, en el trabajo y en el medio social.

Fuentes

Tourette Syndrome Association, Inc., 42-40 Bell Blvd., Bayside, NY 11361
Telephone (718)224-2999
http://www.tsa.org/

U.S. National Institute of Neurological Disorders and Stroke,
c/o NIH Neurological Institute, P.O. Box 5801, Bethesda, MD 20824
Telephone (301)496-5751
Toll-free (800)352-9424
TTY (301)468-5981
http://www.ninds.nih.gov/

▶ *V. tamb.*

Trastorno por déficit de atención con hipercinesia

Trastorno obsesivo-compulsivo

Síndrome de Guillain-Barré   *Véase* **Parálisis**

Síndrome de irritabilidad intestinal

Trastorno crónico (de duración prolongada) que tiene su origen en un mal funcionamiento de los intestinos. La persona afectada puede experimentar dolores abdominales que a menudo se acompañan de episodios alternados de estreñimiento y diarrea.

El caso de Georgia

En la universidad, Georgia se especializó en música y formó parte, como flautista, de la orquesta universitaria. Hasta el último curso, Georgia gozaba de buena salud y no faltó a los conciertos, pero luego empezó a experimentar problemas abdominales. De repente tenía que ir corriendo al baño, porque le daba diarrea, o sufría de estreñimiento. Estos síntomas empezaron a interferir con los ensayos y conciertos de la orquesta, por lo que acudió al consultorio de la universidad. Allí, el médico excluyó del diagnóstico las enfermedades intestinales inflamatorias, pero en cambio le encontró que sufría del síndrome de irritabilidad intestinal (SII). Le recetó unos medicamentos y la mandó a un nutricionista a la vez que le recomendaba un programa de control del estrés. Para el día de su graduación, Georgia pudo actuar como solista de flauta sin tener que preocuparse de tener que ir corriendo al baño.

¿Qué es el síndrome de irritabilidad intestinal?

Es un trastorno en el que los nervios que regulan la musculatura de los intestinos son anormalmente sensibles, por lo que hacen que el tubo digestivo funcione indebidamente en su tramo intestinal. Como resultado, se produce dolor abdominal y un ritmo alterado en las defecaciones (cuando no es diarrea, es estreñimiento). A este trastorno se le llama también colon irritable.

No puede calificarse de enfermedad, ni es transmisible de una persona a otra. Si bien la persona afectada experimenta a veces considerable malestar e incomodidad debido a calambres abdominales, flatulencia, estreñimiento, o bien diarrea, o ambos, no presenta un cuadro clínico de gravedad, que derive en otras enfermedades intestinales tales como el cáncer o la colitis ulcerosa.

Se desconoce la causa del síndrome. Sus síntomas pueden ser desencadenados por la dieta, por medicamentos, por estrés o por factores emotivos. La causa específica varía de una persona a otra. El síndrome es el doble de frecuente en la mujer que en el hombre y suele experimentarse en edad adulta temprana.

Diagnóstico y tratamiento

Diagnóstico Para diagnosticar el trastorno, el médico debe determinar, por medio de la historia clínica, el examen físico y los análisis de laboratorio, que el paciente no tenga alguna enfermedad como la de Crohn, la colitis ulcerosa o una infección. Típicamente, la persona que sufre del síndrome de irritabilidad intestinal presenta algunos o todos los síntomas siguientes:

- dolores o calambres abdominales;
- estreñimiento*;
- diarrea (que puede alternar con estreñimiento);
- sensación de que no se ha evacuado completamente el vientre;
- mucosidades en las heces;
- distensión del abdomen (meteorismo);
- flatulencia pronunciada.

Tratamiento Aún cuando no existe cura para el SII, los síntomas son a menudo controlables. Pueden recetarse medicamentos para el estreñimiento y la diarrea. Las alteraciones de la dieta contribuyen a aliviar los síntomas. Los afectados con frecuencia se benefician de técnicas

*estreñimiento Dificultad para la defecación, resultante a menudo en heces duras y eliminadas a intervalos muy espaciados.

de reducción del estrés, ya que éste es una de las causas de la irritabilidad. Otros experimentan alivio con asesoramiento psicológico.

Fuentes

International Foundation for Functional Gastrointestinal Disorders, PO Box 170864, Milwaukee, WI, 53217
Telephone (414)964-1799
Toll-Free (888)964-2001
http://www.iffgd.org

U.S. National Digestive Diseases Information Clearinghouse, 2 Information Way, Bethesda, MD 20892-3570
Telephone (301)654-3810
Toll-free (800)891-5389
Facsimile (301)907-8906
http://www.niddk.nih.gov/health/digest/nddic.htm

▶ V. tamb.

Colitis

Diarrea

Enfermedades intestinales inflamatorias

Estreñimiento

Gastroenteritis

PALABRAS CLAVE
para búsquedas en Internet
y otras fuentes de consulta

Bruxismo

Oclusión dental defectuosa

Traumatismo cervical

Síndrome de las articulaciones temporomandibulares (SATM)

Conjunto de síntomas ocasionados por problemas con las articulaciones que unen la mandíbula al cráneo.

¿En qué consiste este síndrome?

Desde el punto de vista técnico, el síndrome que nos ocupa se refiere a la articulación temporomandibular, o articulación de la mandíbula. En realidad se trata de dos articulaciones, situadas una a cada lado de la cabeza, en los puntos en que los maxilares inferiores de la mandíbula o quijada se unen a los respectivos huesos temporales del cráneo. Cada una de las articulaciones temporomandibulares actúa no sólo como bisagra sino también como articulación deslizante y, en conjunto, permiten la apertura de la boca y su movimiento hacia un lado y el otro.

El nombre de este síndrome se refiere también al trastorno en que las citadas articulaciones no funcionan debidamente, lo que puede ocasionar dolor, dificultad para abrir o cerrar la boca, o problemas con la masticación y deglución, así como otros síntomas.

¿A qué se debe el síndrome?

Puede ser ocasionado por la luxación (dislocación) de las articulaciones temporomandibulares o por problemas inherentes a las propias articulaciones. Se llama bruxismo a la costumbre de algunos individuos de apretar los dientes y hacerlos rozar y rechinar durante el sueño o en condiciones de nerviosismo, costumbre que propicia el SATM. Otras causas son la

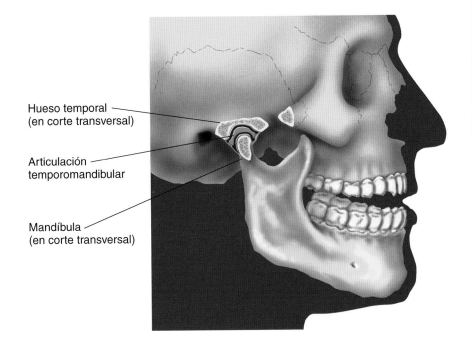

Hueso temporal
(en corte transversal)

Articulación
temporomandibular

Mandíbula
(en corte transversal)

Vista lateral de la articulación
temporomandibular.

mala oclusión de los dientes, los traumatismos cervicales* debidos a accidentes automovilísticos, los golpes en la cabeza y mandíbula y la artritis*.

¿Qué síntomas se manifiestan?

Por cuanto la articulación temporomandibular esta situada en proximidad de numerosos e importantes nervios que van del cerebro a otras partes del cuerpo, los síntomas se manifiestan a veces en lugares que no parecen tener nada que ver con dicha articulación. Los siguientes síntomas son comunes en millones de estadounidenses:

- Dolores de cabeza frecuentes.
- Dolor facial, de senos paranasales, oídos, ojos, dientes, cuello y espalda.
- Clics en la quijada.
- Dificultad para abrir o cerrar la boca.
- Dificultad para masticar o tragar.

Diagnóstico y tratamiento

El médico o el dentista le pedirá al paciente que describa los síntomas que experimenta y procederá a examinarlo. A veces utilizará la radiografía y las imágenes obtenidas por resonancia magnética nuclear (RMN)* para observar más detenidamente las articulaciones temporomandibulares y confirmar el diagnóstico.

Para el alivio del síndrome pueden ser de utilidad las compresas calientes y medicamentos obtenibles sin receta. El evitar estímulos nerviosos excesivos (estrés) y el uso de protectores dentales durante la noche, contribuyen también a eliminar el roce y rechinamiento de dientes.

* **traumatismo cervical** Este término describe las lesiones general de la columna vertebral y de la médula espinal en el punto del cuello donde se unen las vértebras cuarta y quinta. Se deben a la rápida aceleración y desaceleración del cuerpo.

* **artritis** Uno de varios trastornos caracterizados por inflamación de las articulaciones.

* **resonancia magnética nuclear (RMN)** Técnica diagnóstica que utiliza las ondas electromagnéticas producidas por un gran imán y ondas de radiofrecuencia para explorar el cuerpo y obtener imágenes precisas interior del organismo.

865

Fuentes

Jaw Joints and Allied Musculo-Skeletal Disorders Foundation, Inc., c/o The Forsythe Institute, 140 Fenway, Boston, MA 02115-3799
Telephone (617)266-2550
Facsimile (617)267-9020
http://www.tmjoints.org/

TMJ Association, Ltd., PO Box 26770, Milwaukee, WI 53226-0770
http://www.tmj.org/

U.S. National Institute of Dental and Craniofacial Research, 45 Center Dr., MSC 6400, Bethesda, MD 20892-6400
Telephone (301)496-4261
http://www.nidcr.nih.gov/

▶ *V. tamb.*
Artritis
Dolor de cabeza

PALABRAS CLAVE
*para búsquedas en Internet
y otras fuentes de consulta*

Circulación

Herencia

Miopía

Trastornos esqueléticos

*genes Sustancias químicas del organismo que determinan los caracteres hereditarios de la persona, como el color de los ojos o el pelo. Se heredan de los padres y forman parte de los cromosomas contenidos en las células del cuerpo.

*aorta La arteria principal del cuerpo que lleva la sangre del corazón al resto del cuerpo.

Síndrome de Marfan

Este síndrome afecta al tejido conectivo del organismo humano y se caracteriza por anormalidades del esqueleto, el corazón y los ojos. Se debe a un gen* anormal, generalmente heredado. La persona que tiene el síndrome de Marfan suele ser de estatura mayor que la media, tener poca adiposidad (grasa) en el cuerpo, y dedos largos y delgados.

¿En qué consiste el síndrome de Marfan?

Este síndrome lo describió por primera vez el médico francés Antonine Marfan, en 1896. Hay quienes creen que ciertos personajes famosos, como Abraham Lincoln, muy alto y delgado, y el brillante violinista Niccolo Paganini, con dedos muy largos, tenían el síndrome de Marfan. Hoy el trastorno ha recibido la atención de los medios informativos por las dificultades y las muertes experimentadas por atletas de mucha talla, como los jugadores de baloncesto y de voleibol. Con todo, es una enfermedad poco frecuente.

El síndrome afecta sólo de 1 a 2 personas de cada 10 000. Se calcula que en EE.UU. lo padecen 40 000 personas o más. La incidencia de la enfermedad es igual en el hombre que en la mujer, e igual para todos los grupos raciales. El síndrome de Marfan puede afectar al corazón y a la aorta*, así como a los ojos o al esqueleto.

¿Cuál es la causa?

Desde hace muchos años se sabe que el síndrome de Marfan es una enfermedad hereditaria. Se había ya observado que si una persona lo tiene, cada uno de sus hijos tendrá el 50 por ciento de probabilidad de heredarlo. Ahora bien, no se sabía qué gen o genes eran los culpables.

A principios de 1990, la investigación científica descubrió que todo se debe a un solo gen anormal. Es un gen que interviene en la producción de una clase de proteína llamada fibrilina, que es la que da la fuerza al tejido conectivo, que a su vez es el material que une y sostiene todas las estructuras corporales. Si el gen es defectuoso, produce alteraciones críticas de la fibrilina, con posible debilitación y aflojamiento del tejido conectivo. A su vez, esto produce una amplia gama de efectos, como la estatura alta y el aflojamiento de las articulaciones que observamos en el síndrome de Marfan. Todavía no se sabe cómo las alteraciones genéticas producen esos caracteres.

Si bien es verdad, como hemos apuntado, que toda persona nacida de padres portadores del síndrome de Marfan tiene el 50 por ciento de probabilidad de manifestarlo a su vez, se calcula que el 25 por ciento de los que sufren de dicho síndrome no han recibido el gen anormal de sus padres, sino que más bien tienen el gen normal defectuoso debido a una mutación espontánea.

Signos y síntomas

Por lo general, los sígnos y síntomas del síndrome de Marfan no empiezan a evidenciarse hasta la edad de 10 años. Cuando aparecen, pueden afectar a una o a estas tres partes del cuerpo: el esqueleto, el sistema circulatorio (corazón y vasos sanguíneos) y los ojos.

Esqueleto   El que padece del síndrome de Marfan suele ser—pero no siempre—alto y delgado; los dedos tienden a ser largos y finos, "como patas de araña." La cabeza se alarga también a veces, y el pecho presenta en ocasiones aspecto de excavación. Las articulaciones se hacen flexibles e inestables, y tienen propensión a luxarse. En ocasiones existe escoliosis, o sea curvatura de la columna vertebral en sentido lateral.

Sistema circulatorio   Las repercusiones más graves del síndrome de Marfan son aquellas que afectan al corazón y a la aorta, es decir, la arteria principal que lleva sangre directamente del corazón al resto del cuerpo. Un defecto característico en una de las válvulas del corazón (la válvula mitral) puede suscitar un ritmo cardiaco irregular (arritmia). La debilidad de la pared de la aorta conduce a veces a una dilatación de esta arteria con la posibilidad de que se produzca una especie de saco o bolsa denominada aneurisma. Si se deja sin tratar el punto débil de la aorta, ésta puede sufrir una rotura, que a su vez da lugar, sin previo aviso, a una grave hemorragia interna o a la muerte.

Ojos   La miopía o visión corta es un síntoma frecuente del síndrome de Marfan. Por otra parte, en más o menos la mitad de los afectados se produce un desplazamiento del cristalino, o lente del ojo, lo que favorece la aparición de cataratas que nublan la vista.

Diagnóstico

Esta afección es a veces de difícil diagnóstico. Todavía no hay ni un solo análisis de laboratorio que pueda identificarla. Algunos de los afectados no presentan todos los síntomas característicos. A la inversa, la mayoría de las personas altas, delgadas y miopes no tienen el síndrome de Marfan. (Conviene señalar de nuevo que se trata de una enfermedad poco frecuente.)

El diagnóstico certero requiere que concurran en la persona afectada antecedentes familiares, más un examen físico completo, que se concentre sucesivamente en el esqueleto, el corazón, la aorta y los ojos. El ecocardiograma, imagen obtenida por medio de ondas ultrasonoras, permite visualizar anomalías en el corazón y en la aorta. El oftalmólogo también examina los ojos en busca de desplazamientos del cristalino.

El reciente descubrimiento de un gen causante del síndrome de Marfan, y de la fibrilina, como el componente del tejido conectivo más afectado por el gen, probablemente habrá de ser de utilidad para futuros diagnósticos.

Tratamiento y prevención

El tratamiento y la prevención de complicaciones depende de los síntomas individuales de la persona afectada. Las medidas de prevención principales incluyen la práctica de ecocardiogramas anuales en busca de dilataciones de la aorta, y el monitoreo funcional del corazón, así como continuos exámenes oculares para ver si hay luxaciones del cristalino. Se pueden recetar antihipertensivos, como los llamados betabloqueantes, para reducir la tensión arterial de manera que no se produzcan aneurismas en la aorta. Para corregir la curvatura de la columna vertebral se puede recurrir a aparatos ortopédicos.

ABRAHAM LINCOLN

Tenía dedos muy largos y era muy alto (de 1,93 m de estatura), atributos éstos que figuran entre los signos más visibles y reconocibles del síndrome de Marfan. Por este motivo, ciertos expertos creen que Lincoln pudo haber tenido esa enfermedad. Pero como no era aún conocida clínicamente en esa época, y eran muchas las personas que presentaban esas características pero que no padecían la enfermedad, nadie sabe a ciencia cierta si Lincoln la tuvo o no. Hoy en día, los que sí la tienen pueden sentirse alentados por el hecho de que Abraham Lincoln pudo haber sufrido algunas dificultades de las que ellos experimentan, pero que supo superarlas.

En cuanto al régimen de vida, parece conveniente evitar los deportes que requieren grandes esfuerzos, para reducir el riesgo de daños a la aorta. Se recomienda el asesoramiento genético a todos los que piensen tener hijos, dado el riesgo de que éstos puedan heredar la afección. Si bien el síndrome de Marfan no tiene cura, la estrecha colaboración con el médico en plan de vigilancia y tratamiento continuados, permite pronosticar una vida larga.

Fuentes

National Marfan Foundation, 22 Manhasset Ave.,
Port Washington, NY, 11050-2023
Telephone (516)883-8712
Toll-Free (800)862-7326
http://www.marfan.org

U.S. National Institutes of Health, 9000 Rockville Pike,
Bethesda, MD 20892
Telephone (301)496-4000
Telephone (301)592-8573 (Sickle Cell Anemia)
Toll-free (800)838-7715 (Mammography)
Toll-free (800)822-7967 (Vaccine Adverse Event Reporting System)
Toll-free (800)352-9425 (Brain Resources and Information Network)
http://www.nih.gov/

▶ *V. tamb.*
Aneurisma
Cataratas
Enfermedades genéticas
Escoliosis
Miopía

Síndrome de muerte súbita del lactante

Esta denominación se refiere a la muerte súbita de un lactante, al parecer sano, menor de un año, cuya defunción no se explica ni después de una minuciosa investigación.

Cuidados del lactante

La señora Wyatt hace todo lo que el médico le ha recomendado que haga con su nuevo bebé. Lo acuesta para que haga sus siestecitas durante el día y para que duerma por la noche, colocándolo boca arriba sobre la cama, en vez de boca abajo. Para la cuna, ha comprado un colchón firme y no usa mantas o frazadas, almohadas, ni juguetes en torno al bebé. Al acostarlo, procura no ponerle ropa muy gruesa.

El médico le indicó que así lo hiciera con objeto de evitar el riesgo de síndrome de muerte súbita, misteriosa afección que es la causa principal de mortalidad en los niños de edades comprendidas entre un mes y un año.

PALABRAS CLAVE
para búsquedas en Internet
y otras fuentes de consulta

Cuidados prenatales

Obstetricia

Pediatría

869

* **vacunación** La introducción en el cuerpo humano de un germen muerto o atenuado, o una proteína hecha a partir del tal microbio, con el fin de prevenir, aliviar o tratar determinada enfermedad.

* **autopsia** Examen del cadáver de una persona, para determinar la causa de su defunción.

La campaña en pro del sueño

Desde hace varios decenios, los padres de los lactantes creían que convenía ponerlos a dormir boca abajo. Pensaban que si los acostaban boca arriba, podían atragantase si vomitaban.

En la actualidad, los médicos opinan que eso debería tener sin cuidado a los padres. Es más, en 1994, el Instituto Estadounidense de Salud Infantil y Desarrollo Humano, así como otras organizaciones, lanzaron una campaña Pro Sueño para informar a los padres que debían acostar a sus niños boca arriba, porque con ello parece reducirse el riesgo de muerte súbita. En 1992, la Academia Estadounidense de Pediatría empezó también a recomendar que se acostara a los lactantes boca arriba. De 1992 a 1997, la cifra de lactantes acostados boca abajo se redujo del 70 al 21 por ciento, y la mortalidad por este síndrome descendió un 42 por ciento.

La citada campaña Pro Sueño también informó a los profesionales de la salud y al público en general acerca de otras maneras de reducir el riesgo de muerte súbita del lactante. Entre ellas:

■ Hacer que la madre no fume durante el embarazo.

■ Asegurarse de que la madre recibe la debida atención médica durante la gestación.

■ Evitar que los familiares fumen en presencia del recién nacido y durante la lactancia.

870

En los Estados Unidos esta afección mata a más de tres mil lactantes al año, generalmente mientras duermen en su cuna. Pero desde que muchas madres como la Sra. Wyatt empezaron a poner a sus bebés a dormir boca arriba y a adoptar otras medidas preventivas, la mortalidad ha disminuido más del cuarenta por ciento.

Nadie sabe a ciencia cierta a qué se deben estas muertes. La mayoría de los bebés presentan aspecto normal y sano hasta que mueren.

Los padres siempre piensan que no hicieron bastante para evitar el aciago desenlace. Pero, en realidad, nadie tiene la culpa de esas muertes.

¿Qué es el síndrome de muerte súbita del lactante?

La investigación médica no ha podido descubrir la causa de esta afección durante los más de treinta años que lleva estudiándola. Es más fácil decir lo que no es ese síndrome que lo que es. No se puede atribuir a asfixia, atragantamiento, vómito, ni a una reacción mortal a la vacunación*. El lactante no lo adquiere como se adquiere un resfriado.

El médico sólo atribuye la muerte del lactante al síndrome que nos ocupa si la autopsia*, el lugar en que murió y el repaso de la historia médica no ponen de manifiesto otra posible causa.

Investigaciones más recientes sugieren la posibilidad de que los lactantes que sucumben a este síndrome adolecen ya de algún problema en la zona del cerebro que regula dos funciones durante el sueño: la respiración y el despertar. Ahora bien, esos problemas, de por sí, no serían suficientes para provocar el síndrome. Es necesario que se produzcan otros fenómenos para reducir la cantidad de oxígeno que recibe el bebé, o para alterar su respiración y frecuencia cardíaca.

Por ejemplo, el lactante puede no respirar suficiente oxígeno si se hunde en el colchón, por ser éste muy blando, o si los pliegues de la manta le tapan parcialmente la nariz y la boca. Esto no es lo mismo que la asfixia, que supone el corte total de la respiración. En el síndrome de muerte súbita, el lactante puede inspirar aire, pero no el oxígeno suficiente, porque ese aire que inspira puede ser el mismo que acaba de espirar pero que ha quedado debajo de la manta o la sábana.

Las infecciones respiratorias, tales como resfriados u otras afecciones, también suelen dificultar la respiración del bebé.

Habitualmente, el lactante se despierta y llora si no respira bien. Pero es posible que haya bebés incapaces de procesar debidamente las señales del cerebro cuando no respiran debidamente.

Estos ejemplos tal vez expliquen por qué los lactantes que duermen boca abajo y padecen infecciones corren mayor riesgo de muerte súbita. Tal vez expliquen también por qué estas muertes suelen ocurrir en el invierno, cuando es mayor el riesgo de infecciones y los bebés necesitan más ropa de cama que en las otras estaciones del año.

La investigación estudia asimismo otros factores físicos que probablemente aumenten el riesgo de muerte súbita. Entre ellos figura un trastorno del sistema inmunitario*, que produce excesos de glóbulos blancos y proteínas de la sangre, lo que contribuye a alterar la regulación por el cerebro de la respiración y la frecuencia cardíaca.

Como sucede en otras enfermedades, el síndrome de la muerte súbita podría deberse a una pluralidad de factores, incluso algunos que todavía no se han descubierto.

¿Quién corre el riesgo de muerte súbita?

Si bien la investigación científica empieza a desentrañar algunas de las causas del síndrome, todavía no hay manera de pronosticar quienes serán las víctimas. La gran mayoría de los bebes que duermen boca abajo, padecen infecciones o se arropan con mantas, no mueren por causa de esta afección. Por otra parte, hay bebés que duermen boca arriba y en condiciones ideales, pero mueren igualmente. Antes de que se produzca la muerte súbita, no aparecen signos premonitorios. Y como se ha indicado, los médicos no suelen diagnosticar el síndrome sin antes excluir, tras la muerte, toda otra causa posible. Se conocen, no obstante, *algunos* datos. El síndrome puede aparecer en cualquier momento durante el primer año de vida, pero ocurre con mayor frecuencia entre el primero y el cuarto mes después del parto. Es muy raro que aparezca en las primeras dos semanas o a los seis meses del nacimiento.

¿Qué factores de riesgo intervienen?

El lactante tiene mayor probabilidad de ser afectado si:

- la madre fumó durante el embarazo;
- la edad de la madre es menor de 20 años;
- la madre no recibió la debida atención médica antes del parto;
- el bebé nació antes de llegar la gestación al término normal de nueve meses;
- el bebé pesaba al nacer menos de lo normal;
- hubo familiares que fumaban en presencia del bebé.

Ahora bien, los bebés amamantados por la madre corren menos riesgo de muerte súbita que los que se nutren con biberón. Esto tal vez se deba a que la lactancia materna reduce el riesgo de contraer infecciones que favorecen la aparición de problemas respiratorios.

Fuentes

National SIDS Resource Center, 2070 Chain Bridge Rd., Ste. 450, Vienna, VA 22182
Telephone (703)821-8955
Toll-free 866-866-7437
Facsimile (703)821-2098
http://www.sidscenter.org/

- Asegurar que el bebé reciba la debida atención médica tras el parto.
- Procurar que la madre dé el pecho al bebé.
- Utilizar un colchón firme en la cuna. del bebé.
- Evitar la aglomeración de almohadas, mantas y juguetes alrededor del bebé que duerme en su cuna.
- No arropar demasiado al bebé al acostarlo.

No todos los lactantes deben dormir boca arriba. Algunos de esos bebés tienen vómitos o problemas respiratorios. En tales casos infrecuentes, el médico tal vez recomiende que el bebé duerma boca abajo sobre un colchón firme, pero sin almohadas blandas, mantas o juguetes de peluche.

Algunos padres no han entendido bien el objetivo de la campaña Pro Sueño. Nunca ponen a sus hijos boca abajo, ni siquiera cuando están despiertos. Los médicos dicen que conviene ponerlos boca abajo a ratos cuando están despiertos, porque eso favorece su desarrollo físico y mental, siempre que esto se haga en presencia de un adulto que los vigile.

* **sistema inmunitario** Sistema de defensa, compuesto por diferentes células y órganos, que combate a los gérmenes y sustancias extrañas que penetran en el cuerpo y protege al organismo de infecciones y otras enfermedades.

SIDS Alliance, 1314 Bedford Ave., Ste. 210, Baltimore, MD 21208
Telephone (410)653-8226
Facsimile (410)653-8709
http://www.sidsalliance.org/

Sudden Infant Death Syndrome Network, PO Box 520,
Ledyard, CT 06339
http://sids-network.org/

▶ V. tamb.

Enfermedades relacionadas con el tabaco

Nacimiento prematuro

Resfriado

PALABRAS CLAVE
para búsquedas en Internet
y otras fuentes de consulta

Sistema circulatorio

Síndrome de Raynaud

El síndrome de Raynaud es un trastorno en el cual los vasos que abastecen de sangre a los dedos de los pies y de las manos se contraen, lo cual hace que se pongan blancos, se entumezcan y produzcan ardor o sensación de hormigueo.

¿Qué es el síndrome de Raynaud?

En esta afección, las arterias que aportan sangre a los dedos de las manos y de los pies sufren espasmos (contracciones) cuando entran en contacto con el frío u otros estímulos que reducen el aflujo sanguíneo a los dedos, que como resultado se ponen blancos. Cuando no hay una causa específica para estas contracciones, la afección se denomina síndrome de Raynaud. Puede aparecer a cualquier edad, pero ocurre con mayor frecuencia entre los 20 y 40 años, y suele afectar más a las mujeres que a los hombres.

¿Qué es el fenómeno de Raynaud?

El fenómeno de Raynaud tiene los mismos síntomas que el síndrome de Raynaud, pero se sabe que es provocado por otra enfermedad. Las enfermedades que pueden causar el fenómeno de Raynaud son: artritis reumatoide, lupus eritematoso sistémico y esclerodermia, todas ellas enfermedades crónicas (de larga duración) del tejido conectivo*. Otras causas posibles pueden ser la aterosclerosis (en la cual las grandes arterias se bloquean por depósitos de grasa) y la enfermedad de Buerger (en la cual las arterias pequeñas de los dedos de las manos y de los pies se bloquean por inflamación).

* tejido conectivo Tejido de la piel, las articulaciones y los huesos que mantiene a éstos unidos. Se conoce también por tejido conjuntivo.

¿Quién corre el riesgo de padecer el fenómeno de Raynaud?

Las personas que desarrollan ciertas ocupaciones corren mayor riesgo. Cualquier persona cuyo trabajo requiera el uso constante y repetitivo de los dedos o que utilice herramientas que vibren, como una taladradora o una sierra mecánica, corre mayor riesgo. Las personas con enfermedades

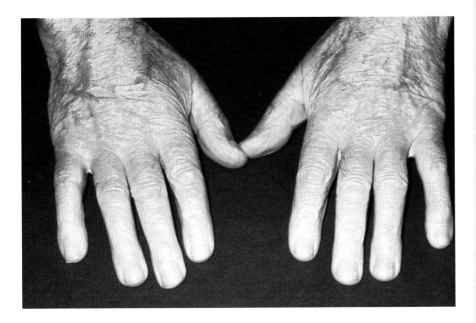

Los dedos de una persona mayor se ven blanquecinos a causa del síndrome de Raynaud. Las puntas de los dedos están blancas por constricción de las arterias, lo que bloquea el abastecimiento de sangre y produce entumecimiento y hormigueo. *Dr. P. Marazzi/Science Photo Library/Foto de archivo médico*

que afecten a las arterias pequeñas, que tengan afecciones neurológicas o enfermedades del tejido conectivo como lupus eritematoso o esclerodermia, también son susceptibles de contraerlo. El tabaco puede iniciar o empeorar los espasmos de los vasos sanguíneos.

¿Cuáles son los síntomas de la enfermedad de Raynaud?

Cuando se enfrían, los dedos de las manos y de los pies de la persona con enfermedad de Raynaud al principio se ponen blancos o azulados, puesto que no llega a ellos la cantidad necesaria de sangre.

En el síndrome de Raynaud, los dedos de las manos y de los pies se pueden entumecer o dar la sensación de hormigueo y ardor. En casos graves (pero escasos) la contracción de las arterias hace que los dedos aumenten de grosor, lo que produce ulceraciones (pérdida de tejido) en la punta de los dedos y alteraciones de las uñas. En el peor de los casos, podría producirse una gangrena (muerte del tejido).

Tratamiento

El síndrome de Raynaud se trata de manera eficaz con medicamentos que previenen la contracción de los vasos sanguíneos. Se pueden recetar algunos ungüentos o cremas para suavizar la piel, aunque éstos no podrán prevenir los ataques. El médico diagnostica la enfermedad revisando cuidadosamente la historia clínica del paciente. Sus recomendaciones sobre cómo evitar los brotes del síndrome serán de utilidad para la persona afectada. En casos extremos, tal vez sea necesario realizar una intervención quirúrgica para cortar los nervios que controlan las contracciones y dilataciones de los vasos sanguíneos.

Medidas preventivas

Aunque no es posible prevenir completamente el síndrome de Raynaud en las personas susceptibles a la enfermedad, sí existen algunas medidas preventivas. Algunas de las cosas que la persona con síndrome de Raynaud debe "hacer" y "no hacer" son:

- Dejar de fumar. Los cigarrillos constriñen (cierran) los vasos sanguíneos.
- Evitar actividades de alto riesgo. La maquinaria que vibra, como los taladros neumáticos y las sierras mecánicas, pueden producir un ataque. Escribir en un teclado o tocar el piano de forma excesiva también requieren un movimiento repetitivo de los dedos y pueden desencadenar ataques.
- Evitar los desencadenantes. El cloruro de polivinilo (PVC) y otras sustancias pueden provocar un ataque.
- Vestir varias capas de ropa para retener el calor corporal. La exposición de la cara o la frente al frío provoca a veces un ataque.
- Ponerse guantes o mitones para protegerse del frío.

▶ *V. tamb.*
Artritis
Lupus eritematoso

PALABRAS CLAVE
para búsquedas en Internet
y otras fuentes de consulta

Aspirina

Infección vírica

Síndrome de Reye

El síndrome de Reye es una enfermedad rara y potencialmente mortal que afecta al hígado, al cerebro y a otros órganos de los niños. Puede aparecer poco después de una infección vírica como la varicela o la gripe.

Los niños siempre llegaban a aquel hospital australiano al borde de la muerte. Solían estar en coma o haber perdido el conocimiento. Parecían estar volviéndose locos y a veces manifestaban espasmos incontrolables.

Era una situación trágica y enigmática. Sólo una semana antes—más o menos—los niños habían tenido alguna de las infecciones típicas de la niñez: dolor de oídos, catarro o dolor de garganta. Pero luego las cosas empeoraron.

El Dr. Douglas Reye era el director de anatomopatología del hospital en que morían estos niños, por los años 50 y principios de los 60. En los exámenes y análisis que les hizo descubrió cosas extrañas, como cerebros inflamados, hígados descoloridos y riñones dañados. El Dr. Reye se dio cuenta de que se enfrentaba a una enfermedad que todavía no tenía nombre.

En 1963, George Johnson, médico de Carolina del Norte, observó un posible vínculo entre la enfermedad que Reye había descubierto y otra que él estaba presenciando en niños que habían padecido la gripe. En un principio, la enfermedad se denominó síndrome de Reye-Johnson pero ahora se llama sencillamente síndrome de Reye.

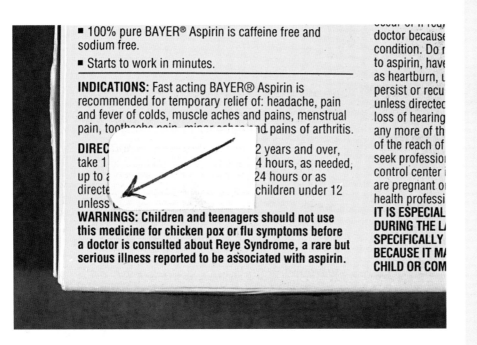

■ 100% pure BAYER® Aspirin is caffeine free and sodium free.

■ Starts to work in minutes.

INDICATIONS: Fast acting BAYER® Aspirin is recommended for temporary relief of: headache, pain and fever of colds, muscle aches and pains, menstrual pain, toothache pain, minor aches and pains of arthritis.

DIREC 2 years and over, take 1 4 hours, as needed; up to a 24 hours or as directe children under 12 unless

WARNINGS: Children and teenagers should not use this medicine for chicken pox or flu symptoms before a doctor is consulted about Reye Syndrome, a rare but serious illness reported to be associated with aspirin.

Advertencia sobre el síndrome de Reye en un prospecto de aspirina. © *Leonard Lessin, Peter Arnold, Inc.*

Hoy en día, el síndrome de Reye es poco frecuente porque los médicos conocen la manera de disminuir el riesgo de contraerlo. También han mejorado la detección y tratamiento de la enfermedad. El síndrome no es contagioso, aunque las infecciones víricas que a menudo lo preceden puedan serlo.

Un cambio repentino

El síndrome de Reye comienza comúnmente a raíz de una infección vírica, como el resfriado, la gripe o la varicela. La mayoría de estas infecciones no conducen al síndrome de Reye, y en algunos casos son tan leves que nadie se da cuenta de ellas. Pero otros casos son más graves.

Aunque tanto los adultos como los bebés pueden padecer el síndrome de Reye, éste suele darse de preferencia en niños de 2 a 16 años.

Los síntomas incluyen vómito, náuseas y somnolencia. También hay un cambio de conducta, en el que los pacientes se comportan a veces de forma irracional y parecen haber perdido el contacto con la realidad. Si no se trata, el síndrome de Reye puede causar la pérdida del conocimiento, el coma y la muerte.

Otros síntomas: el cerebro y el hígado se inflaman y éste último acumula depósitos de grasa. La composición química de la sangre y de otros líquidos del cuerpo se vuelve anormal.

Nadie está seguro de cómo las infecciones víricas abocan en el síndrome de Reye. Algunos sospechan que la causa sea un virus no identificado. Otros opinan que la posesión de ciertos genes* hacen a la persona más susceptible de padecer el síndrome.

Estudios realizados en la década de 1980 vincularon a la aspirina con el síndrome de Reye (Véase al margen).

La aspirina y el síndrome de Reye

Aunque la relación entre la aspirina y el síndrome de Reye aún no es definitiva, los médicos y el gobierno de Estados Unidos recomiendan que ningún menor de 16 años tome aspirina o productos que la contengan durante una infección vírica. De hecho, ningún menor de 12 años debe tomar aspirina en casi ningún caso. Los sustitutos de la aspirina, tales como el acetominofeno (paracetamol), no están vinculados al síndrome de Reye.

*** genes** Sustancias químicas del organismo que determinan los caracteres hereditarios de la persona, como el color de los ojos o el pelo. Se heredan de los padres y forman parte de los cromosomas contenidos en las células del cuerpo.

▶ *V. tamb.*
Gripe
Infecciones víricas
Varicela

El síndrome de Reye se trata en un hospital. Se utilizan varios medicamentos y líquidos para restablecer el equilibrio corporal del paciente. El estado de éste debe de ser vigilado de cerca. A veces es necesario usar un respirador, hasta que se resuelva el caso.

Fuentes

KidsHealth.org, c/o Nemours Foundation, PO Box 5720, Jacksonville, FL 32247
Telephone (904)390-3600
Facsimile (904)390-3699
http://www.kidshealth.org/

National Reye's Syndrome Foundation, 426 N Lewis, PO Box 829, Bryan, OH, 43506
Telephone (419)636-2679
Toll-Free (800)233-7393

Síndrome de Turner

Es un trastorno genético ocasionado por la falta total o parcial de un cromosoma X. Afecta sólo a las mujeres, en las que produce típicamente una diversidad de anomalías físicas. Las adolescentes y mujeres maduras que padecen este síndrome suelen ser de baja estatura y sus ovarios y senos no se desarrollan normalmente.

PALABRAS CLAVE
para búsquedas en Internet
y otras fuentes de consulta

Fenotipos

Gónadas

¿En qué consiste el síndrome de Turner?

Se trata de un trastorno genético femenino que se debe a la falta total o parcial de uno de los dos cromosomas X de la mujer. Casi todas las células del organismo humano (salvo los óvulos y los espermatozoides) contienen 23 pares de cromosomas. Uno de estos pares, llamados cromosomas sexuales, es el que determina si el nuevo ser será hombre o mujer. Los hombres tienen en este par un cromosoma X y un cromosoma Y (o sea, la combinación XY), mientras que las mujeres tiene dos cromosomas X (combinación XX). Los cromosomas, a su vez, contienen toda la información necesaria para que el nuevo ser funcione y se desarrolle debidamente. Si falta parte de un cromosoma, como sucede en el síndrome de Turner, faltará también la importante información que ese cromosoma contiene.

La forma en que el síndrome de Turner afecta a la mujer físicamente depende de la magnitud de la parte cromosómica faltante. Algunas mujeres tienen una forma leve del síndrome, que no es detectada hasta que llegan a la adolescencia o a la edad adulta. Sin tratamiento, casi todas las niñas con el síndrome de Turner crecen lentamente y alcanzan una talla pequeña en la edad adulta; no les crecen los senos y en la adolescencia no experimentan la menstruación o regla como sería de esperar. A veces, pueden adolecer de otros problemas, como por ejemplo:

- aspecto anormal;
- pérdidas de audición;
- obesidad;
- trastornos cardíacos;
- trastornos renales;
- trastornos tiroideos.

La mayoría de las afecciones físicas son tratables, y con una buena y consecuente atención médica, la persona aquejada del síndrome de Turner puede hacer una vida plenamente productiva y de duración normal. La mayoría de estas pacientes son de inteligencia normal, aunque algunas pueden tener problemas de aprendizaje escolar concretos, sobre todo con asignaturas como la matemática.

¿Cuál es la causa del síndrome de Turner?

Aproximadamente una de cada 2 000 mujeres nace con el síndrome de Turner, sin que los médicos conozcan la causa. La investigación científica ha tratado de hallar un vínculo entre este síndrome y factores ambientales, raza, geografía y condiciones socioeconómicas, pero ninguno de estos factores parece intervenir.

Adaptación al síndrome de Turner: El caso de Carol

Dadas las anomalías físicas y la sensación de ser "diferente," a la mujer que tiene el síndrome de Turner puede hacérsele difícil la vida. Carol nació con manos y pies hinchados, un pliegue de piel adicional en la nuca (cuello palmeado), orejas de forma extraña y brazos girados hacia fuera a partir de los codos. Guiándose por el aspecto físico de la mujer, el médico sospechó que tenía el síndrome de Turner. El análisis cromosómico confirmó que carecía de uno de sus dos cromosomas X.

De niña, a Carol le tomaban el pelo en la escuela primaria por su aspecto, pero todavía lo pasó peor en la adolescencia: siempre era la persona de estatura más baja en el aula. Cuando a las niñas empezaron a desarrollárseles los senos y experimentaron la menstruación, Carol seguía pareciendo una chiquilla. Cuando los médicos le recetaron la hormona estrógeno para estimular su desarrollo sexual, tuvo por fin su primera regla.

Tratamiento

Muchos de los problemas asociados con el síndrome de Turner, tales como el desarrollo deficiente de los ovarios, no se pueden prevenir; pero hay una serie de medidas que sí pueden mejorar la calidad de vida de la persona afectada:

- La cirugía estética del cuello, la cara o las orejas, puede, en caso necesario, mejorar el aspecto de la persona y el concepto que tiene de sí misma.
- La tasa de crecimiento y la estatura del adulto pueden aumentarse mediante inyecciones de la hormona del crecimiento.
- La administración de la hormona femenina denominada estrógeno estimula el desarrollo sexual de las niñas con síndrome de Turner. Los grupos de apoyo pueden ayudar a las niñas con síndrome de Turner a convertirse en mujeres adultas seguras de sí mismas, triunfantes en sus carreras y plenamente productivas.
- En ciertos casos, las mujeres que adolecen de este síndrome pueden quedarse embarazadas si se les implanta en el útero un óvulo fertilizado de donante.

Fuentes

Turner Syndrome Society of America, 14450 TC Jester, Ste. 260, Houston, TX 77014
Telephone (832)249-9988
Toll-free (800)365-9944
Facsimile (832)249-9987
http://www.turner-syndrome-us.org/

Síndrome del túnel carpiano

El síndrome del túnel carpiano es una afección muy dolorosa de la mano y la muñeca, causada por la compresión del nervio mediano en la zona de la muñeca.

¿En qué consiste este síndrome y a quién afecta?

El síndrome del túnel carpiano (STC) se produce cuando el nervio mediano, en su paso por la muñeca, es comprimido por alguna estructura del estrechamiento anatómico (o "túnel") que atraviesa, formado por ligamentos* y por los huesos carpianos (o de la muñeca). El nervio mediano es responsable de los movimientos de la palma de la mano, del pulgar y de los dedos centrales. La irritación de este nervio puede causar entumecimiento, debilidad y dolor.

Cientos de miles de personas en Estados Unidos sufren de STC. En muchos casos, son personas que usan demasiado las manos y muñecas

▶ *V. tamb.*

Enfermedades genéticas

Trastornos del crecimiento

Trastornos de la menstruación

PALABRAS CLAVE
para búsquedas en Internet y otras fuentes de consulta

Aparato locomotor

Ergonomía

Ortopedia

*** ligamentos** Bandas de tejido fibroso que conectan entre sí los huesos o cartílagos, a la vez que sustentan y refuerzan las articulaciones.

*** ergonomía** Ciencia que se ocupa del estudio de las posturas y movimientos más convenientes para evitar lesiones e incomodidad cuando se está trabajando.

(efectúan movimientos repetitivos) o que las utilizan de formas ergonómicamente* incorrectas. Pero también hay otras causas: el STC puede afectar a enfermos de sinovitis*, artritis, diabetes, obesidad o enfermedades de la glándula tiroides y, en ocasiones, a mujeres embarazadas o menopaúsicas*.

¿Qué ocurre cuando se contrae STC?

Al padre de John le encantaba entrenar en la liga de béisbol del colegio, pero después de pasar toda una semana al teclado de su computadora, le dolían tanto las manos que no podía lanzar la pelota ni agarrar el bate. Fue al médico y se quejó de quemazón, calambres y dolor en las manos. Le dolía cuando trataba de cruzar el dedo pulgar sobre la palma de la mano y, aunque el dolor le iba y le venía, lo notaba más por la noche.

STC leves El médico creyó que John padecía STC y le hizo algunas pruebas en ambas muñecas que le confirmaron un caso leve de STC. Le prescribió el uso de muñequeras, tomar aspirina y hacer pausas frecuentes cuando trabajara con el ordenador (computadora).

El padre de John se informó sobre las leyes ergonómicas y los síndromes por movimientos repetitivos y decidió cambiar la posición del teclado de la máquina, bajándolo de modo que sus manos se arquearan hacia abajo a partir de la muñeca y que no tuviera que apoyarlas en el borde del escritorio.

STC en fase avanzada El padre de John sólo sufría un caso leve de STC. Sin embargo, cuando los síntomas son más pronunciados, el médico tiene que inyectar en las muñecas un medicamento llamado cortisona*. En casos graves de STC, el médico puede recomendar una intervención quirúrgica para aliviar el dolor, llamada liberación del túnel carpiano. Si se deja sin tratar, el STC puede causar daños permanentes al nervio. Si el tratamiento se aplica a tiempo, la mayoría de la gente ve aliviado su dolor y puede retomar determinadas actividades, como el padre de John, que volvió a entrenar a los jugadores de béisbol.

Fuentes

American Academy of Orthopedic Surgeons, 6300 N River Rd., Rosemont, IL 60018-4262
Telephone (847)823-7186
Toll-free (800)346-AAOS
Facsimile (847)823-8125
http://www.aaos.org/wordhtml/home2.htm

Association for Repetitive Motion Syndromes, PO Box 471973, Aurora, CO, (800)47-1973
Telephone (303)369-0803
http://www.certifiedpst.com/arms

*sinovitis Inflamación de la membrana que rodea a las articulaciones.

*menopausia Período de la vida de la mujer en que se produce la última menstruación, a partir del cual deja de tener ovulaciones y ya no puede tener más hijos.

*cortisona Medicamento utilizado para aliviar la inflamación.

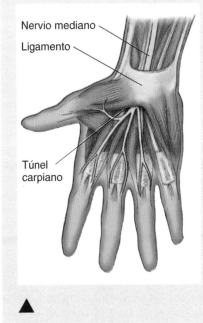

Anatomía de la mano y la muñeca.

Trabajos con alto riesgo de síndrome de túnel carpiano (STC)

- Trabajadores en cadenas de montaje
- Carniceros
- Carpinteros
- Usuarios de computadoras, especialmente quienes trabajen con procesadores de texto y bases de datos
- Diseñadores
- Higienistas dentales
- Músicos
- Tipógrafos
- Escritores

Canadian Centre for Occupational Health and Safety,
135 Hunter St. E, Hamilton, Ontario, Canada L8N 1M5
Telephone (905)570-8094
Toll-free (800)668-4284
Facsimile (905)572-2206
http://www.cohs.ca/

U.S. National Institute of Neurological Disorders and Stroke,
c/o NIH Neurological Institute, P.O. Box 5801, Bethesda, MD 20824
Telephone (301)496-5751
Toll-free (800)352-9424
TTY (301)468-5981
http://www.ninds.nih.gov/

▶ *V. tamb.*

Distensiones y esguinces

Síndrome de estrés repetitivo

Síndrome nefrótico *Véase* Nefrosis/Síndrome nefrótico

Síndrome premenstrual *Véase* Trastornos de la menstruación

Sinusitis

La sinusitis es una inflamación de los senos paranasales, que son espacios huecos existentes en los huesos de la cara y del cráneo, situados a los dos lados de la nariz, debajo de los huesos de las mejillas y cerca de los ojos.

PALABRAS CLAVE
para búsquedas en Internet
y otras fuentes de consulta

Alergias

Infección bacteriana

Infección vírica

¿Qué es la sinusitis?

La sinusitis es uno de los problemas de salud más comunes. Todos los años afecta a más de 35 millones de estadounidenses, por lo general a causa de un resfriado o de alergias.

Las fosas de la nariz se comunican con unas oquedades, llamadas senos paranasales, presentes en los huesos de la cara y del cráneo. Los senos son espacios rellenos de aire y tapizados por una membrana que produce moco. Este moco se escurre normalmente hacia la nariz. En la sinusitis, los tejidos de los senos se infectan e inflaman, lo que impide el drenaje normal de los líquidos paranasales. Este bloqueo produce un aumento de la presión interna y dolor. La zona de las mejillas y alrededor de los ojos o próxima a los senos paranasales afectados duelen y se vuelven sensibles al tacto.

Como el resfriado, la sinusitis aparece y desaparece en cuestión de una semana. También puede volverse crónica, es decir, durar semanas o meses.

¿A que se debe la sinusitis?

La sinusitis (la terminación -itis quiere decir inflamación) suele ser consecuencia de una infección causada por bacterias o virus. Ocurre con mayor frecuencia durante un resfriado. La alergia al polvo, el polen o a otras sustancias también pueden provocar la sinusitis. Incluso el nadar bajo el agua o el volar en avión pueden contribuir a la sinusitis.

Síntomas

El primer síntoma es por lo general la nariz tapada. El moco que sale es espeso y de aspecto amarillento-verdoso. A veces, contiene pequeñas cantidades de sangre.

Los senos paranasales obstruidos e hinchados causan dolor alrededor de la nariz y de los ojos. El dolor aumenta cuando la persona se inclina hacia delante. Son comunes los dolores de cabeza e incluso se puede experimentar dolor de dientes, porque la presión de los senos paranasales comprime los nervios que están bajo los dientes. También puede haber fiebre y tos.

Tratamiento

Si la sinusitis es parte de un resfriado o de la gripe, los síntomas suelen desaparecer por sí mismos. Los médicos recetan antibióticos si creen que la sinusitis se debe a una infección bacteriana. De lo contrario, el tratamiento consistirá en reposo, descongestionantes para la nariz, paños calientes aplicados a la cara y abundantes líquidos. También puede ser útil un humidificador del tipo de neblina fría.

Si los síntomas duran más de un mes, la sinusitis se considera crónica, pudiendo ser causada por factores ambientales como el polvo, los pólenes de plantas y la caspa de los animales. Los médicos aconsejarán evitar el contacto con las cosas que producen alergias (alérgenos). Existen filtros especiales para los acondicionadores de aire y para los sistemas de

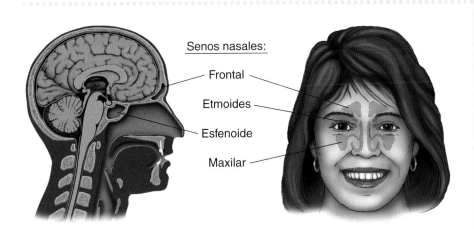

Senos nasales:
Frontal
Etmoides
Esfenoide
Maxilar

Situación de los senos paranasales.

calefacción. Y fármacos antialérgicos que son de utilidad para prevenir futuros ataques de sinusitis.

Las personas que padecen sinusitis crónica pueden optar por una operación quirúrgica, en la cual, utilizando un pequeño instrumento cortante se abre el seno nasal respectivo para que pueda drenar más fácilmente.

Fuentes

American Academy of Otolaryngology, 1 Prince St., Alexandria, VA 22314
Telephone (703)836-4444
http://www.entnet.org/

U.S. National Institute of Allergy and Infectious Diseases, Bldg. 31, Rm. 7A-50, 31 Center Dr., MSC 2520, Bethesda, MD 20892-2520
Telephone (301)496-2263
http://www.niaid.nih.gov/default.htm

| **SMSL** | *Véase* **Síndrome de muerte súbita del lactante** |

Soplo cardíaco

El soplo cardíaco es un ruido sobreañadido a los latidos del corazón y originado por la turbulencia del flujo sanguíneo a su paso por este órgano. La mayoría de los soplos cardíacos son de naturaleza inocente, es decir, no dan lugar a dificultades y pueden desaparecer con la edad. No obstante, algunos soplos exigen atención médica por ser señal de problemas localizados en las paredes, túnica interna y válvulas del corazón, o bien signo de otras enfermedades o trastornos.

El bebé de Jill se sacudió sobresaltado al colocarle el médico el estetoscopio sobre el pecho para auscultarlo. Jill se sonrió, conocedora de la sensación de frío que ese aparato produce al contacto directo con la piel. Pero empezó a preocuparse cuando el médico la informó de que había oído un soplo cardíaco. Los ruidos normales que constituyen el latido del corazón suelen describirse como un "lob" seguido de breve pausa y luego de un "dob." Pero el médico había oído otro ruido, apenas perceptible, como el que emite el agua corriente al pasar rápidamente por una tubería.

PALABRAS CLAVE
para búsquedas en Internet
y otras fuentes de consulta

Sistema cardiovascular

Sistema circulatorio

¿Es siempre un problema el soplo cardíaco?

El soplo cardíaco puede producirse a medida que el corazón se llena de sangre o bien cuando se contrae para impulsar la sangre a todo el resto del cuerpo. A veces el soplo puede deberse a un defecto de las paredes del corazón o de sus válvulas, pero con gran frecuencia los médicos se encuentran con los llamados soplos inocentes, que no exigen atención especial. Estos soplos inocentes son comunes en los lactantes y en los niños de corta edad, tienden a desaparecer cuando el niño se hace mayor y no son señal de enfermedad cardíaca. Por fortuna, el bebé de Jill tenía un soplo inocente.

De otra parte, los soplos cardíacos también pueden deberse al mal funcionamiento de una o más de las cuatro válvulas del corazón. A veces las válvulas no cierran bien, con lo que se crea un reflujo anormal de sangre de una cavidad del corazón a otra; otras veces las válvulas no se abren del todo, lo que hace que el flujo de sangre sufra una aceleración indebida al pasar por el orificio valvular parcialmente ocluido. Por último, el soplo puede deberse a un orificio o "comunicación" anormal, generalmente localizada en el tabique que separa el lado izquierdo del corazón del lado derecho.

Hay quienes nacen con defectos valvulares u orificios de comunicación que ocasionan soplos cardíacos. A veces los soplos se deben a episodios de endocarditis* o de fiebre reumática*, infecciones éstas capaces de dañar las válvulas. La anemia y otros trastornos clínicos también dan lugar a soplos, incluso cuando las válvulas están en perfectas condiciones.

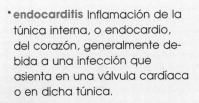

* **endocarditis** Inflamación de la túnica interna, o endocardio, del corazón, generalmente debida a una infección que asienta en una válvula cardíaca o en dicha túnica.

* **fiebre reumática** Enfermedad que produce fiebre, dolores de las articulaciones e inflamación en muchas partes del cuerpo. De gravedad y duración variable, puede dar lugar a enfermedades del corazón o de los riñones.

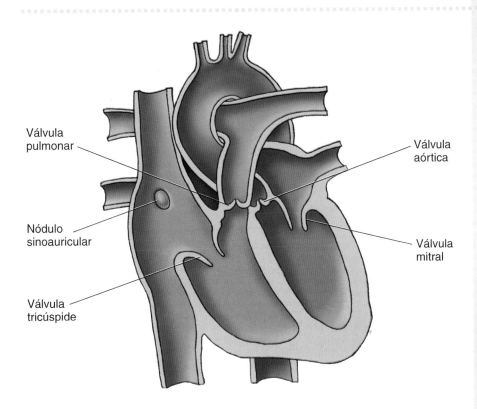

Válvula pulmonar

Válvula aórtica

Nódulo sinoauricular

Válvula mitral

Válvula tricúspide

◄ Anatomía del corazón, en la que se muestran las válvulas cardíacas y el nódulo sinoauricular.

"Lob" y "dob"

Estos ruidos los produce el cierre de las válvulas del corazón al llenarse éste de sangre. El primer ruido, "lob," coincide con la llegada simultánea de la sangre a las válvulas tricúspide y mitral. El "dob" se oye cuando la sangre se agolpa a la entrada de las válvulas aórtica y pulmonar.

¿Qué oye el médico y qué hace después?

Diagnóstico   El médico ausculta al paciente como parte del examen físico, entre otras cosas para detectar la presencia de soplos. Ciertos defectos causan determinados ruidos, que facilitan el diagnóstico. Por ejemplo, si una de las válvulas entre las cavidades superior e inferior del lado izquierdo del corazón no cierra bien, el médico oirá probablemente un soplo característico que le ayudará a diagnosticar la causa.

Para examinar el corazón y determinar el origen del soplo, se utiliza también el ecocardiógrafo, aparato que se vale de ondas ultrasonoras para crear y visualizar en una pantalla electrónica la imagen del corazón. Es muy parecido al ecógrafo que genera imágenes del feto observadas en plena gestación.

Tratamiento   Si el soplo es inocente, no se necesita hacer nada especial. El niño seguirá participando en los mismos deportes, comiendo las mismas cosas y haciendo todo cuanto hacen sus condiscípulos.

Los soplos indicadores de enfermedades valvulares tal vez exijan tratamiento medicamentoso o quirúrgico. Las intervenciones quirúrgicas entrañan el reemplazo de válvulas o el cierre de orificios anormales. Si bien es importante descubrir y tratar los soplos ocasionados por anomalías valvulares u otros cuadros clínicos, la mayor parte de los soplos detectados durante la niñez y la adolescencia son inocentes.

Fuentes

American Heart Association, 7272 Greenville Ave.,
Dallas, TX, 75231-4596
Telephone (301)223-2307
Toll-Free (800)242-8721
http://www.americanheart.org

U.S. National Heart, Lung, and Blood Institute, Bldg. 31, Rm. 5A52, 31 Center Drive, MSC 2486, Bethesda, MD 20892
Telephone (301)592-8573
Facsimile (301)592-8563
TTY (240)629-3255
http://www.nhlbi.nih.gov/

▶ *V. tamb.*

Endocarditis

Enfermedades del corazón

Fiebre reumática

PALABRAS CLAVE
para búsquedas en Internet
y otras fuentes de consulta

Audiología

Audiometría

Implante coclear

Otología

Otorrinolaringología

Sordera y pérdida de la audición

Es la pérdida parcial o completa del sentido del oído. La pérdida de audición y la sordera pueden estar presentes desde el nacimiento (por diversas causas) o comenzar más tarde como consecuencia de factores relacionados con la edad, enfermedades, lesiones o la exposición excesiva al ruido.

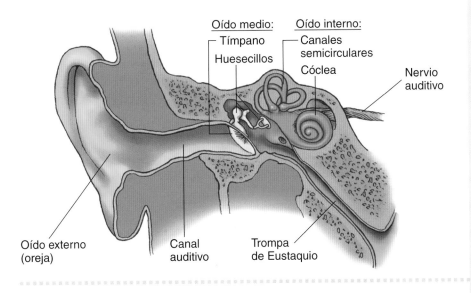

Oído medio:
Tímpano
Huesecillos

Oído interno:
Canales semicirculares
Cóclea

Nervio auditivo

Oído externo (oreja)

Canal auditivo

Trompa de Eustaquio

Anatomía del oído. Conforme las ondas sonoras se desplazan a través del oído, se convierten en mensajes electroquímicos que se envían a 30 000 conexiones nerviosas del cerebro. Éste interpreta los mensajes como palabras y otros sonidos.

◀

Kathy Peck fue guitarrista durante la década de 1970 y 1980 en un conjunto de rock llamado *The Contractions*. Eran de San Francisco y tocaban una mezcla de punk y nueva ola. Consiguieron cierto éxito entre el público y la crítica, y llegaron a tocar con grandes grupos como Duran Duran; pero a mediados de la década de 1980 Peck se dio cuenta que se estaba quedando sorda; tantos años tocando música a un volumen tan alto y yendo a conciertos ruidosos habían afectado sus oídos, al igual que le ocurrió a Pete Townshend, del grupo *The Who*. Cuando Kathy Peck y el doctor F. Gordon asistieron en 1988 a un concierto en el que el volumen era especialmente alto, decidieron intervenir en el asunto. Fundaron H.E.A.R. (del inglés, *Hearing Education and Awareness for Rockers*, es decir, Educación del Oído y Concienciación para los Roqueros), organismo cuyo objetivo era prevenir la pérdida de la audición entre músicos y fans. H.E.A.R promociona el uso de tapones para reducir el impacto del volumen de la música en el oído.

Pero la música rock no es la única fuente de trastornos de oído relacionados con ruidos. La exposición continua a herramientas motorizadas y otros tipos de maquinaria es una de las causas comunes de sordera total o parcial en los Estados Unidos. En total, cerca de 28 millones de estadounidenses sufren algún grado de sordera.

¿Qué es la audición?

La capacidad de oír depende de la posibilidad de desplazamiento de las ondas sonoras por las distintas partes del oído. Una vez en su interior, estas ondas se convierten en mensajes electroquímicos enviados a más de 30 000 conexiones nerviosas del cerebro, que interpretan estos mensajes como palabras y otros sonidos.

Cómo se oyen los sonidos   Los sonidos son ondas de energía acústica que se desplazan por el aire. A veces incluso pueden sentirse como

Anatomía del oído

- **Pabellón auditivo:** término médico que denomina lo que coloquialmente se conoce como oreja, esto es, la parte que sobresale de la cabeza y que se utiliza para sostener los lentes o para llevar pendientes.

- **Tímpano (membrana timpánica):** capa de tejido fino, flexible y semitransparente que forma la pared divisoria entre el oído medio y el externo.

- **Huesecillos:** son los tres huesos más pequeños y frágiles del cuerpo y, por su aspecto, se denominan martillo, yunque y estribo.

- **Cóclea:** órgano auditivo que recuerda el caparazón de un caracol.

- **Cilios:** delicados pelos o pestañas del oído interno.

* **cerumen** Sustancia parecida a la cera, que retiene el polvo y otras partículas a fin de impedir que causen daños al oído interno.

si se "palparan," por ejemplo cuando acercamos la mano a un altavoz (altoparlante) que emite sonidos a un volumen muy alto.

La oreja* (pabellón auditivo) es la parte carnosa y visible del exterior del oído que capta las ondas sonoras y las dirige a través de un túnel corto llamado conducto auditivo. Ese conductol termina en el tímpano*, que vibra al contacto con las ondas sonoras.

La vibración del tímpano hace que los huesecillos* conectados a él también vibren. Los huesecillos son tres huesos minúsculos dispuestos en una cámara de aire central llamada oído medio. Al vibrar los huesecillos, las ondas sonoras se transmiten al oído interno, situado en una zona ya bastante profunda del cráneo, y donde tiene lugar el paso más complejo de todo el proceso auditivo. Las ondas sonoras penetran en primer lugar en la cóclea, que contiene líquido y cilios (especie de pestañas). El líquido de la cóclea comienza a vibrar y hace que los microscópicos cilios también se muevan, y su movimiento estimula los nervios conectados al cerebro, que interpretan la señal como un sonido específico o una palabra.

Sordera total o parcial

Las personas que presentan sordera total no pueden oír sonidos en absoluto. Otros sufren sordera parcial, lo que significa que tienen dificultades para escuchar ciertos sonidos, a menos que se les hable muy cerca del oído. Hay personas que, poco a poco, pierden la capacidad de oír, y con el paso del tiempo, el problema se agrava. La sordera parcial también puede ser pasajera, como cuando se produce una acumulación de cerumen* en el oído; si un profesional extrae el cerumen debidamente, el oído recupera su capacidad totalmente. No obstante, hay ciertas formas de sordera total o parcial que son permanentes.

¿Cuál es la causa de la sordera parcial?

Existen tres tipos de sordera: de conducción, neurosensorial o de transmisión y una combinación de las dos.

Sordera de conducción La sordera parcial de conducción se produce cuando las ondas sonoras no son transferidas (conducidas) del oído externo al interno en su totalidad. Si tomamos la imagen de las ondas del agua como una representación del sonido, la sordera parcial de conducción se produciría al crease una "presa" que bloquee las ondas sonoras. Esta presa puede originarse por muchas razones, como la presencia de cerumen en el oído, de agua en el conducto auditivo, o una infección que impide a una parte del oído funcionar debidamente. Otras causas incluyen:

- Tímpanos dañados: a veces se produce una fisura o agujero en el tímpano, lo que trae consigo la pérdida parcial o total de su capacidad para vibrar como es debido. Este daño suele infligirse al introducir un hisopo copito de algodón u otro objeto muy adentro del oído; también cuando se produce una explosión o cualquier otro sonido excepcionalmente alto muy cerca del oído o como resultado de una infección del oído, una lesión en la cabeza, o un cambio súbito o extremo de la presión del aire.

■ Crecimiento anormal de los huesos: los huesecillos son, como hemos señalado, huesos minúsculos localizados en el oído medio y que funcionan en forma coordinada dentro de un espacio muy reducido, para conducir el sonido desde el tímpano hasta el oído interno. Si son demasiado pequeños no pueden funcionar debidamente. Este problema puede estar presente desde el nacimiento o desarrollarse paulatinamente conforme el niño crece.

Sordera neurosensorial La sordera parcial de carácter neurosensorial se da cuando alguna parte del oído interno o los propios nervios tienen problemas a la hora de enviar mensajes desde el oído interno al cerebro. Este tipo de sordera parcial es más común que la de conducción, y su tratamiento, más difícil. Se estima que cerca del 90 por ciento de los problemas de pérdida de la audición son de origen neurosensorial. La causa más común de sordera neurosensorial es la alteración del oído interno por envejecimiento y, aunque no todos los ancianos presentan sordera neurosensorial, sí es un problema muy difundido. Las variaciones más comunes de este tipo de pérdida de la audición son:

■ Presbiacusia es el problema auditivo más común. Comienza de forma gradual a los 40 ó 50 años de edad. Más del 50 por ciento de la gente mayor de 75 años tiene alguna forma de presbiacusia.

HACE 200 AÑOS: LUDWIG VAN BEETHOVEN

El compositor Ludwig van Beethoven (1770–1882) compuso algunas de las sinfonías más importantes de la historia, a pesar de que durante la mayor parte de su vida tuvo que enfrentarse a problemas de audición, hasta que acabó totalmente sordo. Comenzó a atravesar episodios leves de sordera parcial cuando tenía cerca de 28 años, y su oído fue progresivamente empeorando hasta que a los 44 años lo perdió definitivamente.

Beethoven continuó componiendo grandes obras. Sus coetáneos cuentan cómo, cuando tocaba, ponía la oreja sobre el piano para sentir la vibración que sus composiciones producían en el instrumento. Los historiadores médicos no conocen con certeza los motivos por los que Beethoven se quedó sordo, aunque se cree que la lesión nerviosa y la otosclerosis (trastornos que dañan los huesos del oído) fueron las causas más probables.

Controlar el nivel de volumen

La música a gran volumen es divertida, pero puede causar daños en el oído interno y plantear problemas permanentes. Supone un problema, especialmente para los que están acostumbrados a escuchar música con auriculares: dos horas de música con auriculares a un volumen alto pueden bastar para dañar el oído. Los médicos recomiendan a quienes utilizan auriculares que mantengan el volumen a un nivel tal que todavía puedan escuchar otros sonidos o conversaciones que tengan lugar en la habitación. Cuando una persona escucha música con auriculares y podemos oír esa música desde fuera, eso significa que el volumen está lo suficientemente alto como para representar un peligro. Utilizar tapones en los conciertos musicales disminuye el daño que producen determinados volúmenes.

El mismo consejo de proteger los oídos es extensible a quienes trabajan con máquinaria ruidosa, como herramientas motorizadas, segadoras de césped y sopladoras de hojas.

- Daños de los cilios, los delicados pelos del oído interno. Los ruidos muy agudos pueden dañar los cilios; también puede hacerlo un aporte sanguíneo insuficiente al oído interno (consecuencia de una hipertensión arterial cardíaca), o una enfermedad el fumar o la desnutrición. Las infecciones, los tumores y ciertos medicamentos también pueden dañar los cilios y las partes colindantes del oído interno o los nervios que lo conectan con el cerebro.

- Hay alteraciones génicas que provocan sordera desde el nacimiento por interferir con el debido desarrollo del oído interno o de los nervios que lo conectan con el cerebro.

- Una pérdida de la audición neurosensorial puede ser causada por lesiones del oído o de la cabeza, como una fractura de cráneo.

- La enfermedad de Ménière afecta a más de 3 millones de personas en los Estados Unidos, muchas de ellas de edad comprendida entre los 30 y los 60 años. Produce sordera parcial neurosensorial, vértigo, mareos y unos zumbidos en los oídos que reciben el nombre de acúfenos.

Sordera mixta   Se incluye en este grupo cualquier combinación de las dos anteriores. Por ejemplo, un ruido muy fuerte puede dañar el tímpano, lo cual, a su vez, conduce a una sordera parcial de conducción. Pero ese mismo ruido también es susceptible de dañar los cilios del oído interno, en cuyo caso estaríamos ante una sordera parcial neurosensorial. Cuando coexisten los dos tipos de pérdida parcial de la audición, se suele hablar de sordera mixta.

Cuando los sonidos empiezan a apagarse

La sordera parcial o total presente desde el nacimiento es descubierta generalmente por los padres, que se dan cuenta de que los sonidos fuertes no asustan al bebé. Todos los niños en edad escolar deberían hacerse un prueba audiológica, ya sea con su médico de cabecera o en la escuela.

La sordera parcial a edades más avanzadas no se advierte desde el primer momento. Los ancianos oyen casi tan bien como antes subiendo un poco el volumen del televisor o acercándose inconscientemente a su interlocutor. Entre otros indicios de sordera, los más comunes son la necesidad de pedir al interlocutor que repita lo que acaba de decir, el quejarse de que los demás murmuran de uno, el no entender lo que se ha dicho, ni oír el teléfono, el timbre de la puerta o a alguien que llama desde otra habitación. A menudo la dificultad para entender empieza con las voces femeninas y las infantiles, porque las células de los cilios que reconocen los tonos agudos son las primeras en fallar.

Diagnóstico   Los médicos se sirven de diferentes pruebas para diagnosticar la sordera. Una de ellas consiste en hacer que el paciente escuche con auriculares una variedad de tonos y señales, tanto cuando son audibles como cuando desaparecen. En una prueba complementaria se utiliza un dispositivo especial que se coloca detrás de la oreja y transmite los tonos al oído interno a través de un hueso del cráneo llamado mastoides. Si se reconocen estos tonos mejor que los amplificados por los auriculares, significa que el problema se localiza en el oído medio. Otra prueba consiste en tratar de entender ciertas palabras escuchándolas con auriculares.

Tratamiento de la sordera

La extracción de acumulaciones de cerumen sirve a veces paracontrarrestar ciertas formas de sordera. También se puede recurrir a la cirugía para reparar el tímpano o los huesecillos del oído medio.

Audífonos   El instrumento más común para amplificar el sonido es el audífono, disponible en varios modelos ajustables al interior del oído o a la parte posterior de la oreja y que no sólo amplifica sino que aclara los sonidos. Los audífonos no compensan totalmente la pérdida auditiva, pero sí facilitan la audición a muchas personas. Los audiólogos son especialistas en estos aparatos que ayudan a niños y adultos a elegir el modelo apropiado, los adaptan a cada cual y supervisan su uso.

Implantes de cóclea   El implante de cóclea es un mecanismo complejo que se encarga de hacer el trabajo de las delicadas celulas ciliares del oído interno. Se trata de un receptor colocado detrás de la oreja que capta las ondas sonoras y las transmite a otro receptor implantado quirúrgicamente en el interior del cráneo, cuya función es estimular los nervios que el cerebro utiliza para interpretar los sonidos. La intervención quirúrgica puede resultar muy cara y no da resultado en todos los casos, pero en algunos sí es una manera eficaz de restablecer parcialmente la audición.

Convivencia con la sordera

Por lo general, las personas con sordera total o parcial aprenden a leer los labios del prójimo y a hablar mediante el lenguaje de signos. Otras medidas para mejorar la vida cotidiana incluyen:

- subtitulado opcional en la pantalla, que reproduce por escrito los diálogos;
- lamparillas que parpadean cuando suena el teléfono o el timbre de la puerta;
- servicios telefónicos y teléfonos amplificados y con refuerzo de ciertas frecuencias;
- perros entrenados que alertan a sus dueños de ciertos sonidos como el timbre, el teléfono, el llanto de un bebé o una persona que los esté llamando a viva voz.

Mucha gente con sordera total o parcial se siente orgullosa de las diversas iniciativas de concienciación sobre la sordera, que han permitido a los sordos enriquecer la vida de los que sí oyen.

Fuentes

American Society for Deaf Children, PO Box 3355,
Gettysburg, PA 17325
Telephone (717)334-7922
Toll-free (800)942-2732
Facsimile (717)334-8808
http://www.deafchildren.org/home/home.html

American Speech-Language-Hearing Association,
10801 Rockville Pike, Rockville, MD 20852
Toll-free (800)638-8255
http://www.asha.org/

H.E.A.R. (Hearing Education and Awareness for Rockers),
PO Box 460847, San Francisco, CA 94146
Telephone (415)409-3277
http://www.hearnet.com/

U.S. National Institute on Deafness and Other Communication Disorders, 31 Center Dr., MSC 2320, Bethesda, MD 20892-2320
Telephone (301)496-7243
Toll-free (800)241-1044
Facsimile (301)402-0018
TTY (800)241-1055
http://www.nidcd.nih.gov

▶ *V. tamb.*

Carencias nutritivas

Enfermedades del corazón

Infección

Infecciones de los oídos

Rubéola

Tumor

Vértigo

Zumbido de oídos (acúfenos)

T

Tenias

Las tenias son gusanos intestinales largos y planos que infestan al ser humano y a muchas especies animales.

Conocidas por los zoólogos como cestodos, las tenias son muy infrecuentes los Estados Unidos, pero infestan al ser humano de casi todo el resto del mundo. Las especies más comunes en el hombre son la *Taenia saginata* del ganado vacuno, conocida vulgarmente como solitaria, y la *Taenia solium*, que corresponde a la tenia del cerdo. En su etapa adulta, estos gusanos permanecen en el intestino y no hacen mucho daño. Pero si la persona se infesta con las formaciones quísticas (inmaduras) de la tenia del cerdo, puede padecer de una enfermedad denominada cisticercosis, capaz de lesionar el cerebro. Esto plantea un importante problema de salud pública en muchos países tropicales.

¿Cuál es el ciclo vital de la tenia vacuna?

Normalmente, la tenia vacuna adulta mide la friolera de cuatro y medio a nueve metros de largo. Anida en el intestino delgado de la persona infestada, que suele albergar, cuando más, dos de estos gusanos. Las tenias usan la cabeza, conocida por escólex, para fijarse a la pared intestinal. Poseen de mil a dos mil segmentos o anillos corporales, denominados proglótides, cada uno de los cuales contiene de ochenta mil a cien mil huevos.

Los huevos de la tenia pueden subsistir en el medio ambiente durante meses o años. Cuando el ganado vacuno y otros hervíboros (aninmales que comen plantas) ingieren la vegetación contaminada por los huevos de la tenia, éstos pasan a la etapa de larvas*, lo que les permite perforar la pared intestinal. Las larvas penetran seguidamente en el tejido muscular, en el que forman quistes a manera de cápsulas rellenas de líquido. Si el ser humano

PALABRAS CLAVE
para búsquedas en Internet
y otras fuentes de consulta

Cestodos

Infestación

Neurocisticercosis

***larvas** Etapa intermedia en el ciclo vital de los gusanos comprendida entre el huevo y el adulto.

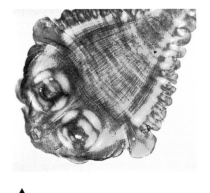

▲

La tenia del ganado vacuno, o *Taenia saginata*, usa la cabeza para fijarse al intestino. © *Science Photo Library/ Custom Medical Stock Photo.*

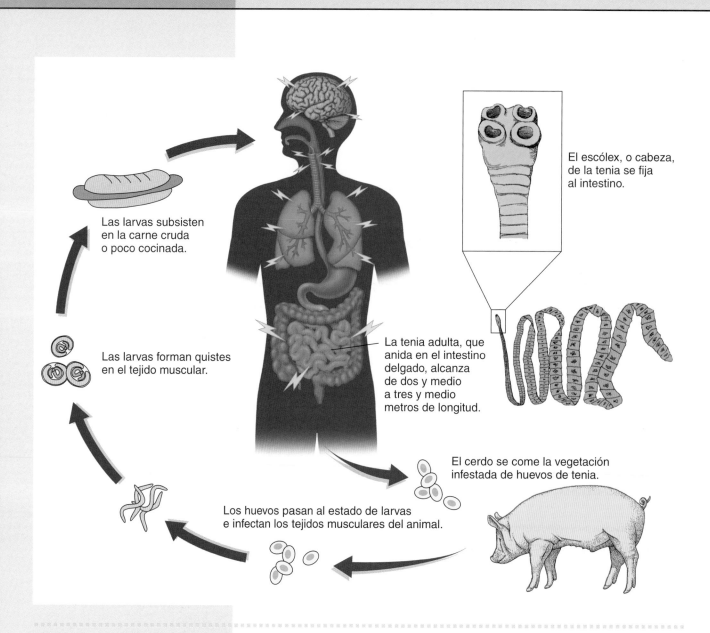

Las larvas subsisten
en la carne cruda
o poco cocinada.

Las larvas forman quistes
en el tejido muscular.

Los huevos pasan al estado de larvas
e infectan los tejidos musculares del animal.

El cerdo se come la vegetación
infestada de huevos de tenia.

La tenia adulta, que
anida en el intestino
delgado, alcanza
de dos y medio
a tres y medio
metros de longitud.

El escólex, o cabeza,
de la tenia se fija
al intestino.

▲

Ciclo vital de la tenia del cerdo.

come carne de vacuno cruda o poco cocinada que contenga tales quistes,
éstos alcanzarán la etapa adulta en espacio de unos dos meses. La tenia del
ganado vacuno adulta puede vivir más de treinta años.

¿Cuál es el ciclo vital de la tenia porcina?

La tenia del cerdo adulta es como la mitad de larga que la del ganado
vacuno, generalmente de unos dos y medio a cinco y medio metros.
Tiene, como ésta, un escólex con que fijarse a la pared intestinal, y su
cuerpo consiste en unos mil proglótides, cada uno de los cuales contiene
alrededor de cincuenta mil huevos.

El ciclo de este gusano es parecido al de la tenia del ganado vacuno,
salvo que infecta al cerdo y no a la vaca. Cuando el ser humano come
carne de cerdo cruda o poco cocinada que contiene quistes, éstos se

desarrollan y alcanzan la etapa adulta en el ser humano. Las tenias de cerdo adultas pueden vivir hasta 25 años.

Cisticercosis La tenia del cerdo también puede dar origen a una afección de carácter más grave, denominada cisticercosis. Esto les sucede a las personas que beben o comen algún producto de desecho contaminado por huevos de tenia porcina. Esos huevos se convierten en quistes en el intestino, y los quistes, transportados por la sangre, se propagan al resto del cuerpo, de preferencia al tejido muscular y al cerebro.

Síntomas de infección por tenias

Las infestaciones por la tenia del ganado vacuno producen síntomas leves que pueden incluir diarrea, dolores abdominales y pérdida de peso. Las infestaciones por la tenia del cerdo generalmente no producen síntomas. Sin embargo, la cisticercosis puede causar dolores musculares, debilidad y fiebre. Si se afecta el sistema nervioso central, puede ocasionar epilepsia* o inflamación del cerebro y las meninges (membranas de recubrimiento cerebral), afección que se conoce como meningoencefalitis.

Diagnóstico y tratamiento

El examen microscópico revela la presencia de huevos y proglótides de tenia en las heces humanas. Pero para el diagnóstico diferencial—para saber si se trata de una tenia de vacuno o de cerdo—será necesario extraer y examinar un escólex. Sin embargo, raras veces se hace tal cosa, puesto que los médicos suelen recetar la misma medicina para las dos clases de infestación. Las heces de la persona afectada se examinan a los 3 y a los 6 meses del tratamiento, para cerciorarse de que haya desaparecido la infestación.

Para el diagnóstico de la cisticercosis suelen examinarse los músculos y el cerebro por medio de la tomografía computada (TC)*, que permite visualizar los quistes. La confirmación se logra mediante análisis de sangre en busca de anticuerpos, que son las sustancias elaboradas por el organismo para combatir los parásitos. La cisticercosis se trata también con medicamentos, aunque en casos excepcionales es necesario recurrir a la extirpación quirúrgica.

Prevención Las infestaciones por tenias se pueden evitar cocinando bien la carne hasta que sus jugos se aclaren y las partes centrales dejen de presentar color rosáceo. Esto asegura la destrucción de todo quiste que contenga la carne.

Fuente

National Center for Infectious Diseases, 1600 Clifton Rd., Mailstop C-14, Atlanta, GA 30333
Toll-free (888)-232-3228
http://www.cdc.gov/ncidod

* **epilepsia** Trastorno en el que la persona afectada sufre crisis convulsivas repetidas, caracterizadas por sacudidas, rigidez corporal y breve pérdida del conocimiento.

* **tomografía computada (TC)** También llamado tomografía axial computarizada (TAC) o escáner, es un estudio radiológico que, gracias a un tratamiento informático especial, permite obtener imágenes del interior del cuerpo en secciones o "rodajas".

▶ *V. tamb.*
Encefalitis
Enfermedades parasitarias
Gusanos (Parásitos)

Terrores nocturnos *Véase* Trastornos del sueño

Tétanos

PALABRAS CLAVE
para búsquedas en Internet
y otras fuentes de consulta

Infecciones bacterianas

Vacunación

Se trata de una de las más antiguas enfermedades que afligen a la humanidad. Ataca al sistema nervioso central, lo que provoca trismo (contracción de los músculos maseteros) y otros síntomas. El tétanos se debe a la infección de una herida por la bacteria Clostridium tetani.

¿Que es el tétanos?

El germen de la especie *Clostridium tetani* se encuentra en los suelos y en las heces de los animales. Produce esporas, que son una forma bacteriana especial, capaz de resistir las temperaturas elevadas y los desinfectantes. Si las esporas invaden la piel a través de una herida, suelen dar lugar a una forma aún más activa de *Clostridium tetani*, que puede producir una toxina sumamente venenosa, productora de los síntomas del tétanos.

Esta enfermedad es muy poco frecuente en los Estados Unidos (alrededor de cien casos al año), gracia a la vacunación general de los niños, pero es mucho más frecuente en países que no cuentan con rigurosas pautas de inmunización. Los afectados de tétanos en los Estados Unidos tienden a ser personas de edad avanzada, y muchos de ellos no han sido debidamente vacunados contra el tétanos. La enfermedad, si no se trata, puede ser mortal.

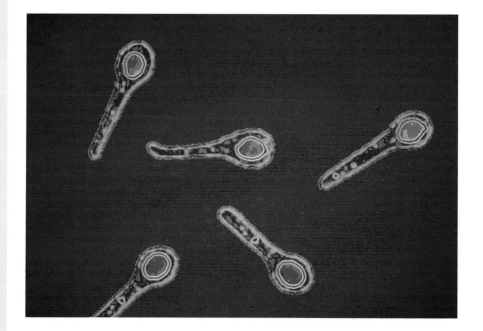

▶ Esporas de *Clostridium tetani* ampliadas a 3 000 aumentos respecto de su tamaño real. © *Alfred Pasieka, Peter Arnold, Inc.*

¿Cómo se adquiere el tétanos?

Se adquiere a través de un herida abierta. Si la persona pisa un clavo de punta, por ejemplo, podrá enfermarse a consecuencia de la contaminación por las esporas del germen bacteriano del tétanos. Estos gérmenes producen una toxina (veneno) que afecta al sistema nervioso central. Por cuanto las esporas no pueden germinar, y las bacterias no pueden vivir, en ambientes con altas concentraciones de oxígeno (son anaeróbicas), las heridas a las que no afluye mucha sangre o no están expuestas a la atmósfera tienen mayor probabilidad de infectarse de tétanos.

Una vez las bacterias tetánicas han invadido el cuerpo, los síntomas pueden tardar de 3 a 50 días (con término medio de 5 a 10 días) en aparecer.

Síntomas

La rigidez de la mandíbula (trismo) es el síntoma más común del tétanos y es lo que hace que la persona afectada tenga dificultad para abrir la boca. La rigidez se extiende a otros músculos (de la espalda, del abdomen, de la cara). Cuando se vuelven rígidos los músculos faciales, parece como si el afectado tuviese siempre una sonrisa fija (risa sardónica).

El enfermo puede también manifestar fiebre, sudar profusamente, tener el pulso acelerado, sentirse inquieto y sufrir espasmos musculares. El ruido y la luz pueden provocarle contracciones convulsivas. Y en los niños se dan casos en que no pueden mamar la leche materna por haber perdido la facultad de succionar.

Diagnóstico y tratamiento

No existe ningún análisis o prueba fiable para diagnosticar esta enfermedad. Su detección suele basarse en los síntomas de la persona afectada

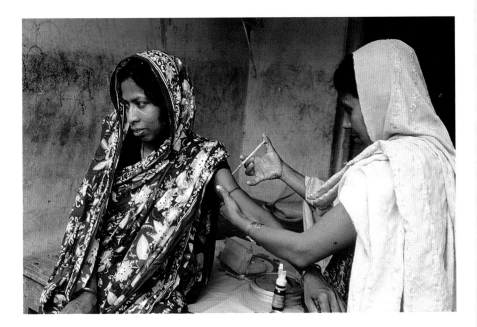

La profesional sanitaria administra la vacuna contra el tétanos a esta mujer embarazada, en Bangladesh. © *Shehzad Noorani/Still Pictures/Peter Arnold, Inc.*

y en los antecedentes de heridas recientes. Lamentablemente, le es más fácil al médico diagnosticar la enfermedad en sus etapas tardías que en las tempranas. Algunos de los síntomas son comunes a los de otras enfermedades.

Una vez que se ha diagnosticado la presencia del tétanos, se le debe dar al paciente una antitoxina en forma de inyección. La antitoxina contiene anticuerpos que se fijan a la toxina tetánica y la neutralizan. Al mismo tiempo, el paciente es vacunado contra esta enfermedad. Tras la administración de la antitoxina, se limpian bien las zonas infectadas. Seguidamente se le dan al enfermo antibióticos, con objeto de destruir las bacterias existentes en la herida, y otros medicamentos para aliviar los síntomas presentes. En algunos casos se recurre a la ventilación mecánica (respirador) para regularizar la respiración del paciente. Se suele colocar a éste en un ambiente silencioso y oscuro, ya que la luz y el ruido exacerban los síntomas de la enfermedad.

Medidas preventivas

El tétanos se puede prevenir con la vacuna. En los Estados Unidos, la vacuna contra el tétanos suele darse a los niños simultáneamente con la vacuna contra la difteria (infección bacteriana que produce dolor de garganta y fiebre) y con la vacuna contra la tos ferina (conocida también por pertusis y, en algunos países de América, como coqueluche). La vacuna antitetánica protege al individuo por espacio de 10 años, pasados los cuales se recomienda una inyección de refuerzo. Cuando uno tiene una herida en la piel y no ha recibido la vacuna durante más de 10 años, se administran inyecciones de antitoxina tetánica, por si acaso.

DESCUBRIMIENTO DEL TÉTANOS

El médico alemán Arthur Nicolaier descubrió el bacilo del tétanos en 1884. Sin embargo, no pudo obtenerlo en cultivo puro, que le hubiese permitido estudiarlo con mayor detenimiento. Por lo menos, pudo confirmar que la bacteria engendraba la toxina del tétanos inyectando a animales con tierra de jardín que contenía la bacteria y observando los síntomas resultantes. Cinco años después el bacteriólogo japonés Shibasaburu Kitasato logró un cultivo puro y al año siguiente una antitoxina eficaz. Tras la primera guerra mundial, unos investigadores británicos perfeccionaron otra antitoxina aún más eficaz, que se utilizó después de la segunda guerra mundial al instituirse la inmunización activa de todos los niños.

Fuentes

U.S. Centers for Disease Control and Prevention, National Immunization Program, 1600 Clifton Rd. NE, Mailstop E-05, Atlanta, GA 30333
Toll-free (800)232-2522 (English)
Toll-free (800)232-0233 (Spanish)
Facsimile (888)-232-3299
TTY (800)243-7889
http://www.cdc.gov/nip

Tics   *Véase* Síndrome de Gilles de la Tourette

Tifus

Conjunto de infecciones causadas por una bacteria tipo Rickettsia, *que se propaga a través de parásitos, como el piojo, que viven a costa del ser humano u otras especies animales de sangre caliente, tales como el ratón y la rata.*

PALABRAS CLAVE
para búsquedas en Internet y otras fuentes de consulta

Enfermedades por rickettsias

Piojos

Tifus endémico

Tifus exantemático

Tifus murino

Guerra, hambre y tifus

A lo largo de la historia, la guerra y el hambre han producido brotes de tifus, conjunto de infecciones propagadas por parásitos que viven a costa del ser humano y de otras especies animales, como el ratón y la rata. Durante la segunda guerra mundial, el tifus se difundió por toda Europa, el norte de África y las islas de Oceanía, y mató a miles de prisioneros en los campos de concentración alemanes. Las epidemias de tifus siguen siendo una grave amenaza para países con desintegración social o azotados por calamidades naturales como los terremotos o las condiciones de vida poco sanas.

¿Qué es el tifus?

Se trata de un conjunto de enfermedades causas por las rikettsias, grupo inusual de bacterias. Las rickettsias, como otras bacterias, pueden ser destruidas por los antibióticos. Sin embargo, se parecen a los virus en que tienen que invadir a la célula huésped para reproducirse. Existen tres clases de tifus: epidémico, murino y exantemático.

- **El tifus epidémico**, causado por la *Rikettsia prowazekii,* es una forma grave de la enfermedad, diseminada por el piojo que habita en el ser humano. En los Estados Unidos, esta clase de tifus también se difunde por los piojos a las ardillas voladoras. A veces los síntomas del tifus reaparecen años después del ataque

---

EPIDEMIAS DE TIFUS

Es probable que el tifus existiera ya en la Antigüedad, aunque la primera descripción clara de esta enfermedad data del siglo XI, con motivo de un brote que se produjo en un monasterio siciliano. El tifus alcanzó proporciones de epidemia en el año 1489, durante el sitio de Granada, desde donde se propagó al resto de Europa.

Encontramos también el tifus en las Américas, aunque hay cierta polémica en cuanto a que fueran los exploradores españoles los que lo trajeron consigo en el siglo XVI o a que la enfermedad ya la conocieran los aztecas y otras sociedades precolombinas.

A principios del siglo XIX, la incidencia de tifus aumentó espectacularmente en Europa. Y en el siglo XX, la enfermedad se difundió por toda Europa, el norte de África y las islas de Oceanía, y causó miles de muertos en los campos de concentración alemanes.

---

original y esto recibe el nombre de enfermedad de Brill-Zinsser. Este tifus es más benigno que el epidémico.

- **El tifus murino**, debido a la *Rickettsia typhi,* es otra forma menos grave de la enfermedad y se difunde por pulgas de las ratas, ratones y otros roedores.

- **El tifus exantemático**, atribuido a la *Rickettsia tsutsugamushi,* es la forma de la enfermedad que se da en la zona de Asia y el Pacífico delimitada por el Japón, Australia y el subcontinente de la India. Se propaga por medio de los ácaros a las ratas, los ratones de campo y otros roedores.

¿A quién afecta el tifus?

Tanto el tifus epidémico como el murino están diseminados por todo el mundo. Ahora bien, el tifus epidémico suele ser más frecuente en situaciones en que reinan malas condiciones higiénicas y hacinamiento. Es una forma de tifus muy poco frecuente en los Estados Unidos En cambio, el tifus murino es más común en zonas infestadas por ratas. Es el único que se da periódicamente en los Estados Unidos, y así y todo, son menos de 100 los casos registrados anualmente, de preferencia en Texas y California.

¿Qué les sucede a las personas que contraen el tifus?

Síntomas   Los síntomas de esta enfermedad incluyen fiebre, dolor de cabeza, escalofríos y dolores generalizados que dan lugar a exantema (erupción cutánea). El exantema se disemina por la mayor parte del cuerpo, pero generalmente no afecta al rostro, la palma de las manos o la planta de los pies. En el caso del tifus murino, los síntomas son parecidos, pero más leves. Tanto en el tifus epidémico como en el exantemático, la fiebre puede alcanzar los 40 o 41 °C (104 o 106 °F) y permanecer elevada durante dos semanas. El dolor de cabeza es muy intenso. En los casos graves de tifus, la tensión arterial puede descender a valores peligrosos. En estas condiciones, el paciente experimentará confusión mental, convulsiones, coma o incluso la muerte. De ahí nos viene el nombre de la enfermedad, tifus, que procede del griego "*typhos*" (humo, nube o estupor causado por la fiebre).

Diagnóstico y tratamiento   Se recurre a los análisis de sangre para determinar si el paciente tiene o no el tifus por infección de rickettsias. Los enfermos de tifus que reciben antibióticos generalmente se recuperan. Si se les trata pronto, suelen mejorar rápidamente. Si se demora el tratamiento, la mejoría es más lenta y la fiebre dura más. Si se les deja sin tratar, la enfermedad puede lesionar distintos órganos y conducir al coma e incluso a la muerte.

Prevención   Las medidas profilácticas contra el tifus se basan en evitar las malas condiciones higiénicas, puesto que favorecen la propagación de la enfermedad. Siempre es aconsejable evitar en lo posible el contacto o convivencia con animales, tales como la rata y el ratón, por ser posibles portadores de la enfermedad. Deben tener especial cuidado los que viajan a lugares donde se da el tifus. Para impedir su propagación, es preciso destruir los piojos corporales de las personas infestadas hirviendo o tratando al vapor su vestimenta.

Fuentes

U.S. Centers for Disease Control and Prevention, 1600 Clifton Rd., Atlanta, GA 30333
Telephone (404)639-3534
Telephone (404)639-3311
Toll-free (800)311-3435
Information Hotline (888)-232-3228
Public Health Emergency Preparedness & Response (888)-246-2675 (English)
Public Health Emergency Preparedness & Response (888)-246-2857 (Spanish)
Public Health Emergency Preparedness & Response
TTY 866-874-2646
Office of Public Inquiries (800)311-3435
TTY (404)639-3312
http://www.cdc.gov/

▶ *V. tamb.*
Infecciones bacterianas
Piojos (Pediculosis)
Rickettsiosis maculosa

Tiña

PALABRAS CLAVE
para búsquedas en Internet
y otras fuentes de consulta

Tiña

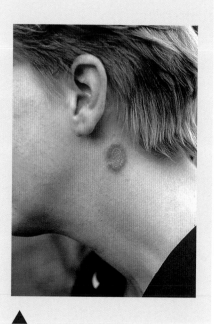

La erupción rojiza detrás de la oreja es un ejemplo de la tiña corporal, o *tinea corporis. John Hadfield, Science Photo Library/Photo Researchers, Inc.*

La tiña es una infección micótica (producida por hongos) de la piel, el cuero cabelludo o las uñas.

¡La tiña no es producida por un gusano! Es más bien una infección micótica común, que puede aparecer en cualquier parte del cuerpo. El nombre proviene del aspecto de esta infección en la piel, en forma de anillo, con un borde rojizo elevado. La tiña se produce por contacto directo o indirecto con personas, animales o tierras infectadas. El término médico para la tiña es "dermatofitosis."

Signos y síntomas

La tiña aparece en la piel como una mancha o anillo plano, de forma circular, o a veces ovalado, que se extiende progresivamente. La mancha puede contener líquido o pus, pero por lo general es seca y escamosa o húmeda y costrosa. A veces aparecen varios anillos en una misma mancha. La tiña tiene varias formas y diversos nombres:

- La tiña del pie se llama "pie de atleta" o *tinea pedis.*
- La tiña de la ingle se llama "picazón del deportista" o *tinea cruris.*
- La tiña del cuero cabelludo se llama *tinea capitis.* Suele comenzar como un grano semejante a una pústula, antes de que se extienda como una mancha calva, fina y escamosa. Puede hacer que el cabello se vuelva frágil y se caiga. Se transmite mediante sombreros o peines que se comparten con otras personas.
- La tiña de las uñas se llama *tinea unguium.* Suele afectar a una o más uñas de los pies o de las manos. La infección hace que la uña se vuelva frágil, descolorida y gruesa.
- La tiña corporal suele llamarse *tinea corporis.*

Diagnóstico y tratamiento

La tiña es relativamente fácil de diagnosticar y curar. El médico puede realizar una sencilla prueba para confirmar la presencia del hongo. El tratamiento, por lo general, consiste en utilizar una crema antifúngica durante unas dos semanas o en tomar por vía oral medicamentos recetados durante un periodo de dos a cuatro semanas. El tratamiento de las infecciones de las uñas es más difícil y suele exigir más tiempo.

La tiña se propaga fácilmente de una persona a otra, por lo que es importante seguir las instrucciones del médico, lavar bien y con frecuencia la ropa de vestir y la de cama, así como mantener una buena higiene personal.

▶ *V. tamb.*

Infecciones por hongos

Tiña del pie (pie de atleta)

Trastornos cutáneos

Tiña del pie (pie de atleta)

El pie de atleta es una infección cutánea causada por hongos (infección micótica) que se manifiesta en la planta del pie y en los espacios interdigitales (entre los dedos).

¿Qué es la tiña del pie?

El cuerpo humano alberga diferentes tipos de hongos, en su mayoría inocuos. Sin embargo, en el caso del llamado pie de atleta, la infección se debe a un grupo de hongos denominados dermatofitos—microorganismos* que viven en la piel, el pelo y las uñas. Los dermatofitos necesitan un ambiente cálido y húmedo para desarrollarse y reproducirse, aunque, en realidad, cualquier persona con los pies húmedos y sudorosos es propensa al pie de atleta. Esta enfermedad también recibe en latín médico el nombre de *Tinea pedis.*

¿Cómo se contrae el pie de atleta?

La tiña del pie es una enfermedad relativamente contagiosa*. Los lugares más habituales para contraerlo son los más húmedos: duchas públicas, piscinas, toallas húmedas, alfombrillas de baño. Las personas que acostumbran a llevar siempre los mismos zapatos o playeras tienen mayor probabilidad de contraer el pie de atleta. También las que usan zapatos o calcetines hechos de materiales sintéticos* del tipo de goma, vinilo o nailon. Cualquier elemento que mantenga el pie caliente, húmedo y sudoroso ayuda a que el hongo crezca y sobreviva.

Síntomas

Los síntomas del pie de atleta son muy específicos y presentan diferente intensidad, según el caso y el paciente. Algunos de estos síntomas son quemazón y escozor en la planta de los pies y entre los dedos; otro puede ser picor extremo. La piel adquiere un color rojizo, escamoso, se humedece y, a veces, se cuartea.

Diagnóstico y tratamiento

Diagnóstico   Resulta fácil diagnosticar la tiña del pie, ya que los hongos que lo causan son muy conocidos. No obstante, para tener la absoluta certeza, el médico puede tomar una pequeña muestra de la piel descamada y dejar que el posible hongo crezca en el laboratorio: de confirmarse su presencia, se podrá identificar la enfermedad.

Tratamiento   La mayor parte de los casos de pie de atleta pueden curarse con cremas o pulverizadores antifúngicos que se aplican directamente sobre la piel para eliminar el hongo. Muchos de estos productos

PALABRAS CLAVE
*para búsquedas en Internet
y otras fuentes de consulta*

Dermatofitos

Tiña del pie

* **microorganismos** Organismos tan pequeños que sólo pueden verse al microscopio, como los hongos, bacterias y virus.

* **contagioso/a** Que se transmite de una persona a otra.

* **sintético/a** Producido artificial o químicamente, en vez de ser un producto natural.

se venden sin receta en las farmacias. Si la infección persiste, los médicos recetan cremas más fuertes y, en ocasiones, medicación antifúngica de administración oral. Cuando, además de la infección micótica, hay una infección bacteriana, el médico puede prescribir antibióticos que destruyan la bacteria.

Medidas preventivas

Las personas propensas a esta enfermedad pueden tomar medidas sencillas para prevenirla. La más importante es mantener los pies tan secos como sea posible, ya que la sequedad no les es propicia a los hongos. En este sentido, puede ser muy útil dedicar unos minutos después de la ducha, el baño o la piscina a secar cuidadosamente los pies. He aquí otras medidas de prevención:

- usar sandalias y evitar ir descalzos en piscinas o en duchas públicas;
- usar calzado con ventilación, como zapatillas con agujeritos que dejen entrar y salir aire;
- tratar de utilizar calzado de pie o cuero en vez de materiales sintéticos como el vinilo o el nailon;
- usar calcetines de algodón o lana en vez de los de poliéster;
- procurar, en la medida de lo posible, no utilizar el mismo par de zapatos o zapatillas todos los días, ya que el cambio de calzado da tiempo a que el primer par pueda secarse después de su uso.

Fuente

American Podiatric Medical Association, 9312 Old Georgetown Rd., Bethesda, MD, 20814-1621
Telephone (301)581-9200
Toll-Free (800)ASK-APMA
http://www.apma.org

▶ *V. tamb.*

Infecciones por hongos
Tiña

Tiña inguinal   *Véase* Infecciones por hongos (tambien micosis y enfermedades fúngicas); Tiña

---

Tonsilitis

Se trata de una infección de las amígdalas, formaciones de tejido linfoide situadas en el fondo de la boca, cerca de la abertura de la garganta.

Hasta hace unos decenios era muy común la extirpación de las amígdalas en la niñez. Hoy, muchos adultos todavía recuerdan las cantidades ilimitadas de helado que se les sirvieron para calmar el dolor postoperatorio que sentían en la garganta. En la actualidad, es poco frecuente esa extirpación, a menos que las amígdalas se hayan venido infectando reiteradamente o se hayan hecho tan grandes que obstruyen la respiración.

¿Qué es la tonsilitis?

Las amígdalas, conocidas también por *tonsilas* son unas acumulaciones de tejido linfoide* que intervienen en la lucha del organismo para prevenir y combatir las infecciones. Sin embargo, a veces las mismas amígdalas se infectan por virus o bacterias, se inflaman y, en ocasiones, se recubren de puntitos blancos o de pus. Esto suele suceder con la faringitis*, la gripe u otras infecciones respiratorias*.

El primer síntoma de tonsilitis es el dolor de garganta. Pueden seguirle fiebre y escalofríos, y los ganglios linfáticos de la mandíbula y del cuello se hinchan y duelen. Son comunes el cansancio y la pérdida de apetito. Puede dificultarse la deglución (el tragar). Y a veces hay también presente una infección del oído medio, por haberse obstruido una de las trompas de Eustaquio, el par de tubos que conectan la garganta con el oído medio.

¿En quién se da la tonsilitis?

Puede afectar a cualquiera, pero es más común en los niños. El médico tratará de averiguar si la tonsilitis se debe a un virus o a una bacteria. Al efecto, utiliza un hisopo de algodón para restregar la zona de la amígdala y recoger de esta manera muestras que pueden examinarse al microscopio en busca de estreptococos, las bacterias que ocasionan la faringitis estreptocócica, tratable con antibióticos. Pero si la tonsilitis se debe a un virus, los antibióticos no tendrán efecto. Las propias defensas del organismo tendrán que combatir al virus.

Un analgésico que no contenga aspirina puede aliviar el dolor de garganta. La comida blanda, en forma de sopas, batidos de leche y polos (palitos helados) también pueden ser útiles. Es muy importante el reposo, como lo es el beber líquidos en abundancia. La mayoría de los enfermos empiezan a mejorar dentro de los 5 días después del comienzo del dolor de garganta. Pero el dolor puede persistir si la tonsilitis se debe a un virus.

Medidas preventivas

La mejor manera de evitar un episodio de tonsilitis consiste en huir del contacto íntimo con las personas que tienen infecciones respiratorias. Esto es de especial importancia para aquéllos que hayan experimentado la tonsilitis anteriormente. Se procurará no compartir el uso de tazas y otros utensilios con las personas que tengan dolor de garganta o que tosan y estornuden. Y siempre es de gran importancia lavarse las manos con frecuencia, a fin de evitar la propagación de esta infección y otras.

* **tejido linfoide** Es el tejido desde el cual los glóbulos blancos de la sangre combaten a los microbios invasores.

* **faringitis** Lo que coloquialmente se llama inflamacion de garganta.

* **respiratorio/a** Se refiere a las vías por las que se respira e incluye también a los pulmones.

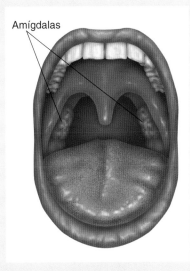

Amígdalas

▲

Anatomía de las amígdalas.

903

PALABRAS CLAVE
para búsquedas en Internet
y otras fuentes de consulta

Catarro

Infección

Sistema respiratorio

Tos ferina

*mucosidad También llamada moco, es una secreción espesa y resbaladiza que tapiza el interior de muchas partes del cuerpo.

¿Se tratará de extirpar el problema de raíz?

Los episodios repetidos de tonsilitis puede que induzcan al médico a recomendar la amigdalectomía, o sea, la extirpación quirúrgica de las amígdalas. A menudo el cirujano quita al mismo tiempo las vegetaciones adenoides, que son también bultos de tejido linfoide situados junto a las amígdalas. La cirugía puede que esté indicada si el niño ha sufrido ya repetidas infecciones. Durante muchos años fue una operación muy común, pero hoy en día no lo es tanto. En ciertos casos, se extirpan las amígdalas para aliviar problemas de apnea, trastorno que detiene repetidamente la respiración durante breves instantes en pleno sueño.

Tos ferina (coqueluche, pertusis)

La tos ferina, conocida también como pertusis, y en algunos países de América como coqueluche, es una infección del sistema o aparato respiratorio provocada por bacterias de la especie Bordetella pertussis.

¿Qué se entiende por tos ferina?

Se trata de una infección del sistema o aparato respiratorio que se da predominantemente en el lactante y en el niño de corta edad. Se debe, en realidad, a dos especies del mismo género: la *Bordetella pertussis* y la *Bordetella parapertussis*.

¿Cómo afecta al niño?

Síntomas   La tos ferina puede durar hasta 7 semanas. Durante las dos primeras semanas, el niño se siente cansado y con fiebre, y presenta una tos breve, seca ("golpe de tos"), que se intensifica de noche.

En las semanas inmediatas, el niño experimenta accesos de tos que duran varios minutos, durante los cuales inspira aire ruidosamente al respirar en forma brusca. También suele expectorar mucosidad*, que puede atragantarlo y hacerle vomitar. En ciertos casos, la tos ferina infecciones de los oídos y en neumonía. Los accesos de tos son muy agotadores y perturban o impiden el sueño.

En las semanas finales del episodio, cuando comienza la recuperación, la tos se hace menos frecuente y cesa el vómito.

Diagnóstico   Los padres y el médico, al escuchar el sonido típico de la tos, a menudo infieren que se trata de tos ferina. El médico tal vez tome un frotis de mucosidad de la nariz o de la garganta para su examen microscópico en busca de las bacterias *Bordetella pertussis* y *Bordella parapertusis*

Tratamiento   Por lo general, el tratamiento consiste en procurar la máxima comodidad al paciente hasta que la infección desaparezca es-

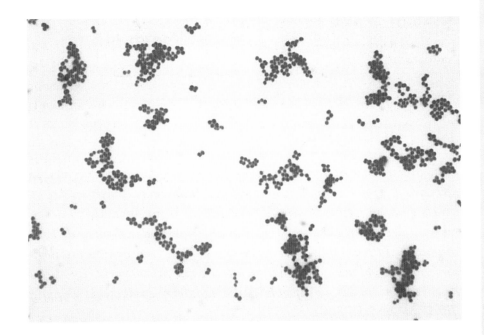

La bacteria *Bordetella pertussis*, vista al microscopio. © *George J. Wilder/Visual Unlimited.*

pontáneamente. Es posible que el médico recete un soporífico (para facilitar el sueño) y generalmente recomendará comidas ligeras o tentempiés frecuentes para reponer las materias nutricias expelidas en el vómito. A veces, se le extraerán al niño, por succión, las mucosidades pulmonares para facilitarle la respiración. Puede que el médico recete antibióticos para combatir infecciones de los oídos y la neumonía, y para impedir que la enfermedad se propague a los familiares, si bien la duración de la tos no se puede acortar con antibióticos. La tos ferina puede revestir carácter grave en el lactante y en el niño de corta edad, hasta el punto de que a veces el médico recomendará la hospitalización del paciente.

Prevención

En los Estados Unidos, los lactantes y los niños de corta edad reciben la vacuna de la tos ferina como parte integrante de los programas normales de inmunización infantil. Para poder ingresar en la escuela, los niños deben haber recibido la vacuna contra la tos ferina, juntamente con otras contra diversas enfermedades.

La inmunización con formas anteriores ("con células enteras") de la vacuna contra la tos ferina solía llevar aparejados ciertos efectos secundarios*, con reacciones que incluían fiebre, irritabilidad, y, en raras ocasiones, convulsiones. Hoy se cuenta con una nueva vacuna "acelular" (sin células) que produce menos efectos secundarios pero que también protege contra la tos ferina.

La vacunación en edad infantil no confiere inmunidad de por vida. Convendrá, pues, que los adultos consulten al médico para ver si necesitan inyecciones de refuerzo de la vacuna.

* **efectos secundarios** Síntomas indeseables causados por las vacunas y los mediamentos.

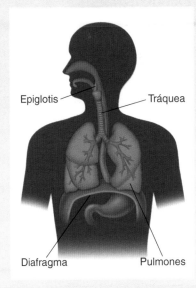

Epiglotis — Tráquea
Diafragma — Pulmones

La tos ferina puede producir fiebre y golpes de tos debidos al espasmo de la glotis conforme el aire es expelido de los pulmones.

▶ *V. tamb.*

Infecciones bacterianas

Toxemia del embarazo   *Véase* Complicaciones del embarazo

Toxicomanía

La toxicomanía es el abuso del alcohol, el tabaco, las drogas ilegales, los fármacos de prescripción, y otras sustancias (tales como diluyentes de pintura o gases en forma de aerosol) que alteran el funcionamiento del cerebro y del cuerpo humano. Es posible abusar de algunas de estas sustancias sin tener que depender de ellas física, emocional o psicológicamente, pero el uso prolongado tiende a crear dependencia. En el caso de ciertas sustancias, la dependencia se adquiere rápidamente y es muy difícil dar marcha atrás.

¿En que consiste la toxicomanía?

El abuso de ciertas sustancias constituye un grave problema en los Estados Unidos Los aficionados a ellas pueden enfermarse, destruir sus relaciones personales con otros, arruinar su vida y la de sus familiares, e incluso morir. La toxicomanía contribuye a accidentes de todo género, a la delincuencia y a la violencia en el seno de la familia, y a la pérdida de productividad en el trabajo.

El abuso de sustancia es el uso de cualquier sustancia tóxica con fines aberrantes o en cantidades excesivas. Toda sustancia química, bien sea legal o ilegal, tiene repercusiones en la salud del individuo cuando se usa indebidamente. Entre las sustancias químicas de las cuales se abusa con mayor frecuencia en los Estados Unidos se destacan las siguientes:

- bebidas alcohólicas
- anfetaminas
- esteroides anabolizantes
- cocaína
- sedantes
- alucinógenos
- inhalantes
- mariguana
- narcóticos
- fármacos de prescripción
- medicamentos de venta libre
- tabaco

La toxicomanía en los Estados Unidos.

La Organización Mundial de la Salud (OMS) y los Centros de Control y Prevención de Enfermedades de los Estados Unidos llevan cuenta de las cifras estadísticas relativas a los problemas de salud atribuibles a la toxicomanía. He aquí algunos datos notables:

- Casi dieciséis mil personas fallecieron en los Estados Unidos en 1997 como resultado del abuso de sustancias tóxicas legales e ilegales. Esta cifra es el doble de la mortalidad registrada por esta causa a fines de los años setenta y principios de los ochenta del siglo XX. Pero no incluye las muertes relacionadas directamente con el abuso de drogas, tales como homicidios, accidentes o muertes de bebés afectados por el uso materno de sustancias tóxicas. Tampoco incluye las muertes atribuibles al uso de otras sustancias adictivas como el alcohol y el tabaco.

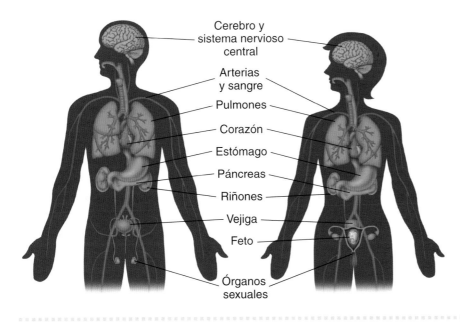

Cerebro y
sistema nervioso
central

Arterias
y sangre

Pulmones

Corazón

Estómago

Páncreas

Riñones

Vejiga

Feto

Órganos
sexuales

El abuso de sustancias tóxicas y la
adicción a ellas afectan a numerosas
partes del cuerpo.

Dependencia y adicción Hay quienes pueden abusar de ciertas sustancias tóxicas sin llegar a depender de ellas física, emocional o psicológicamente, si bien el uso prolongado de tales sustancias a menudo conduce a la dependencia. Cuanto más se usan, mayor la tolerancia, y mayores las dosis de ellas que se necesita para lograr el mismo efecto. Algunas de estas sustancias crean adicción muy rápidamente.

La adicción es una clase especial de dependencia, en la que el individuo experimenta la necesidad compulsiva de usar las sustancia tóxicas sin detenerse a considerar las consecuencias. Los que sufren de adicción psicológica necesiten consumir la sustancia tóxica para sentirse satisfechos. Los que tienen sólo adicción física se sienten enfermos y experimentan síntomas físicos de abstinencia si dejan de usar la droga. La clase y riesgo de dependencia varían según la sustancia tóxica de que se trate. La toxicomanía se da en individuos de todas las edades, desde el niño al anciano, y no excluye a los que poseen una buena formación académica o se desempeñan en trabajos y cargos profesionales.

Alcohol

Si bien normalmente no se consideran perjudiciales las bebidas alcohólicas cuando se consumen con moderación (dos bebidas al día en el caso de los varones y una tratándose de mujeres o ancianos), millones de estadounidenses abusan del alcohol o son alcohólicos (físicamente dependientes del alcohol). En una encuesta nacional realizada en 1996 se descubrió que 11 millones de habitantes del país eran bebedores empedernidos y que 30 millones se embriagaban (con más de cinco bebidas en cada ocasión). Esta última cifra incluye a 1,9 millones de alcohólicos y 4,4 millones de individuos, de edades comprendidas entre los 12 y 20 años, que beben hasta emborracharse.

■ La tasa de mortalidad por toxicomanía de los estadounidenses también ha aumentado, de tres muertes por 100 000 habitantes registradas en 1980 a seis muertes por 100 000, en 1997. Entre las razones del aumento se citan el uso cada día más frecuente de la cocaína *crac* (refinada y más potente que la original) y de una variedad de heroína también más potente.

■ Sin embargo, el uso general de sustancias tóxicas en los Estados Unidos se redujo a la mitad entre mediados de los años ochenta y fines de los noventa. El uso máximo se acusó en 1979, año en que 25 millones de habitantes informaron de haber usado drogas ilegales por lo menos una vez en el mes anterior a la encuesta. A fines de la década de los noventa, esa cifra había descendido a 13 millones, o aproximadamente el seis por ciento de las personas de 12 años o más.

... y en el mundo

- Alrededor de quince millones de personas "presentan un riesgo significativo para su salud" al abusar de las drogas, señaló la Organización Mundial de la Salud en 1996. Se atribuyen a la inyección de drogas de cien mil a doscientas mil muertes por año, en su mayoría debidas a la adquisición del sida y la hepatitis a través de las jeringuillas compartidas.

- El uso de drogas se está estabilizando en muchos países industrializados; pero el de drogas inyectables aumenta en las naciones en desarrollo de África y Asia, lo que conduce a un incremento en los casos de hepatitis, infecciones por VIH y sida.

- La mariguana figura entre las drogas de mayor utilización por todo el mundo. En 1997 se calculaba que ciento cuarenta y un millones seres humanos, o sea el dos por ciento de la población mundial, habían consumido la mariguana alguna vez.

---

* **paranoia** Trastorno psíquico basado en delirios de persecución o de grandeza. Los que sufren los primeros creen equivocadamente que alguien los persigue para perjudicarlos. En cambio, los que padecen los segundos creen equivocadamente que son personas muy importantes y de mucha capacidad.

* **psicosis** Enfermedad mental de carácter grave que conduce a albergar pensamientos y conductas reñidos con la realidad.

El alcohol deprime el sistema nervioso central, interfiere con los mensajes de entrada y salida del cerebro y altera la forma en que sienten, ven, oyen y se mueven los que lo consumen. El abuso del alcohol lleva en ocasiones a la pérdida de la coordinación muscular, a la agresión contra los amigos, al embotamiento del juicio, a conducir vehículos automotores en plena borrachera, a la ira repentina y a toda clase de peleas; o bien a correr riesgos insensatos, a vomitar en forma violenta o al arresto por conducta anormal bajo la influencia del alcohol.

Los alcohólicos corren el riesgo de adquirir enfermedades y problemas graves, incluso mortales. El alcohol incrementa la propensión a ciertos cánceres y ataca al hígado y al cerebro, a la vez que perjudica al sistema inmunitario. La mujer embarazada que consume alcohol puede producir daños permanentes al feto. El alcohol aumenta también el riesgo de accidentes automovilísticos, laborales y de otros géneros, siendo además un factor contribuyente a numerosos homicidios y suicidios. Alrededor de cien mil muertes registradas anualmente en los Estados Unidos se atribuyen total o parcialmente al consumo de bebidas alcohólicas. El alcoholismo es una adicción que tiende a darse en familias y que plantea un serio problema por todo el mundo, no sólo los Estados Unidos.

Las anfetaminas

Son sustancias estimulantes sintéticas que aceleran el funcionamiento del sistema nervioso central, con lo que crean la sensación de euforia y de hiperquinesia (movimientos enérgicos). Las anfetaminas pueden tomarse por vía oral o en forma de inyección, fumarse o aspirarse (esnifarse). Se las puede recetar para el tratamiento del síndrome de deficit de atención con hiperactividad, para provocar inapetencia o para combatir el cansancio (cuando éste ocasiona sueño incontenible). Entre las principales anfetaminas figuran la Benzedrina (sulfato de anfetamina), la Dexedrina (sulfato de dextroanfetamina) y la Metedrina (clorhidrato de metanfetamina). De todas ellas se conocen nombres vulgares, como *anfeta, euforia, espectro, bustaca, bombita, despertadora, gallina, pirula*, etc.

Los que abusan de las anfetaminas suelen necesitar dosis cada vez mayores para lograr el mismo efecto eufórico o "subidón." Cuando adquieren dependencia, pueden sentir tembleque, perder peso, deprimirse, angustiarse, inquietarse, manifestar hostilidad y desplegar poca energía. Las sobredosis a veces provocan taquicardia (latir acelerado del corazón), hipertensión, convulsiones, fiebre, confusión mental, paranoia*, psicosis*, coma y colapso cardiovascular.

Los esteroides anabolizantes

Son compuestos sintéticos muy parecidos a la testosterona, o sea la hormona sexual masculina. Tomados por vía oral o por inyección, promueven el desarrollo de la musculatura esquelética, mejoran el índice de masa corporal, aumentan la resistencia y, por otra parte, ocasionan efectos secundarios graves.

Los esteroides se usan mediante receta médica para la terapia de restitución hormonal. Los atletas, y especialmente los levantadores de pesas y los fisiculturistas (musculistas), a veces utilizan ilegalmente los esteroides para potenciar su rendimiento o crear una abultada musculatura. En un estudio realizado en 1997 por el Instituto Estadounidense contra la Toxicomanía se calculaba que hasta el 1,5 por ciento de todos los escolares de 12 a 17 años habían probado los esteroides anabolizantes en alguna ocasión. Sin embargo, los varones suelen usar esteroides con mucha mayor frecuencia que las mujeres.

Algunos de los efectos secundarios a corto plazo de los esteroides son a menudo reversibles, incluidos la agresividad, la ictericia (trastorno del hígado que provoca una coloración amarillenta a la piel, los tejidos y los humores corporales), retención de líquidos, tensión arterial alta, acné grave y temblor. Otros efectos secundarios incluyen:

- en el varón: reducción de tamaño de los testículos, esterilidad, recuento de espermatozoides disminuido, calvicie, ginecomastia (desarrollo excesivo de las mamas);

- en la mujer: crecimiento de pelo en la cara y el cuerpo, voz más profunda, alteraciones del ciclo menstrual, agrandamiento de los órganos genitales;

- en el adolescente: aceleración de la pubertad y acortamiento de la estatura alcanzada en la edad adulta, por maduración prematura del proceso de formación de los huesos.

Los efectos del uso de esteroides a largo plazo y a dosis elevadas no se conocen del todo. Tal vez produzca aumentos de las concentraciones de colesterol, enfermedades del corazón, tumores de hígado, cáncer y cataratas.

La cocaína

Es un polvo blanco, extraído de las hojas de la coca, arbusto oriundo de Sudamérica. Tiene propiedades estimulantes que producen una intensa euforia inicial, incremento de la energía física e inhibición del sueño. La cocaína se puede inhalar (esnifar), fumar o inyectar. El *crac* es una forma de cocaína más barata, preparada para fumarla, que produce una intensa euforia inicial, de corta duración. Es la forma de cocaína más adictiva.

La cocaína es una droga peligrosa. Es vasoconstrictora, dilata las pupilas y eleva la temperatura corporal, acelera la frecuencia cardíaca y aumenta la tensión arterial. Suele producir en el usuario inquietud, irritabilidad y angustia. Se sabe de casos ocasionales en que el uso de la cocaína por primera vez ha producido la muerte repentina. Los que consumen mucha cocaína o la vienen usando desde hace mucho tiempo pueden volverse paranoicos y violentos, así como lesionar el tejido blando de la mucosa nasal hasta el punto de producir el colapso parcial de la nariz, perder la libido (apetito sexual) y perecer de paro respiratorio, apoplejía o ataque al corazón. Los recién nacidos de madre cocainómana

Competiciones atléticas

El Comité Olímpico Internacional y la mayoría de los organismos que patrocinan competiciones nacionales e internacionales han prohibido el uso de más de veinte esteroides anabolizantes. La prohibición se hace efectiva mediante diversos análisis de drogas no exentos de polémica. En 1983, se descalificó a nueve atletas que participaban en las Olimpíadas por consumo de esteroides prohibidos.

La cocaína altera los procesos orgánicos al bloquear la regulación que normalmente ejercen las neuronas (células nerviosas) sobre los moléculas neurotransmisoras que llevan los mensajes del cerebro a otras partes del cuerpo. ▶

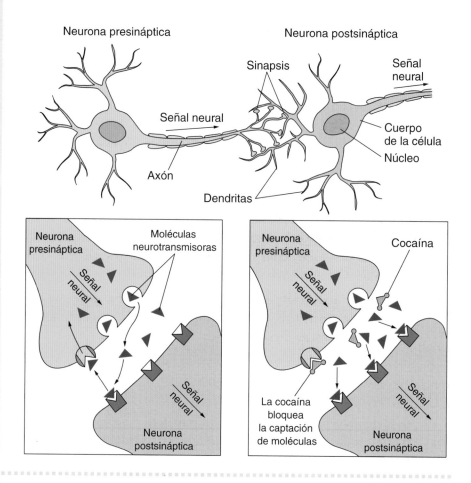

llegan al mundo adictos a la cocaína. Se muestran agitados, responden mal a la presencia de otras personas, y han de sufrir el síndrome de abstinencia.

La cocaína, sobre todo cuando se fuma en forma de *crac*, es sumamente adictiva. Los que adquieren tolerancia a la droga necesitan mayores dosis para lograr el mismo efecto que con la primera. Esto los hace propensos a participar en actividades delictivas. La abstinencia de la cocaína deja a sus usuarios deprimidos, soñolientos y a veces con pensamientos suicidas, y con el deseo compulsivo de usar la droga.

Sedantes

Estos fármacos deprimen el sistema nervioso, con lo que alivian la angustia, la irritabilidad y la tensión nerviosa. Entre los depresivos destacan los barbitúricos, la metacualona y los tranquilizantes. Se les puede recetar legalmente como sedantes o anestésicos para controlar la angustia y evitar las convulsiones. En el argot de las drogas tienen nombres como *bombita, dopa*. Combinados con el alcohol, los depresivos surten mayor efecto deprimente del sistema nervioso que cuando una y otra droga se usan por sí solas. El abuso de los depresivos desinhibe al adicto en forma parecida a como sucede cuando se emborracha con alcohol, a lo que suele seguir el deseo de dormir. La sobredosis de depresivos puede ocasionar dificultad respiratoria, coma y muerte. La mayoría de los depresivos son física y psíquicamente adictivos.

Alucinógenos

Los alucinógenos, conocidos también por psicodélicos, causan alucinaciones*, delirios*, percepciones alteradas y conducta imprevisible. La dietilamida del ácido lisérgico (conocida por su sigla inglesa *LSD*) denominada habitualmente *ácido* es uno de los más potentes alucinógenos. Por vía oral, el *LSD* tiene efectos impredecibles, dependiendo de la dosis que se tome, de la personalidad, estado de ánimo y expectativas del usuario, así como del ambiente y circunstancias reinantes. El *LSD* suele alterar el sentido del tiempo y del yo, y puede dar lugar a sensaciones extrañas, como el "oír colores" o "ver sonidos." A veces el adicto se ve asaltado por ideas o sensaciones aterradoras de perder el control, de demencia, de muerte, o de desesperanza. Físicamente, el *LSD* causa dilatación de las pupilas y aumenta la temperatura corporal, la frecuencia cardíaca y la tensión arterial; por otra parte, produce inapetencia, sudoración, sequedad de boca, insomnio y temblequeo. El individuo afectado puede experimentar vivencias retrospectivas a los pocos días a más de un año de haber usado *LSD*.

Otros alucinógenos de uso muy difundido son la DMT (dimetiltriptamina), la psilocibina (principio activo de los hongos "mágicos"), la MDMA (éxtasis) y la mezcalina. Los efectos de la psilocibina y la mezcalina son parecidos a los del *LSD*, mientras que la MDMA desinhibe a la persona que lo usa y le menoscaba el juicio.

Los alucinógenos no son físicamente adictivos, pero pueden provocar accidentes, violencia, ataques de pánico y otras repercusiones imputables al juicio perturbado. Todas estas sustancias son de uso, fabricación y venta ilegales.

Inhalantes

Son vapores químicos inhalables que alteran la mente. Se pueden aspirar por la nariz o por la boca, y en ambos casos invaden los pulmones. Existen tres clases de inhalantes: los disolventes (especialmente los de pintura, la gasolina, los pegamentos, la tinta líquida de los marcadores), gases (como el de los encendedores de butano, crema batida en forma de aerosol, rociadores de pinturas o de desodorantes, el óxido nitroso o "gas hilarante") y los nitritos.

Los efectos físicos de los inhalantes dependen de la sustancia química que se inhala. Muchas de estas sustancias dan lugar a problemas de salud graves y a menudo irreversibles, pudiendo incluso causar la muerte. Entre los efectos irreversibles figuran la sordera, pérdida del control muscular, espasmos de las extremidades, lesiones del sistema nervioso central, incluido el cerebro, lesiones de la médula ósea y de los pulmones, e insuficiencia cardíaca. El aficionado a estas sustancias corre peligro de

Mariguana medicinal

En algunos estados de los Estados Unidos, la mariguana es droga ilegal. No obstante, se han promulgados leyes que permiten recetarla con determinados fines medicinales. La investigación científica indica que la mariguana puede ser de utilidad para el tratamiento del glaucoma y que tal vez alivie las náuseas y la consunción que sufren quienes padecen de sida y de cáncer como efectos secundarios de otros fármacos que toman. Pero esa misma investigación pone de manifiesto que el humo de la mariguana posee más alquitrán que el del cigarrillo y acaso contenga altas concentraciones de otros agentes cancerígenos. Se necesitan nuevas investigaciones e iniciativas públicas sobre la mariguana, que probablemente seguirá siendo objeto de polémica.

* **alucinaciones** Son falsas percepciones. La persona afectada oye voces, tiene visiones o la sensación de cosas que no existen en realidad.

* **delirios** Falsas creencias a las que se aferra el individuo, a pesar de que carecen de toda base en la realidad.

EL COMERCIO DEL OPIO

Textos médicos chinos muy antiguos señalan que el opio, exportado a Occidente desde la China por mercaderes árabes en el siglo VIII, se usó originalmente con fines medicinales. Con la introducción en la China del tabaco, procedente de las Filipinas, se hizo muy popular mezclarlo con el opio. Los mercaderes coloniales británicos se percataron de la fuerte demanda mundial de opio. En el siglo XVIII, y a pesar de un edicto del gobierno chino por el que se prohibía la venta de opio y la explotación de fumaderos de opio, los británicos siguieron vendiéndolo en el mercado negro. A fines de ese siglo el opio ocupó en diversos momentos el primer lugar en importancia entre los productos comerciales.

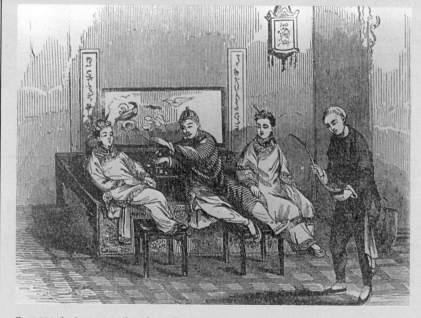

En 1882, la *Revista Médica de Gaillard* publicó este grabado de un antro de opio. *National Library of Medicine, Science Photo Library/Photo Researchers, Inc.*

perder el conocimiento. Otros efectos graves, pero potencialmente reversibles, además de la pérdida del conocimiento, son lesiones del hígado y los riñones, así como hipoxia (carencia parcial de oxígeno en la sangre).

La mariguana

Esta sustancia, parecida al tabaco, se obtiene a partir del cáñamo índico (*Cannabis sativa*). Se conoce también por *hierba, grifa, Juanita, perejil, María, Santa Marta, tila, yerba y huesca*, y muchos otros nombres. Suele fumarse en forma de cigarrillo (*porro* o *canuto*), pero hay quien la mezcla con la comida o hacen con ella una infusión de té.

En ciertos individuos, la mariguana actúa como relajante muscular, proporciona una leve euforia y hace al usuario más sociable. Las percepciones quedan atenuadas, lo que plantea problemas de memoria, aprendizaje, ideación, y resolución de problemas. Físicamente, la mariguana causa la pérdida de la coordinación muscular y acelera el latir del corazón. Ocasionalmente se mezclan o aderezan con ella otras drogas, lo que produce alucinaciones, paranoia y síndrome confusional (obnubilación).

El uso prolongado de la mariguana produce efectos nocivos en el cerebro, los pulmones y el corazón. Pueden menoscabarse las facultades de aprendizaje y memoria, y el fumador de mariguana corre el mismo riesgo de plantearse problemas de salud que el que fuma tabaco: tos, bronquitis crónica, infecciones de las vías respiratorias y lesiones pulmonares.

La mariguana es una droga adictiva desde el punto de vista psicológico, no del físico. Su eficacia para el tratamiento del glaucoma y de la inapetencia en pacientes con cáncer y sida es objeto de polémica, pero sigue estudiándose.

Narcóticos

Son drogas que embotan los sentidos. Se emplean para el alivio del dolor y pueden producir una cierta euforia (*subida* o *subidón*), seguida de letargo y percepción nebulosa. En los Estados Unidos se venden por lo menos una veintena de sustancias opioides, que son una forma de narcóticos, entre ellos la morfina, la meperidina y la codeína. Algunos opioides tienen usos medicinales legítimos, pero no así la heroína, que el es opioide del que más se abusa.

La heroína se obtiene de las semillas de la adormidera o amapola del opio asiática. Es generalmente un polvo de color pardo o blanco, que se inyecta, fuma o inhala. El uso prolongado de esta droga puede conducir a abortos espontáneos, colapso vascular, infecciones del endocardio (mucosa interna del corazón) y de las válvulas cardíacas, abscesos, enfermedades del hígado, neumonía y sobredosis mortales. El uso compartido de jeringas para inyectarse la heroína lleva a menudo al contagio de enfermedades infecciosas, tales como el sida y la hepatitis. El síndrome de abstinencia suele combatirse preferentemente con dosis de mantenimiento de metadona, pero luego es necesario hacer frente a los síntomas de abstinencia de la metadona.

El tabaco

La nicotina, principio activo del tabaco, es una de las drogas adictivas de uso más difundido en los Estados Unidos Esta sustancia estimula y a la vez actúa como sedante del sistema nervioso central. El tabaco suele fumarse, pero también se puede mascar o usar en forma de píldora sublingual, colocada por debajo de la lengua. El fumar cigarros puros o con pipa también son prácticas nocivas.

Acupuntura

La acupuntura lleva practicándose por lo menos 2 500 años, como elemento integrado en la medicina tradicional china. El tratamiento consiste en introducir pequeñas agujas en determinados puntos del cuerpo.

Se usa ocasionalmente para aliviar los síntomas físicos de abstinencia y para aminorar la depresión mental, angustia e insomnio que a menudo la acompañan. La acupuntura no es un substituto de la atención médica ni de los programas de apoyo psicológico y de autoayuda, pero es posible que aumente la eficacia de éstos.

El humo del tabaco contiene miles de sustancias químicas, entre ellas el monóxido de carbono y el alquitrán. Muchas de esas sustancias se asocian a diversas enfermedades. Cuanto más se fuma, tanto más riesgo se corre de adquirir enfermedades. Al tabaquismo se le imputan el 30 por ciento de todas las muertes por enfermedades del corazón, y más del ochenta por ciento de los casos de enfermedad pulmonar crónica de carácter obstructivo. Los fumadores tienen mayor propensión a los resfriados e infecciones de las vías respiratorias que los no fumadores. Y las mujeres embarazadas que fuman tienen mayor riesgo de aborto espontáneo y de hijos nacidos muertos que las que no fuman. Los bebés de las fumadoras suelen pesar menos, tienen más infecciones respiratorias, corren mayor riesgo de infecciones de los oídos y de asma, y poseen pulmones más débiles. El respirar el humo de los fumadores ("humo pasivo") es también nocivo para los no fumadores, que pueden sufrir los mismos problemas de salud que los fumadores activos.

El fumador experimenta los síntomas físicos que acompañan al síndrome de abstinencia del tabaco. A veces es muy útil para el que deja de fumar el uso de un parche que suministra pequeñas dosis de nicotina a través de la piel, conjuntamente con apoyo psicológico, modificación de la conducta y la colaboración de grupos de autoayuda.

Medicamentos de prescripción y de venta libre (sin receta)

Una manera de abusar de los medicamentos legales es tomar dosis mayores que las recetadas, usarlos con fines no medicinales, o para tratan padecimientos inconexos. Las medicinas recetadas y de venta libre de las que más se abusa son los estimulantes, los analgésicos (para aliviar el dolor), los depresivos (como los soporíficos), las medicinas para la tos y el resfriado, y los laxantes o purgantes.

El abuso de estas sustancias puede acarrear dependencia física y fisiológica. Algunas medicinas de receta contienen adictivos como alcohol y narcóticos, por ejemplo, la codeína. La combinación del alcohol con drogas de prescripción y de venta libre, o las mezclas de estas drogas, pueden alterar su eficacia y producir efectos secundarios nocivos.

Diagnóstico y tratamiento

Diagnóstico   La toxicomanía es a menudo difícil de diagnosticar y tratar. Los médicos suelen confeccionar la historia médica del adicto, practicarle un examen físico y a veces llevar a cabo análisis de sangre y orina, pero tanto ellos como los familiares del enfermo tienen dificultad para convencer a éste de que necesita ayuda. En muchos casos, el adicto teme más a perder la droga y al síndrome de abstinencia que a las consecuencias para la salud y la seguridad personal de seguir usándola.

Tratamiento   El tratamiento de la toxicomanía consiste en ayudar a la persona a abstenerse de la droga, en tratar el síndrome de abstinencia y en evitar que el adicto vuelva a sus andadas. La psicoterapia*, la terapia ambulatoria (sin necesidad de permanencia en el hospital) y los grupos de autoayuda son a veces de gran eficacia. Los adictos con problemas graves tal vez requieran tratamiento institucional. Este tratamiento suele estar a cargo de médicos y organizaciones especializados en programas para toxicómanos. Entre los de mayor éxito figuran:

- los que evalúan al adicto en busca de trastornos psiquiátricos o clínicos;
- los que enseñan los efectos de la droga y de la adicción a ella; los que ofrecen apoyo mutuo y grupos de autoayuda;
- los que proporcionan psicoterapia individual y colectiva;
- los que ofrecen un sustituto para la sustancia de la que se han de abstener;
- los que hacen hincapié en cambios conductuales que favorecen la abstinencia;
- las que ofrecen rehabilitación y entrenamiento en aptitudes vitales.

Incluso los adictos que logran la abstinencia deben mantenerse en guardia contra la posibilidad de reincidencia. Aquellos que presentan problemas médicos o psiquiátricos graves, que son propensos a las sobredosis o que sufren reacciones tóxicas, requieren atención médica inmediata.

Fuentes

Alcoholics Anonymous, 475 Riverside Dr., 11th Fl., PO Box 459, New York, NY 10163
Telephone (212)870-3400
http://www.alcoholics-anonymous.org/
http://www.aa.org/

U.S. National Institute on Alcohol Abuse and Alcoholism, 6000 Executive Blvd., Ste. 400, Bethesda, MD 20892-7003
Telephone (301)443-3885
http://www.niaaa.nih.gov/

Toxocariasis

Infestación ocasionada en el ser humano por nematodos que parasitan los intestinos del perro y del gato. Afecta con mayor frecuencia a los niños que entran en contacto con suelos o tierras contaminadas.

Muchos perros y gatos, sobre todo los muy jóvenes, albergan gusanos intestinales de las especies *Toxocara cani* (perros) y *Tococara cati* (gatos).

* **psicoterapia** Tratamiento de los trastornos mentales (psíquicos) y los problemas conductuales mediante el apoyo, la sugestión, la persuasión y la reeducación.

▶ *V. tamb.*
Alcoholismo
Cirrosis hepática
Complicaciones del embarazo
Convulsiones
Enfermedades relacionadas con el tabaco
Glaucoma
Hepatitis
Nacimiento prematuro
Sida y VIH
Trastornos alimentarios
Trastornos del crecimiento
Trastornos mentales

PALABRAS CLAVE
para búsquedas en Internet y otras fuentes de consulta
Infestación
Nematodos (gusanos redondos)
Parásitos
Toxocara canis
Toxocara catis

^{*}**larvas** Etapa intermedia en el ciclo vital de los gusanos comprendida entre el huevo y el adulto.

^{*}**ganglios linfáticos** Pequeñas masas de tejido linfoide que contienen células inmunitarias y filtran el líquido drenado de los tejidos para eliminar los microorganismos nocivos antes de que pasen a la sangre.

Los huevos de estas especies se evacuan de los intestinos con las heces de los animales infestados y contaminan el suelo en que se depositan.

Cuando los pequeños juegan en suelos contaminados, los huevos de gusano se pegan a las manos y juguetes y, a veces, los niños se los llevan a la boca y los tragan. En el tubo digestivo del niño, los huevos se convierten en larvas,* que perforan la pared intestinal y, a través de la circulación sanguinea, llegan hasta el hígado, los pulmones y a veces otros órganos, incluso el sistema nervioso, los ojos, los riñones y el corazón. Las larvas pueden permanecer activas durante muchos meses y causar daños a tejidos y órganos. Pero por ser esas larvas parásitos del perro o del gato, no completan su ciclo vital en el ser humano.

¿Que les sucede a los que contraen la infestación?

Síntomas La mayoría de los infestados no manifiestan ningún síntoma. En caso de haberlo, incluirá fiebre, tos, dificultad respiratoria y convulsiones. Pueden también experimentarse dolores abdominales, hepatomegalia (agrandamiento del hígado) o esplenomegalia (agrandamiento del bazo), inapetencia, erupciones cutáneas y agrandamiento de los ganglios linfáticos*. La toxocariasis a veces afecta a los ojos, con el consiguiente menoscabo de la vista, hinchazón en torno a los ojos y desviación de los ojos (estrabismo).

Diagnóstico y tratamiento La toxocariasis se diagnostica mediante un análisis de sangre. Para la mayoría de los casos, no es necesario ningún tratamiento. Se pueden usar ciertos medicamentos que han demostrado eficacia contra la infestación por los vermes, a fin de prevenir la infestación subsiguiente.

Medidas preventivas

Al igual de lo que sucede con otras contaminaciones, son esenciales la buena higiene y el lavarse las manos con frecuencia. Otras medidas preventivas:

- No dejar que los niños jueguen en terrenos contaminados por perros o gatos.
- Enseñar a los niños a no llevarse las manos a la boca después de haber jugado con perros y gatos.
- Enseñarles a que se laven bien las manos después de jugar en exteriores, o de jugar con perros y gatos, y antes de sentarse a comer.
- No permitir que los perros o gatos entren en el cajón de arena donde juegan los niños. El cajón debe cubrirse cuando no se usa.

Los animalitos caseros deben hacerse examinar periódicamente por el veterinario y medicarse si se detecta que están infestados.

Fuentes

U.S. Centers for Disease Control and Prevention,
1600 Clifton Rd., Atlanta, GA 30333
Telephone (404)639-3534
Telephone (404)639-3311
Toll-free (800)311-3435
Information Hotline (888)-232-3228
Office of Public Inquiries (800)311-3435
TTY (404)639-3312
http://www.cdc.gov/

Toxoplasmosis

La toxoplasmosis es una infestación y causada por el parásito Toxoplasma gondii, *transmitido al ser humano por animales infestados.*

La toxoplamosis es una enfermedad ocasionada por un parásito* microscópico, el *Toxoplasma gondii,* que infesta las células orgánicas de los animales de sangre caliente, sobre todo los gatos. La enfermedad se contrae principalmente al comer carnes contaminadas que no se hayan cocinado bien. Se calcula que, en los Estados Unidos, el 14 por ciento de la carne de cerdo y el 10 por ciento de la carne de cordero están contaminadas por este parásito, que puede neutralizarse cocinando bien la carne.

También se puede contagiar de toxoplasmosis por tocar heces de gato contaminadas. Esto suele ocurrir cuando se está limpiando el cajón de arena higiénica del gato, o cuando se trabaja en el jardín o el huerto, o cuando se acaricia al gato. La mujer embarazada puede transmitir la parasitosis al feto. En casos excepcionales, la toxoplasmosis se adquiere por transfusión de sangre, por trasplante de órganos o por un accidente de laboratorio.

Es una enfermedad de por vida, aunque por lo regular permanece en estado latente (inactivo). Los que la contraen no suelen enfermarse. Sin embargo la toxoplasmosis puede cobrar carácter peligroso para la vida en el caso de personas con sistema inmunitario* debilitado y para los recién nacidos que han sido contagiados ya antes de nacer. Éstos pueden sufrir lesiones orgánicas graves, especialmente en ojos y cerebro. La enfermedad provoca también abortos espontáneos o el nacimiento de un niño muerto.

Síntomas

La mayor parte de los que padecen de toxoplasmosis, inclusive las mujeres embarazadas, no tienen síntomas. En caso de haberlos, aparecen dentro de los 10 días de la exposición, siendo variables con la edad y con la reacción del sistema inmunitario. Los niños con toxoplasmosis se reparten en tres categorías:

▶ *V. tamb.*
Enfermedades parasitarias
Gusanos
Zoonosis

PALABRAS CLAVE
*para búsquedas en Internet
y otras fuentes de consulta*

Embarazo

Infección

Parásitos

Toxoplasma gondii

* **parásitos** Seres que viven y se alimentan a costa de otros organismos. La planta o el animal del que se nutre el parásito se llama huésped.

* **sistema inmunitario** Sistema de defensa, compuesto por diferentes células y órganos, que combate a los gérmenes y sustancias extrañas que penetran en el cuerpo y protege al organismo de infecciones y otras enfermedades.

■ Niños nacidos con toxoplasmosis: Esta toxoplasmosis se llama congénita, porque el bebé nace ya con ella, por haberse contagiado de la madre. La gran mayoría de estos bebés (el 85 por ciento) presentan al nacer aspecto normal, pero posteriormente manifiestan problemas de aprendizaje, trastornos motores (de movimiento), retardo mental y ceguera.

■ Niños que nacen sanos pero se contagian posteriormente: Estos niños suelen no presentar síntomas o pueden tener inflamación de ganglios linfáticos, fiebre, cansancio generalizado y debilidad.

■ Niños con enfermedades hereditarias como el sida o el cáncer: Estos niños pueden ser portadores de graves infecciones que atacan al sistema nervioso central, al cerebro, a los pulmones y al corazón. Entre los síntomas figuran fiebre, convulsiones, dolor de cabeza, psicosis (perturbaciones mentales pronunciadas), así como problemas de visión, del habla, de actividad motriz o de pensamiento.

Para la mayoría de los que se contagian de toxoplasmosis después de nacer, los síntomas pueden incluir:

■ fiebre

■ sudores nocturnos

■ pérdida de peso

■ cansancio generalizado

■ dolor de garganta (faringitis)

■ dolores musculares

■ hinchazón de ganglios linfáticos

■ calcificaciones (depósitos de calcio) en el cerebro.

Diagnóstico y tratamiento

La toxoplasmosis se diagnostica por medio de análisis de sangre, pruebas de laboratorio para analizar el líquido que rodea al cerebro y a la médula espinal y de imágenes radiográfícas del cerebro. A veces el diagnóstico implica tanto a la madre como al feto. La toxoplasmosis es tratable con medicamentos recetados por el médico, pero las mujeres embarazadas deben tomarlos con cuidado, puesto que pueden ser nocivos para el feto en desarrollo.

Medidas preventivas

La toxoplasmosis puede prevenirse mediante la buena higiene y el saneamiento de lugares y terrenos, y además:

■ Cocinando bien las carnes.

■ Lavándose bien las manos, los utensilios de cocina y las superficies de preparación de comidas después de tocar con las manos toda clase de carnes.

- Lavando las frutas y las verduras antes de consumirlas.

- Ahuyentando las moscas y las cucarachas que intenten aproximarse a la comida. Lavándose las manos después de acariciar a un gato, de renovar la arena higiénica del cajón para el gato, de trabajar en el jardín o el huerto o de limpiar el cajón del gato.

- Cubriendo los cajones de arena exteriores donde juegan los niños cuando no estén en uso, a fin de que los gatos no los utilicen para hacer sus necesidades.

Fuentes

U.S. Centers for Disease Control and Prevention,
1600 Clifton Rd., Atlanta, GA 30333
Telephone (404)639-3534
Telephone (404)639-3311
Toll-free (800)311-3435
Information Hotline (888)-232-3228
Office of Public Inquiries (800)311-3435
TTY (404)639-3312
http://www.cdc.gov/

▶ *V. tamb.*

Cáncer

Complicaciones del embarazo

Enfermedades parasitarias

Sida y VIH

Zoonosis

Trastorno bipolar *Véase* Trastornos depresivos

Trastorno de estrés postraumático

Se trata de un trastorno mental en la cual las personas que han sobrevivido a un acontecimiento terrible reviven el terror en pesadillas, recuerdos y miedos. Es suficientemente grave como para interferir con la vida cotidiana, y puede aparecer después de un desastre natural, combate militar, violación sexual, atracos u otras forma de violencia.

El caso de Sara

Sara sintió que quería gritar, pero ningún sonido emanó de su garganta. Parecía que unas manos querían agarrarla. Apareció un rostro, y Sara alzó los brazos y los sacudió ferozmente. Intentó defenderse de su atacante, pero se sentía indefensa.

De repente, Sara oyó la voz de su madre que intentaba despertarla para sacarla de su pesadilla. Cuando su madre la abrazó en la oscuridad,

PALABRAS CLAVE
para búsquedas en Internet y otras fuentes de consulta

Agresión sexual

Asistencia a los damnificados

Asistencia psicológica tras una crisis

Estrés de origen traumático

Servicios de emergencia

Trastornos de angustia

Trastornos mentales

Víctimas de crímenes

Violencia

Violencia escolar

Sara lloró. Ya había tenido la misma pesadilla repetidamente en las últimas semanas. A veces los detalles cambiaban, pero el sueño siempre acababa de la misma manera: con alguien tratando de herirla.

De hecho, Sara había sido atacada el mes anterior cuando regresaba de la escuela a su casa. Ahora manifestaba indicios del síndrome de estrés postraumático.

¿En que consiste este síndrome?

Los ataques violentos se cuentan prominentemente entre los acontecimientos que conducen al síndrome de estrés traumático, enfermedad mental que interfiere con la vida cotidiana y que afecta a las personas que han pasado por una experiencia violenta o que han corrido peligro de muerte. El trauma* psicológico se origina en una conmoción profunda que deriva en una lesión psicológica duradera.

Para algunos, como Sara, un ataque directo contra ellos forma parte de su experiencia traumática. Para otros, el ser simplemente testigos de un incidente violento, como por ejemplo un asesinato, puede ser suficiente para provocarles el trastorno de estrés postraumático. Este padecimiento es un problema particular para los ex combatientes o para quienes viven en países donde se libran combates.

¿Cuál es la causa del trastorno de estrés postraumático?

Hay muchos acontecimientos traumáticos en la vida de cada persona. El Centro Nacional para el Trastorno de Estrés Postraumático de los Estados Unidos estima que más del 60 por ciento de los hombres y del 50 por ciento de las mujeres sufren al menos un incidente traumático en algún momento. No todos ellos presentan el trastorno de estrés traumático, pero ciertos estudios ponen de manifiesto que hasta un 14 por ciento de ellos se han visto o se verán afectados.

La causa puede ser cualquier suceso o vivencia que haya creado o amenazado con crear un grave peligro físico. Casos por el estilo son los ataques personales violentos como la violación o la agresión sexual, los atracos; desastres naturales como huracanes, tornados o terremotos; accidentes como incendios o choques automovilísticos; ataques terroristas como el llevado a cabo el 11 de septiembre de 2001 en Nueva York contra las torres gemelas; sufrimiento durante conflictos armados; combates militares. El elemento común en todos estos acontecimientos es el haber pasado por un periodo de gran peligro y de haber sentido miedo e impotencia. Estas situaciones pueden ser traumatizantes.

Los médicos aún no están seguros de por qué tales experiencias provocan en algunas personas el trastorno estrés postraumático pero en otras, no. Sin embargo, la investigación científica indica la presencia de cambios físicos en las personas que han pasado por sucesos traumáticos. Por ejemplo, algunos sobrevivientes tienen niveles anómalos

*trauma En el sentido más amplio, se refiere a una lesión, ya sea psíquica o física. El trauma psíquico constituye un golpe emocional que provoca daños mentales duraderos.

de hormonas* y de otras sustancias químicas que participan en las re-acciones ante el estrés.

¿Cuáles son los síntomas del trastorno de estrés postraumático?

Las personas con estrés postraumático presentan una amplia diversidad de síntomas, algunos de los cuales aparecen inmediatamente tras el suceso y otros, meses o años después. Hay varios síntomas comunes:

- Escenas retrospectivas* recurrentes del trauma. Pueden ser pesadillas, como los sueños de Sara sobre su ataque. O pueden ser recuerdos que, de manera abrumadora, se entrometen en los quehaceres cotidianos mientras la persona está despierta. Con frecuencia, los recuerdos son provocados o "disparados" por algún recuerdo, como cuando un ex combatiente revive su experiencia en el frente de batalla al oír el ruido de fuegos artificiales que suenan como disparos de bala o cañonazos. Estos sueños o recuerdos son a veces tan reales que las personas empiezan a comportarse como si el acontecimiento traumático estuviera sucediendo en ese momento.

- Alejamiento de las personas de actividades que les gustaban antes del trauma. A menudo tratan de evitar situaciones que podrían traerles a la memoria lo que les ocurrió. Pueden sentirse abrumados por una sensación de que nada importa en realidad. Puesto que casi perdieron la vida en un acontecimiento inesperado, temen que éste vuelva a suceder en el futuro. Esto hace que se retraigan y depriman. La depresión, a su vez, les

* **hormonas** Sustancias químicas producidas por las glándulas de secreción interna que actúan como embajadoras: se elaboran en un lugar del cuerpo y son enviadas a otros sectores del organismo para llevar a cabo funciones de regulación.

* **escenas retrospectivas** Son imágenes mentales recurrentes, intensamente vívidas, de algún acontecimiento traumático pasado.

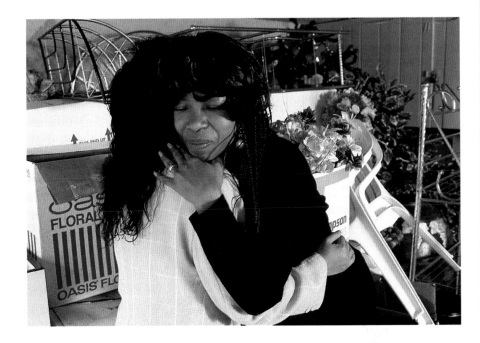

◀

La persona puede sentirse o comportarse como si estuviera reviviendo la experiencia. Algunos sufren el trastorno de estrés postraumático después de haber experimenado una experiencia aterradora. Aquí, una madre consuela a su hijo en un refugio de la Cruz Roja tras el terremoto del 21 de enero de 1994 en Northridge, California. *Corbis/Reuters.*

Asistencia para quienes padecen trastorno de estrés postraumático

Entre las asistencias y técnicas para el tratamiento de este trastorno figuran las siguientes:

- **asesor en casos de crisis:** Profesional que brinda apoyo emocional, asistencia práctica e información a los individuos o grupos que hayan experimentado recientemente un desastre o hechos violentos en gran escala;

- **especialista en psicología:** profesional de la salud psíquica que tiene diploma profesional pero no en medicina. Los especialistas en psicología pueden realizar pruebas psicológicas y ofrecer asistencia para la salud psíquica;

- **terapia de grupo:** la asistencia psíquica en grupo incluye un psicoterapeuta, la persona afectada y otros individuos con problemas semejantes. El grupo conversa acerca de los problemas de cada uno;

- **psiquiatra:** médico que ha recibido formación especializada sobre el diagnóstico y tratamiento de enfermedades psíquicas. Los psiquiatras pueden recetar medicamentos, diagnosticar enfermedades psíquicas y brindar asistencia en materia de salud psíquica;

- **técnicas de relajación:** ejercicios tales como la meditación, que ayudan a reducir los síntomas físicos del estrés;

- **consejero de la víctima:** profesional que brinda apoyo emocional, ayuda práctica e información a las víctimas de un delito, tal como un ataque sexual.

impide concentrarse, aprender o hacer un trabajo. Las calificaciones de los estudiantes suelen empeorar.

- Demostración exagerada de miedo. Con frecuencia estas personas reaccionan de forma exagerada ante situaciones ordinarias. Por ejemplo, los que han sido asaltados en un atraco se sobresaltan cuando alguien les toca en el hombro, o a los sobrevivientes de un huracán les asusta una tormenta común.

Los que sufren de estrés postraumático suelen tener dificultades para dormir, porque tratan de evitar las pesadillas. También manifiestan la tendencia a proteger demasiado a las personas amadas y a sí mismos, evitando situaciones que la mayoría de las personas no considerarían peligrosas. Se enojan con facilidad o tienen dolores de pecho, respiración rápida o mareos sin aparente motivo.

Diagnóstico y tratamiento

Muchas personas pueden pensar en acontecimientos pasados, sobre todo en aquellos que les causaron dolor. Eso, sin embargo, no significa que tengan trastorno de estrés postraumático. Para diagnosticar el trastorno, es preciso que los síntomas duren por lo menos un mes y que planteen problemas en la escuela, el trabajo, el hogar o en otras situaciones de la vida en sociedad.

A veces, los síntomas del trastorno se manifiestan abiertamente. A menudo los interesados no quieren hablar del incidente traumático. En algunos casos se sienten culpables, por haber sobrevivido mientras que otros murieron, como ocurre durante un gran desastre natural. En otros casos, se pueden culpar a sí mismos por lo acontecido, porque creen que debían haber repelido al atacante o huido de él.

Parte del diagnóstico consiste en averiguar lo que sucedió a la persona y cómo ese suceso la afecta actualmente. Por lo general, esto requiere tratamiento por parte de un especialista en salud psíquica, es decir, de un psiquiatra o de un psicólogo.

Con la asistencia psíquica, las personas aprendan a sobrellevar sus emociones. Los mejores resultados se obtienen normalmente cuando las sesiones de conversación tienen lugar poco después del incidente traumático. Esta es una de las razones por las que se traen especialistas a las escuelas tras un incidente violento o a los pueblos tras una catástrofe. El asesor en casos de crisis es un especialista que ofrece ayuda a corto plazo a individuos o grupos que hayan experimentado recientemente una catástrofe o una situación de gran violencia. De igual manera, el consejero de las víctimas es un especialista que ayuda a las víctimas de un delito o crimen a conseguir ayuda profesional.

A menudo es más difícil tratar a las personas que presentan síntomas de trastorno de estrés postraumático tras años de haber ocurrido el incidente traumático. Los especialistas en salud psíquica suelen usar técnicas de relajación y de terapia de grupo con los que que hayan tenido experiencias semejantes. También guían a sus pacientes, de forma gradual y cuidadosa, hacia situaciones que les recuerden su trauma. El superviviente de un choque automovilístico, por ejemplo, tal vez no quiera volver a conducir, por lo que al principio se le puede aconsejar sentarse en un automóvil estacionado, y posteriormente dejarle conducir en una zona desierta, para que pueda vencer el miedo. También se emplean a veces medicamentos recetados para ayudar a la persona a que duerma y alivie su depresión.

Lo mejor para las personas que hayan tenido una experiencia traumática es obtener rápidamente ayuda profesional. Los especialistas en salud psíquica aconsejan que no se trate de ocultar la experiencia o que no se espere simplemente a que las emociones desaparezcan por sí mismas con el correr del tiempo.

Fuentes

American Psychiatric Association, 1000 Wilson Blvd., Ste. 1825, Arlington, VA, 22209-3901
Telephone (703)907-7300
Toll-Free (888)357-7924
http://www.psych.org

National Center for Victims of Crime, 2000 M St. NW, Ste. 480, Washington, DC, 20036
Telephone (202)467-8700
Toll-Free (800)FYI-CALL
http://www.ncvc.org

National Center for Post-Traumatic Stress Disorder Veterans, 215 N Main St., White River Junction, VT 05009
Telephone (802)296-5132
Information Line: (802)296-6300
Facsimile (802)296-5135
http://www.ncptsd.org/

National Mental Health Association, 2001 N Beauregard St., 12th Fl., Alexandria, VA, 22311
Telephone (703)684-7722
Toll-Free (800)969-NMHA
http://www.nmha.org

U.S. National Institute of Mental Health, 6001 Executive Blvd., Rm. 8184, MSC 9663, Bethesda, MD 20892-9663
Telephone (301)443-4513
Toll-free 866-615-6464
Facsimile (301)443-4279
TTY (301)443-8431
http://www.nimh.nih.gov/

Violencia escolar

Si la violencia ha ocurrido en la escuela, los psicólogos y asistentes sociales brindan asistencia a los estudiantes que la hayan padecido o presenciado. Estos estudiantes corren el riesgo de padecer el trastorno de estrés postraumático. Los síntomas más comunes en los niños son:

- escenas retrospectivas y recuerdos perturbadores;
- pesadillas y sueños recurrentes sobre la muerte;
- creencia en augurios y predicciones de futuras calamidades;
- anticipación de una muerte prematura;
- esfuerzo por eludir cualquier recuerdo de las experiencias traumáticas;
- miedo a volver sufrir el trauma;
- revivir de forma repetitiva el suceso traumático;
- insensibilidad emocional o enojo;
- falta de interés en las actividades;
- frecuentes dolores de cabeza o de estómago;
- sensación frecuente de nerviosismo.

▶ *V. tamb.*

Fobias

Trastornos de ansiedad

Trastornos del sueño

Traumatismos

923

Trastorno de personalidades múltiples (Trastorno de identidad disociativo)

Se trata de un trastorno mental en que el paciente manifiesta dos o más identidades distintas que se turnan para apoderarse de su conducta.

PALABRAS CLAVE
*para búsquedas en Internet
y otras fuentes de consulta*

Agobio (estrés)

Identidad

Maltrato de menores

Memoria

Trastornos disociativos

Trastornos mentales Violencia

*amnesia Es la pérdida de memoria (no poder acordarse) de uno o más sucesos experimentados en el pasado, siendo mayor que un simple olvido.

La auténtica Sybil

Sybil Dorsett, estudiante universitaria de 22 años, padecía de amnesia*. También le daban intensos dolores de cabeza, y en ocasiones no podía ver, como si estuviese ciega. Cuando fue a ver a la Dra. Cornelia Wilbur, en Nueva York, Sybil pronto cambió de personalidad, como si dentro del cuerpo llevara a varias personas. Una de esas personas, que se llamaba a sí misma Vicky, decía proceder de París. Otra, Peggy Lou, era una mujer muy fuerte, que no temía a nada ni a nadie. Con el transcurso del tiempo, Sybil manifestó otras personalidades: de escritora, seductora, pianista, madre, e incluso la de un lactante y la de dos hombres distintos.

La Dra. Wilbur observó que las diversas personalidades se comportaban y hablaban de modo diferente a la Sybil Dorsett que ella había conocido al principio. Cada una de esas personalidades incluso describía sus propias facciones y otros rasgos físicos de modo distinto. Una decía que tenía los ojos azules, mientras que otra aseguraba que los tenía de color castaño. Casi todo, desde los detalles del color del cabello hasta la gesticulación, cambiaba cuando Sybil pasaba de una personalidad a otra. En total mostraba 16 personalidades.

El caso de Sybil se hizo uno de los más famosos ejemplos del trastorno de personalidades múltiples, a raíz de la publicación, en la década de 1970, de un libro en el que se relataban sus experiencias. Posteriormente se hizo de ellas una película, protagonizada por la actriz Sally Field. El caso de Sybil nos permite echar una mirada reveladora a este trastorno mental, a menudo mal entendido.

¿Qué es el trastorno de personalidades múltiples?

Es una afección mental severa, en la cual la persona manifiesta dos o más identidades muy distintas. Puede exteriorizar un centenar o más, aunque la mayoría de los pacientes tienen un repertorio de 10 a 15. Cada una de estas personalidades se apodera temporalmente de la conducta del enfermo, y adopta en general un nombre, voz, movimientos y antecedentes personales exclusivos.

Trastorno disociativo de la identidad   En los antiguos mitos y en muchos relatos a lo largo de los siglos se dan descripciones del trastorno de personalidades múltiples. Pero hasta la década de 1880 no se

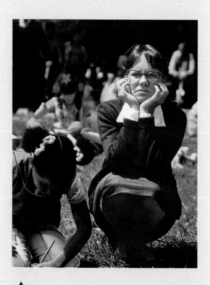

La actriz Sally Field desempeñó en la película *Sybil* el papel de una mujer con personalidades múltiples. *Photofest.*

trató como un trastorno mental, y mucho de lo que hoy se sabe sobre esta afección se ha descubierto hace apenas unas décadas. El nombre científico de esta afección es trastorno de la identidad disociativa, lo que significa que la identidad de la persona se desdobla o disocia en diversas partes, por culpa de un trastorno mental.

Esquizofrenia   La esquizofrenia* es otro trastorno mental de carácter severo. Su nombre viene de una palabra del latín que quiere decir "mente disociada." A menudo, la mente disociada del esquizofrénico se confunde con la personalidad disociada del que padece el trastorno de personalidades múltiples. Sin embargo, en realidad son dos enfermedades distintas, con diferentes síntomas, causas y tratamientos.

¿A qué se debe el trastorno de personalidades múltiples?

Se desconoce la causa precisa de este trastorno, pero se sabe que con frecuencia los pacientes que lo sufren fueron maltratados en su niñez. Así sucedió en el caso de Sybil, a quien la madre le causó, de niña, traumas* excepcionales. Los médicos ven el trastorno de múltiples personalidades como una tentativa de afrontar sucesos especialmente traumáticos acaecidos en la vida de la víctima. Por ejemplo, el niño o la niña pueden aguantar los malos tratos físicos o sexuales ocultando en su mente el recuerdo del maltrato y adoptando otras personalidades.

Síntomas

El primer síntoma de este trastorno suele ser la amnesia. Como en el caso de Sybil, los que lo padecen a menudo empiezan a darse cuenta de que no se acuerdan de lo que sucedió durante largos periodos. Por ejemplo, se despiertan en un lugar diferente y con vestimenta distinta, sin poder explicar a qué obedecen estas alteraciones. La amnesia les lleva a veces a sospechar que les está pasando algo anormal. Los pacientes suelen tener una gran aptitud para ocultar a los padres y amigos sus múltiples personalidades. Un individuo puede ser Sam, empleado muy tímido en la oficina, pero por la noche hace el papel de Jack, hombre desenfadado a quien le gusta frecuentar bares lejos de su vecindario.

Una identidad es la que usa el nombre que le pusieron a la persona al nacer. Bajo esta identidad, la persona suele sentirse deprimida, actúa pasivamente, y manifiesta sentimientos de culpabilidad difíciles de explicar. Al principio, esta identidad primaria no tiene conocimiento de las otras, a pesar de que éstas, en algunos casos, conocen a fondo la identidad primaria. Por ejemplo, una de las identidades de Sybil era la de Vicky, quien hacía comentarios a la Dra. Wilbur acerca de la vida de Sybil y la de las otras identidades.

Otros síntomas incluyen intentos de suicidio y lesiones, tales como cortes y quemaduras, infligidas por la misma persona. Muchos de los afectados del trastorno de personalidades múltiples manifiestan también

* esquizofrenia Trastorno mental severo, que provoca en los pacientes alucinaciones, ideas delirantes y otros pensamientos y conductas confusas que deforman la percepción de la realidad.

* trauma En el sentido más amplio, se refiere a una lesión, ya sea psíquica o física. El trauma psíquico constituye un golpe emocional que provoca daños mentales duraderos.

indicios del trastorno de estrés postraumático*, afección mental que sufren los que han sobrevivido a un suceso aterrador. Suelen tener pesadillas y se asustan fácilmente, pudiendo mostrar también signos de depresión,
angustia, toxicomanía, y trastornos alimentarios.

¿Son muy comunes las personalidades múltiples?

De 25 000 a 250 000 habitantes de los Estados Unidos padecen este
trastorno. Los cálculos oscilan mucho porque es una afección muy difícil de diagnosticar. El cuadro clínico de estos pacientes ofrece una amplia variedad de síntomas que se pueden confundir con otras enfermedades
más comunes. Por eso, se necesitan generalmente 6 años para poder hacer el diagnostico. El número de casos de que se tiene noticia ha aumentado bruscamente en los últimos años. Hay quienes atribuyen esta
circunstancia a la mayor concientización de los médicos en lo que res-
pecta a la sintomatología del trastorno. Sin embargo, a otros les preocupa la posibilidad de diagnosticarlo en personas sugestionables en
materia de recuerdos de trauma de la infancia.

Diagnóstico y tratamiento

El médico, para determinar si un paciente tiene el trastorno de personalidades múltiples, debe poder percibir la presencia de dos o más identidades distintas. Además, cada una de estas personalidades ha de ser la
dominante en un momento dado. En ciertos casos, el médico le hablará
al paciente durante largos periodos o le pedirá que, entre consultas, lleve
un diario escrito, con la esperanza de adquirir más información sobre las
distintas personalidades. A veces, utilizará la hipnosis* para inducir al paciente a que manifieste sus distintas personalidades. El objetivo del tratamiento es integrar las diversas identidades en una sola, la primaria. La

EL DR. JEKYLL Y MR. HYDE

Robert Louis Stevenson escribió, la novela *El extraño caso del Dr.
Jekyll y Mr. Hyde,* en 3 días de frenética actividad, allá por los
años de 1880. Cuando su esposa leyó la novela, la destruyó
convencida de que era un libro siniestro. Pero Stevenson, sin inmu-
tarse, la volvió a escribir en 3 días.

La novela relata la historia de un médico bueno que se vuelve
muy malo cada vez que bebe una pócima. Hoy en día mucha gente
usa los términos Jekyll y Hyde para describir a individuos que manifiestan dos personalidades, una buena y otra mala.

terapia trata de ayudar a la persona a recordar los traumatismos pasados y a afrontar las emociones sin que la identidad primaria se desdoble en múltiples partes. El tratamiento puede surtir efecto, pero suele exigir varios años: a Sybil le costó como 11 años el integrarse en una sus 16 personalidades.

Fuentes

American Psychological Association, 750 First St. NE,
Washington, DC, 20002-4242
Telephone (202)336-5500
Toll-Free (800)374-2721
http://www.apa.org/

National Alliance for the Mentally Ill, Colonial Place Three,
2107 Wilson Blvd., Ste. 300, Arlington, VA, 22201-3042
Telephone (703)524-7600
Toll-Free (888)999-NAMI
http://www.nami.org

▶ *V. tamb.*

Amnesia

Trastorno de estrés postraumático

Trastornos mentales

Trastorno disociativo de la identidad *Véase* **Trastorno de personalidades múltiples (Trastorno de identidad disociativo)**

Trastorno fibroquística de mama

Esta denominación general es la que se usa para describir las alteraciones no cancerosas de la glándula mamaria tales como la formación de nódulos y de bolsitas llenas de líquido denominadas quistes.

PALABRAS CLAVE
para búsquedas en Internet y otras fuentes de consulta

Mastalgia

Quistes

Bultitos en la mama que no son cancerosos

Se calcula que más de la mitad de las mujeres experimentarán las alteraciones de las glándulas mamarias que constituyen la llamada enfermedad fibroquística de la mama (también mastopatía fibroquística). Los síntomas varían de una mujer a otra. Algunas no tienen ni siquiera síntomas; otras notan a la palpación una bultitos que pareces como uvas bajo la piel. Estos bultos, o quistes, son a veces dolorosos o sensibles al tacto.

¿A qué se debe esta enfermedad?

La mama se compone de tejido glandular y tejido adiposo (graso). La glándula mamaria se divide en diversos lóbulos, cada uno de los cuales contiene gran número de divisiones más pequeñas denominadas lobulillos con infinidad de diminutos sacos o bolsitas. Cuando la mujer da a luz, estos lóbulos producen leche para el bebé, si es que la madre prefiere darle el pecho a la criatura en vez del biberón. Cuando no está embarazada, conforme la mujer pasa por su ciclo menstrual, el organismo libera hormonas que agrandan los lóbulos para que contengan mayor cantidad de líquido. Al terminarse el ciclo, el agrandamiento desaparece, pero a veces el líquido queda atrapado en las bolsitas de los lóbulos. Con el tiempo, pueden formarse quistes.

La enfermedad fibroquística de la mama suele afectar a las mujeres de edad comprendida entre los 30 y los 50 años. Los bultitos son especialmente perceptibles a la palpación durante el período menstrual o regla. Cuando la mujer alcanza los 50 o 60 años y deja de menstruar, sus síntomas, por lo regular, desaparecen también.

¿Cómo sabe el médico que los quistes no son cancerosos?

El doctor comienza su diagnóstico con un reconocimiento físico y con la toma de una mamografía, que es una radiografía del seno, puesto que los bultitos benignos* a menudo presentan aspecto y tacto diferentes de los cancerosos o malignos. Si resulta que el bultito es un quiste, el médico usará a veces una aguja de pequeño diámetro para extraer el líquido. Si ese líquido está sanguinolento o tiene aspecto inusual, es posible que lo envíe al laboratorio para su análisis. En la mayoría de los casos no se necesita ningún otro tratamiento.

Si el bulto es de consistencia sólida, se llevará a cabo una biopsia. Durante esta intervención, se extrae todo o parte del tejido y se examina al microscopio en busca de células de forma anormal o con características de desarrollo que delaten la presencia de un cáncer. Los investigadores estudian en la actualidad si hay alguna relación entre la enfermedad fibroquística de la mama y el riesgo de cáncer en la mujer.

Fuentes

National Alliance of Breast Cancer Organizations, 9 E 37th St.,
10th Fl., New York, NY, 10016
Telephone (212)889-0606
Toll-Free (888)80-NABCO
http://www.nabco.org

U.S. National Cancer Institute, 6116 Executive Blvd., Ste. 3036A,
MSC 8322, Bethesda, MD 20892-8322
Toll-free (800)4-CANCER
TTY (800)332-8615
http://www.nci.nih.gov/

Y-Me National Breast Cancer Hotline, 212 W Van Buren, Ste. 500,
Chicago, IL 60607

*benigno Significa una afección no cancerosa que probablemente mejorará o desaparecerá.

Telephone (312)986-8338
Toll-free (800)221-2141 (English)
Toll-free (800)986-9505 (Spanish)
Facsimile (312)294-8597
http://www.y-me.org/

► *V. tamb.*
Cáncer de mama
Quiste
Tumor

Trastorno generalizado del desarrollo *Véase* Autismo

Trastorno obsesivo-compulsivo

Los que padecen este trastorno se sienten atrapados por pensamientos ago-biantes y sin sentido, a la vez que se creen obligados a repetir determi-nados actos, tales como lavarse las manos o verificar si han cerrado con llave la puerta.

PALABRAS CLAVE
para búsquedas en Internet
y otras fuentes de consulta

Trastornos de angustia

Trastornos mentales

Lo mejor posible

En la película *As Good As It Gets* (*Lo mejor posible*), estrenada en 1997, el actor Jack Nicholson protagoniza a un sujeto que actúa en forma muy extraña. Parece como impulsado a comer en la misma mesa todos los días, y siempre lleva consigo sus propios cubiertos de plástico. Por otra parte, cierra con llave la puerta con una compleja ceremonia. Muchas de las cosas que hace, desde no pisar nunca ninguna raya o fisura del suelo hasta la forma de hablar y pensar, le hacen la vida más difícil de lo normal. Este individuo padece del trastorno obsesivo-compulsivo, neurosis que afecta aproximadamente de 4 a 7 millones de estadounidenses.

¿Qué es el trastorno obsesivo-compulsivo?

A muchas personas les gustan los pequeños ceremoniales o ritos*. Algu-nos adolescentes van a la escuela por el mismo camino todos los días, o siempre tocan un determinado árbol de la acera antes de entrar en casa. Otras personas son supersticiosas, por lo que se niegan a pasar por de-bajo de una escalera abierta o apoyada en la pared. Estos ritos y supers-ticiones* son generalmente inocuos.

Las personas con trastorno obsesivo-compulsivo van mucho más le-jos. Algunas de ellas tienen obsesiones, o pensamientos repetidos, im-pulsos o imaginaciones agobiantes o insensatas que invaden su mente. Otros tienen compulsiones*, que son repeticiones de conductas o actos mentales que se sienten impulsados a efectuar. Tales conductas tienen por objeto impedir o reducir el agobio, y no el de proporcionar ningún

Términos de uso frecuente frente a términos poco comunes

He aquí parte de la terminología que emplean los médicos para describir el trastorno obsesivo-compulsivo y su tratamiento:

- **ansiedad** es una sensación inquietante, una especie de terror, de miedo al futuro, o de agobio ante una posible amenaza al bienestar físico o mental. Si bien es normal sentir ansiedad de vez en cuando, sobre todo si se está reaccionando a alguna amenaza, el exceso de ansiedad puede interferir con la vida cotidiana del que la sufre. A veces se usa también en este sentido el término angustia.

- **trastorno de ansiedad** es un trastorno mental caracterizado por sensaciones extremas, desagradables e indeseables de aprensión o miedo, que a veces se acompañan de síntomas físicos.

- **psicoterapia conductista** es una especie de asesoramiento psíquico que induce al enfermo a modificar su conducta indeseable.

- **compulsiones** son conductas o actos mentales que el individuo se siente impulsado a repetir. El objetivo es impedir o reducir las situaciones agobiantes, no el de proporcionar placer. En muchos casos, el individuo se siente obligado a actuar de esta forma para reducir la angustia producida por una obsesión.

- **neurotransmisores** son sustancias químicas del sistema nervioso que transmiten señales de entrada y salida del cerebro.

placer. Por ejemplo, el individuo puede verse asaltado innecesariamente por la duda de si ha realizado o no una tarea importante, como cerrar con llave la puerta. O tal vez crea que, de no seguir todos los días el mismo camino para ir a la escuela, algo terrible le va pasar a él o a sus seres queridos.

Los pensamientos obsesivos desplazan de la mente a otras cosas más importantes que el interesado debe hacer, y lo impulsan a actuar de conformidad. Así, por ejemplo, el joven puede tomar siempre el mismo camino para ir a la escuela, aunque tenga que dar un rodeo de varios kilómetros o llegar con retraso al aula. O pueden permitir que las dudas acerca de si tocó o no un determinado árbol, lo haga volver sobre sus pasos para tocarlo de nuevo, y después quedarse de nuevo con la duda de si lo tocó o no. Quienes tienen este problema se dejan llevar por sus compulsiones, esperando con ello mitigar la ansiedad* que les producen sus obsesiones.

La diferencia clave entre un rito o superstición inocuos y el trastorno obsesivo-compulsivo estriba en que, en este último, los pensamientos y conductas interfieren con la vida del individuo que lo sufre, porque es incapaz de resistir las obsesiones y compulsiones, aunque sepa de antemano el poco sentido que tiene el pensarlas y realizarlas.

Los médicos no están seguros de la causa de este trastorno, aunque sospechan que pueden intervenir los neurotransmisores* cerebrales, si no transmiten correctamente las respectivas señales.

Síntomas

Los primeros indicios de trastorno obsesivo-compulsivo aparecen ya muy entrada la adolescencia. El síntoma más frecuente es el temor a los microorganismos, que induce al individuo a lavarse las manos reiteradamente, a veces con desinfectantes fuertes, o a temer el contagio de alguna enfermedad al estrechar manos ajenas o comer en restaurantes.

Otros síntomas incluyen la verificación ritual de ciertas circunstancias, como el ir varias veces a comprobar si la puerta está bien cerrada, aunque cada vez se encuentre cerrada con llave. A algunos obseso-compulsivos les asaltan ideas de violencia. Pueden pensar que ellos mismos, o sus seres queridos, morirán en un accidente automovilístico, o que ellos lastimarán a alguien. Entre este grupo de obseso-compulsivos figuran los que creen haber atropellado a alguien con el auto, por lo que vuelven a la escena o nunca más se sientan al volante.

Diagnóstico y tratamiento

El trastorno obsesivo-compulsivo se considera dentro del cuadro de los trastornos relacionados con la ansiedad. El diagnóstico requiere la búsqueda de síntomas y la exclusión de otras entidades físicas y psíquicas, incluso otros trastornos relacionados con la ansiedad. Muchos pacientes reaccionan bien a medicamentos que modifican el funcionamiento de los neurotransmisores cerebrales.

La psicoterapia conductista, que ayuda a los pacientes a sobreponerse a su angustia, puede ser útil. Uno de los tipos más eficaces se conoce como terapia de exposición y prevención de respuesta. Consiste en someter al paciente en tratamiento a situaciones que susciten sus obsesiones y compulsiones, y en lograr que el paciente reduzca, y con el tiempo elimine, esas respuestas habituales.

Aunque no hay manera de prevenir el trastorno obsesivo-compulsivo, es importante buscar ayuda. Muchos de estos pacientes ocultan sus síntomas y evitan el contacto social. A veces demoran años en buscar ayuda, a pesar de que hay tratamientos disponibles que son bastante eficaces.

Fuentes

American Psychiatric Association, 1000 Wilson Blvd., Ste. 1825, Arlington, VA, 22209-3901
Telephone (703)907-7300
Toll-Free (888)357-7924
http://www.psych.org

National Mental Health Association, 2001 N Beauregard St., 12th Fl., Alexandria, VA, 22311
Telephone (703)684-7722
Toll-Free (800)969-NMHA
http://www.nmha.org

Obsessive-Compulsive Foundation, 337 Notch Hill Rd., North Branford, CT, 06471
Telephone (203)315-2190
http://www.ocfoundation.org

U.S. National Institute of Mental Health, 6001 Executive Blvd., Rm. 8184, MSC 9663, Bethesda, MD 20892-9663
Telephone (301)443-4513
Toll-free 866-615-6464
Facsimile (301)443-4279
TTY (301)443-8431
http://www.nimh.nih.gov/

Trastorno por déficit de atención e hiperactividad (TDAH)

El trastorno por déficit de atención e hiperactividad (TDAH) es una afección en la cual el enfermo tiene dificultad para prestar atención, estar sentado y quieto o pensar antes de actuar.

■ **obsesiones** son pensamientos, impulsos o imágenes recurrentes en la mente y que se consideran sin sentido y agobiantes. No se trata simplemente de excesivas preocupaciones acerca de problemas reales. Son pensamientos que acuden a la mente sin que se pueda hacer caso omiso de ellos ni suprimirlos.

■ **ritos** o ceremoniales son actos que se repiten de determinada manera.

■ **supersticiones** son creencias irracionales basadas en falsas ideas, miedo a lo desconocido y confianza en la magia o la casualidad.

El adolescente que no cesaba de lavarse

A los 14 años, Charles solía pasarse 3 horas o más al día en la ducha, y luego otras dos horas vistiéndose. Su caso es uno de los muchos analizados en el libro *The Boy Who Couldn't Stop Washing* (*El adolescente que no cesaba de lavarse*), cuya autora es la Dra. Judith L. Rapoport. La obra enfoca desde varios ángulos el trastorno obsesivo-compulsivo y proporciona información sobre sus causas, diagnóstico y tratamiento. Uno de sus fines más loables es alentar a los que sufren de este trastorno y a sus familias para que hablen públicamente del problema.

▶ *V. tamb.*

Síndrome de Gilles de Tourette

Trastornos de ansiedad

Trastornos mentales

* **hipercinesia** Comportamiento extremadamente activo, que impide a quien lo presenta mantener la calma y la quietud. Se conoce también como hiperactividad.

* **neurotransmisores** Sustancias químicas que sirven como vehículo de comunicación entre las células cerebrales, con lo que permiten el funcionamiento normal del cerebro.

El caso de dos estudiantes

Justin y Katie son estudiantes de séptimo grado (13 años). Ambos sufren el trastorno de déficit de atención e hiperactividad, pero en la escuela su comportamiento es muy distinto. A Justin, por ejemplo, le cuesta estarse quieto y sentado en su sitio. Sus compañeros de clase y sus profesores piensan que es un chico hiperactivo. Se aburre con facilidad y tiende a hablar en exceso, lo que le trae problemas. Además, molesta a los compañeros que se sientan junto a él y éstos se enfadan.

Katie no se agita ni se inquieta como Justin. Su problema radica más bien en una gran dificultad para concentrarse en el trabajo y prestar atención al profesor. Además, se le olvidan los deberes que le asignan y le cuesta más que a sus compañeros tener vigilados su cartera y sus libros. A veces pierde los deberes o, sencillamente, se le olvida presentarlos.

¿En que consiste este trastorno?

Esta afección (también conocida por la sigla TDAH) se manifiesta mediante síntomas como la continua falta de atención, concentración frágil, hipercinesia* o carácter impulsivo, síntomas que pueden presentarse tanto aisladamente como en combinación. Los afectados del trastorno de atención tienen muchas dificultades para concentrarse en una sola cuestión durante un cierto periodo de tiempo y se aburren con un cometido a los pocos minutos de emprenderlo. Por otro lado, los hipercinéticos dan la impresión de no poder parar. Se sienten inquietos, se agitan y se revuelven continuamente. La personas ultraimpulsivas son incapaces de pensar dos veces antes de hacer o decir algo y por ello incurren en riesgos o provocan situaciones embarazosas.

Bien es cierto que todos experimentamos alguna vez dificultades para prestar atención o mantener la tranquilidad, pero estos problemas son más frecuentes e intensos en aquellos que sufren el TDAH. El trastorno suele aparecer en torno a los 7 años de edad, aunque es posible que no se le diagnostique como tal hasta después. Surge tanto en el ámbito del hogar como fuera de él, y altera el rendimiento en la escuela o el trabajo, así como las relaciones con la familia, amigos o profesores.

¿Cuál es la causa del TDAH?

La ciencia no conoce con exactitud la causa de esta afección, pero se cree que hay ciertas partes del cerebro que no funcionan igual en quienes la padecen que en el resto de las personas. Una de las hipótesis que se barajan es que exista en los afectados una alteración en la cantidad de neurotransmisores* (sustancias químicas clave), alteración que podría afectar al funcionamiento del cerebro. En este sentido, se han hecho estudios que sugieren que el consumo de alcohol o de drogas durante el embarazo puede dañar las células cerebrales del bebé. Ésta sería una de las causas del TDAH, pero es probable que existan muchas otras.

La configuración genética es otro factor que se debe tener en cuenta, puesto que la afección parece ser de transmisión hereditaria. Los niños con esta enfermedad tienen al menos un familiar (padre, hermana, hermano o algún otro pariente cercano) que también la padece. Otros estudios demuestran que si un gemelo presenta TDAH, el otro gemelo tendrá mucha probabilidad de padecerlo también.

¿Qué es lo que no causa TADH?

Hace un tiempo, los expertos pensaban que los problemas de falta de atención eran causados por algún daño cerebral leve o por traumatismos menores en la cabeza. Sin embargo, hoy en día sabemos que la mayor parte de estos enfermos no presentan historial de lesión cerebral ni lesiones en la cabeza. Otra de las teorías se basaba en que la hipercinesia podría deberse al consumo de azúcar refinada y de ciertos aditivos alimentarios. No obstante, los científicos han observado que una dieta especial apenas beneficia a más de un 5 por ciento de los niños afectados, en su mayoría muy jóvenes o con alergias a determinados alimentos. Lo que sí parece cierto es que el exceso de cafeína (presente en el café, el té y algunos refrescos) o ciertos colorantes rojos y amarillos pueden agravar el cuadro de hipercinesia.

A continuación se citan algunos factores que no son susceptibles de provocar el trastorno de déficit de atención e hiperactividad:

- demasiado azúcar;
- alergias a determinadas comidas;
- demasiada televisión;
- malos profesores o escuelas deficientes;
- padres o ambiente del hogar difíciles.

¿Quién padece el TDAH?

El trastorno de déficit de atención e hiperactividad es una de las afecciones más comunes de la infancia. Lo padecen entre el 3 y el 5 por ciento de los niños en edad escolar. Esto significa que, por término medio, un niño por clase en Estados Unidos necesita superarse para afrontar el trastorno, siendo su incidencia dos o tres veces mayor en los niños que en las niñas.

Muchos padres comienzan a notar un comportamiento hipercinético cuando, siendo el niño aún muy pequeño, comienza a dar sus primeros pasos. Pero no se diagnostica de TDAH hasta que ingresa a la escuela primaria. Si no recibe tratamiento, la enfermedad persiste durante la infancia y los primeros años de la adolescencia. Los problemas que causa el TDAH suelen disminuir durante la adolescencia y posteriormente. Los adultos conservan a veces algún rastro de la enfermedad, pero también se dan casos en los que no desaparece la totalidad de los síntomas.

¿Cuáles son los signos del TDAH?

La falta de atención consiste en una limitada capacidad de concentración. He aquí algunos indicios:

- no prestar atención a los detalles;

La estigmatización del TDAH

Este trastorno adquirió su nombre en la década de1980. Hasta entonces se le había denominado con diversos términos. Muchas de esas denominaciones crearon un estereotipo negativo respecto a los niños que sufrían el trastorno. Entre ellas se encuentran:

- "defectos mórbidos del control moral" (utilizado en la primera década del siglo XX);
- "síndrome de inquietud" (década de1920);
- "síndrome del cerebro lesionado" (aun cuando no había prueba de daños celulares) (década de 1940);
- "disfunción cerebral mínima" (décadas de 1950 y 1960).

- cometer despistes;
- tener dificultad para concentrarse en una tarea;
- dar la impresión de no escuchar en una conversación;
- no seguir instrucciones;
- no concluir deberes ni tareas domésticas;
- tener dificultad para organizarse;
- evitar los deberes o tareas de la escuela;
- distraerse con facilidad;
- perder cosas;
- ser olvidadizo.

Hipercinesia significa comportamiento extremadamente movido. He aquí algunos indicios:

- tamborilear con las manos o los pies;
- moverse continuamente estando sentado;
- no sentarse aunque sea de esperar;
- corretear por todos lados;
- inquietarse con frecuencia;
- dificultad para llevar a cabo actividades tranquilas;
- impresión de estar a punto de marcharse todo el tiempo;
- hablar demasiado.

La impulsividad consiste en ejercer menos control del normal sobre el comportamiento. He aquí algunos indicios de impulsividad:

- interrumpir al interlocutor con una respuesta antes de que éste haya acabado de formular una pregunta;
- tener dificultad para esperar a tener la palabra;
- inmiscuirse en las conversaciones o los juegos de los demás.

Diagnóstico

Además del TDAH, existen muchos otros cuadros clínicos que pueden presentar síntomas parecidos. La depresión, por ejemplo, produce a veces falta de atención y angustia, así como dificultad para permanecer sentado y quieto. También hay ciertas incapacidades de aprendizaje que suponen un rendimiento escolar deficiente; mientras que los lapsus mentales, por ejemplo, puede deberse a ataques convulsivas leves. Incluso la infección de oídos causante de una pérdida de audición intermitente se confunde, a veces, con el TDAH. A todo esto se suma el que todos tengamos dificultades ocasionales para concentrarnos y organizar nuestra vida. Por todas estas razones, es imprescindible que este trastorno sea diagnosticado por un médico o un psicólogo.

Para elaborar el diagnóstico, el médico o psicólogo observa la conducta del niño o del adolescente y le fórmula una serie de preguntas, algunas de ellas relacionadas con indicios del TDAH y otras con su primera infancia, problemas médicos y antecedentes familiares. Otra fuente de información válida radica en las experiencias de padres y profesores con el paciente. Aunque no existe ninguna técnica de resultados concluyentes para diagnosticar la enfermedad, se somete al paciente a diferentes exploraciones, incluso un examen informático para determinar su capacidad de atención. En ella, se le dan instrucciones al paciente para que presione ciertas teclas cuando aparece una configuración o letra determinada. Además, se pueden prescribir pruebas adicionales para excluir del diagnóstico otras afecciones.

Tratamiento

El tratamiento común y corriente para este trastorno se suele basar tanto en la ayuda psicológica como en la medicación, aunque en ocasiones sea suficiente sólo con uno de ellos. Los medicamentos ayudan al paciente a mantener la atención y el enfoque; la ayuda psicológica aborda los problemas relacionados con este trastorno, y se plantea objetivos como el de mejorar las técnicas de estudio, así como potenciar la autoestima del paciente y mejorar su comportamiento con los demás.

Beneficios de la medicación
Los medicamentos más utilizados en el tratamiento del TDAH pertenecen por lo general al grupo de los estimulantes. Administrados en dosis elevadas, estos fármacos causan excitación en el adulto. Sin embargo, en el niño producen el efecto contrario: lo calman y mejoran su capacidad para concentrarse y aprender. No se sabe con exactitud el modo en que operan para controlar la afección, pero se cree que los estimulantes potencian la cantidad y actividad de algunas de las sustancias químicas conocidas por neurotransmisores. Nueve de cada 10 niños que sufren este trastorno mejoran con los estimulantes.

Si un determinado estimulante no es eficaz, se prueba con otro y, en caso de que los otros tampoco sean eficaces o de que junto al trastorno de déficit de atención surjan otros problemas (como la depresión), se recurre a otras clases de medicamentos.

Riesgos del tratamiento medicamentoso
Administrados según las indicaciones del médico, los fármacos estimulantes se consideran inocuos. No producen en el paciente euforia ni nerviosismo. Sin embargo, pueden causar otros efectos secundarios*. Algunos pacientes adelgazan o pierden el apetito, y puede ocurrir que, durante un tiempo, se retrase su crecimiento. Otros tienen problemas para conciliar el sueño. Si aparecen tales efectos secundarios, se controlan cambiando la dosis o el propio fármaco. El médico deberá observar atentamente el crecimiento de cualquier paciente que consuma estas medicinas.

* **efectos secundarios** Síntomas como dolor de cabeza, malestar de estómago o mareos causados por los medicamentos prescritos.

A veces, los adolescentes abusan de los citados medicamentos tomando dosis más altas de las indicadas o consumiéndolos de forma diferente a como fueron prescritos. Esta práctica resulta muy peligrosa, especialmente si, además del estimulante, se consumen otros fármacos.

En los últimos años se ha planteado un gran debate sobre si los medicamentos estimulantes se prescriben con excesiva frecuencia. Los que se oponen a ellos aducen que se están recetando para niños de comportamiento difícil, sin que padezcan realmente TDAH. Sin embargo, un estudio de la Asociación Médica de EE. UU., publicado en 1998, afirma que esta práctica no está muy difundida.

Beneficios de la ayuda psicológica La asistencia psicológica consiste en que el paciente consulte a un profesional de la salud mental sobre sus problemas. Los niños con TDAH no suelen sentirse cómodos consigo mismos: tienen dificultades para realizar sus tareas escolares y les resulta difícil no sólo hacer amigos sino conservarlos. También tienen problemas con sus padres y profesores. En muchas ocasiones hablar con un psicólogo les resulta muy útil. El psicólogo u orientador escolar ofrece sugerencias para mejorar las calificaciones, enfrentarse a las burlas y llevarse bien con compañeros y familiares.

Un método de orientación utilizado con frecuencia en caso del TDAH es la psicoterapia cognitiva y conductista, que requiere que el paciente intervenga directamente en la transformación positiva de su conducta. Esta terapia exige refuerzos prácticos como, por ejemplo, la presencia de una persona que ayude al paciente a planear sus tareas y a llevar una agenda. Puede incluir también el aprendizaje de nuevos comportamientos, al estimular al paciente con halagos o recompensas cada vez que éste actúa del modo deseado.

¿Cómo pueden ayudar las escuelas?

La ley federal empieza a considerar el TDAH como una discapacidad cuando interfiere seriamente con la capacidad de aprendizaje del estudiante. En este caso, se proporciona a los niños afectados servicios escolares especiales, como la prueba de inteligencia (cociente intelectual), que mide la capacidad del estudiante para aprender, o una prueba de logros, que determina los conocimientos que posee ya sobre diferentes temas. Una vez realizadas las pruebas, los responsables escolares se reúnen con los padres para analizar los resultados y decidir si los servicios especiales son necesarios. Se estudian tanto las áreas problemáticas del paciente como las medidas que tomará la escuela para ayudarle a superarlas.

Los problemas escolares de los niños con TDAH no tienen que ver con la inteligencia, ya que por lo general estos niños son tan listos como sus condiscípulos, sino más bien con problemas a la hora de prestar atención o con su estado de intranquilidad. Hay niños que padecen el trastorno y que, aún así, obtienen buenas calificaciones; pero muchos otros tienen dificultades académicas. Estos últimos son los candidatos a programas de enseñanza especiales, incluso después de haber comenzado el tratamiento o terapia. Los profesores desempeñan un papel importante en estos programas: fijan objetivos al estudiante y le recompensan cuando los cumple. Por lo general, los niños con este problema requieren atención personalizada por parte de sus profesores, y sus periodos de trabajo son más cortos de lo habitual.

¿En qué consiste la autoayuda?

Quienes sufren de TDAH pueden tomar medidas para hacer su vida más fácil. La afección tiene su buen lado: los pacientes con TDAH son personas cargadas de ideas y dotadas de una gran energía. La cuestión es enfocar estas energías de una manera positiva.

Al enfrentarse esta enfermedad puede recurrirse a diferentes medidas según el contexto en que se encuentre el afectado. Por ejemplo:

En la escuela

- informar a los profesores sobre este trastorno y pedirles ayuda;
- pedir al profesor que repita sus indicaciones, en vez de intentar adivinarlas;
- apuntar los deberes en un cuaderno y poner una señal al lado de cada tarea concluida;
- guardar los deberes en la cartera tan pronto como se hayan hecho;
- dividir una tarea larga en partes más simples y realizables;
- hacer los deberes en un sitio tranquilo, con pausas cortas y regulares;
- sentarse en las primeras filas, donde resulta más fácil prestar atención;
- tomar apuntes, medida que facilita la concentración en el tema;
- pegar recordatorios en los armarios de vestuario.

En casa

- hablar con familiares y amigos sobre el trastorno y pedirles ayuda;
- idearse una rutina para las tareas domésticas; por ejemplo, prepararse para ir a la escuela;
- hacer una lista de cosas que hacer cada día y planificar ordenadamente;
- llevar cuenta de los recados que se han realizado, tachándolos de la lista conforme se cumplen;
- guardar objetos similares (los videojuegos, por ejemplo) en un mismo sitio;
- recurrir a la actividad física (por ejemplo, deportes) para consumir el exceso de energía;
- pegar recordatorios en los espejos.

¿Qué se puede esperar en el futuro?

No hay "cura" para el TDAH. La mitad de los niños que lo padecen aún conservarán ciertos síntomas cuando sean adultos. Sin embargo, los síntomas tienden a disminuir con el tiempo. Los adultos que padecen este trastorno recurren a medicamentos y formas de terapia similares a las de los niños y, por otra parte, según crecen, encuentran vías para transformar su ingente cantidad de energía en actividades útiles, como el trabajo o los deportes.

Fuentes

Children and Adults with Attention Deficit Disorders,
8181 Professional Pl., Ste. 150, Landover, MD 20785
Telephone (301)306-7070
Toll-free (800)233-4050
Facsimile (301)306-7090
http://www.chadd.org/

National Attention Deficit Disorder Association, 1788 Second St., Ste. 200, Highland Park, IL, 60035
Telephone (847)432-2332
Toll-Free
http://www.add.org

Trastornos alimentarios

Se trata de estados de salud anormales en que las conductas y los hábitos de alimentación están tan desequilibrados que provocan problemas físicos y emocionales.

Miedo a las grasas

La actriz norteamericana Tracy Gold figuró durante seis temporadas en la serie televisiva *Growing Pains* (Los problemas crecen). Le habían diagnosticado anorexia a los 12 años de edad, pero después de acudir a un psicoterapeuta, pareció estar bien de salud en los años siguientes. A los 19 años, y pesando 60 kg (133 lb), Tracy decidió empezar un régimen o dieta de 500 calorías diarias para bajar a 50 kg (113 lb). Y no paró ahí, sino que continuó adelgazando, primero a 45 kg (100 lb), luego a 40 kg (90 lb) y finalmente a 35 kg (80 lb). En enero de 1992, su temor a estar gorda—cuando en realidad pesaba 35 kilos—la obligó a retirarse de la serie *Growing Pains* e ingresar en un hospital. Estaba otra vez anoréxica.

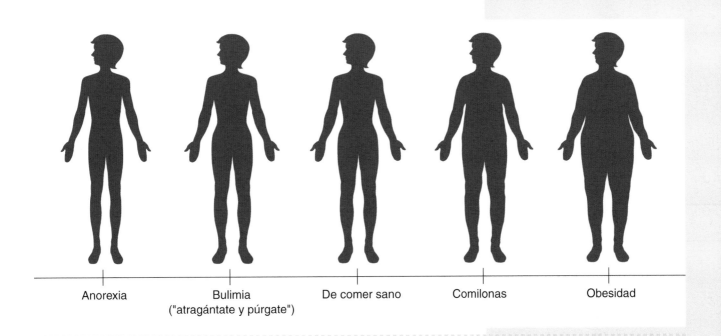

Anorexia Bulimia ("atragántate y púrgate") De comer sano Comilonas Obesidad

▲

Espectro de trastornos alimentarios.

¿Qué se entiende por trastornos alimentarios?

El término "trastornos alimentarios" abarca una amplia gama de problemas relacionados con la comida y el peso. A un extremo de la gama están la anorexia nerviosa y la bulimia nerviosa. El anoréxico o anoréxica pasa hambre para adelgazar más allá de lo saludable. En la bulimia se ingieren cantidades exageradas de alimentos, seguidas de vómitos u otras formas de evacuar el tubo digestivo. Al otro extremo de la gama están los grandes excesos de comida (gula o voracidad) sin que vayan seguidos de vaciamiento del estómago o los intestinos; de ahí que la persona engorde hasta hacerse pronunciadamente (morbosamente) obesa. Entre ambos extremos figuran trastornos anoréxicos y bulímicos intermedios, mucho más comunes, y algunos excesos de la ingesta, que van desde las dietas de tipo "yoyó" (de sube y baja) a la falta o al exceso de ejercicio, acompañadas de sensación de angustia y vergüenza, que inducen a comer más y a engordar.

Los diversos trastornos alimentarios tienen distintas causas, orígenes y síntomas, pero la conducta del individuo afectado puede ser parecida en todos ellos, por lo que ciertos estados relativamente leves derivan a veces en otros más graves.

Hoy día, en los Estados Unidos, las artistas "pop" hablan de sus dietas por todos los medios de difusión. Las librerías tienen estanterías rebosantes de libros en los que se recomiendan programas de adelgazamiento rápido, así como estrategias y dietas de última moda. Las revistas y la televisión llevan anuncios de fármacos adelgazantes, alimentos dietéticos, suplementos anticalóricos para "quemar" las grasas, y toda clase de remedios y programas por el estilo. En resumen, la preocupación por la

939

figura y el peso se ha convertido en un problema de salud pública, en tanto que los trastornos alimentarios repercuten hondamente en la salud física y psíquica del individuo y de la sociedad toda.

Anorexia nerviosa

A las actrices y a las supermodelos se las admira por su belleza y esbeltez; pero según la Asociación Estadounidense de Anorexia/Bulimia, más de 1 000 mujeres, tanto mayores como jovencitas, mueren en el país todos los años. Y más del 90 por ciento de los anoréxicos son mujeres, aunque la anorexia nerviosa también afecta a los varones jóvenes, especialmente a los que participan en deportes en los cuales es más importante la "imagen" que la actividad física.

La característica principal del anoréxico o anoréxica es el privarse de suficientes alimentos para conservar el mínimo saludable de peso corporal. El pasar hambre y el adelgazamiento pueden agudizarse hasta el punto de que se hace necesaria la hospitalización. No obstante, hay también señales de advertencia tempranas, entre las cuales figuran:

- tener una imagen distorsionada de la propia figura, por lo que la persona, al mirarse en el espejo, se ve "gorda", aun cuando esté peligrosamente delgada;
- evitar las comidas en compañía de otros;
- remover la comida en el plato, para ocultar que no se quiere comer;
- hacer demasiado ejercicio o hacerlo con demasiada frecuencia;
- ser perfeccionista;
- dominar la situación únicamente negándose a comer.

Complicaciones clínicas   La anorexia es un trastorno muy profundo. El organismo humano, si no recibe la debida nutrición, suele reaccionar al hambre frenando sus procesos metabólicos. Las complicaciones resultantes incluyen: anemias y otras deficiencias dietéticas, descensos de la tensión arterial y del ritmo respiratorio, pérdidas óseas, desaparición de los períodos menstruales, pérdida de masa y fuerza musculares, sequedad de la piel, uñas y pelo quebradizos, estreñimiento e inflamación de las articulaciones. Cuando la persona anoréxica pierde el tejido graso que necesita para estabilizar su temperatura corporal, empieza a sentirse friolenta, y la piel se le puede recubrir de un vello infantil llamado lanugo. Si el hambre forzada prosigue sin tratamiento, la anorexia puede acarrear insuficiencia cardíaca y, a veces, incluso la muerte.

Bulimia nerviosa

La bulimia suele calificarse como un estado alternativo de "hartarse y vaciarse," y en su lengua de origen, el griego, esta palabra significaba "hambre como de buey." La persona bulímica ingiere enormes cantidades de alimentos en sus comilonas, y luego, como sucede con frecuencia, se induce el vómito para vaciar el estómago. A veces se emplean también eméticos (vomitivos), lavativas, purgantes y diuréticos*.

Otras veces, la bulimia se acompaña de visibles fluctuaciones de peso—parecidas a las que se observan en la anorexia y con los excesos de comida—pero generalmente no es así, por lo que muchas personas bulímicas logran ocultar durante años su trastorno alimentario. La actriz de cine Jane Fonda contó que había sido bulímica durante más de 20 años y que en algunas ocasiones se daba hartazgos e inducía el vómito más de 20 veces al día.

La conducta de la persona bulímica puede incluir:

- excesos de comida que continúan hasta el punto de causar dolores abdominales; idas frecuentes al baño para vomitar después de cada hartazgo;

- intentos de guardar el vómito en secreto;

- ocultación de purgantes, diuréticos y eméticos; ejercicio excesivo o demasiado frecuente;

- abuso de bebidas alcohólicas o uso ocasional (no adictivo) de drogas; acciones impulsivas* o imprudentes;

- el sentirse con frecuencia incapaz de controlar las cantidades de comida ingeridas.

Complicaciones clínicas   Los bulímicos a menudo experimentan los mismos efectos secundarios que los anoréxicos. Además, las purgas y vómitos se acompañan de otros problemas graves de salud, como la deshidratación, la fatiga, erupciones cutáneas, ruptura de vasos sanguíneos de los ojos y de la cara, y a veces convulsiones. Los vómitos constantes dañan el tubo digestivo, sobre todo el estómago, el esófago* y la boca. Se dan casos en que el dentista descubre los signos de bulimia antes que el médico de atención primaria, por la gingivitis y el daño a los dientes que ocasiona la bulimia.

Trastornos de ingestión impulsiva

Estos trastornos son parecidos a los de la bulimia nerviosa, pero sin las purgas ni los ejercicios de ésta. Los que sufren de excesos gastronómicos suelen ingerir cantidades anormalmente grandes de alimentos. A veces se llaman a sí mismos "adictos a la comida rápida" o "glotones compulsivos." Estos excesos se relacionan con estados mentales depresivos, aunque los investigadores todavía no entienden muy bien la relación existente entre causa y efecto. Las características de este trastorno comprenden:

- sentir disgusto o culpabilidad después de haber comido mucho;

- ingerir los alimentos más deprisa de lo normal;

- comer cuando no se tiene apetito;

- comer hasta producir dolor de estómago;

* **diuréticos** Fármacos que promueven la micción (excreción de orina).

* **impulsividad** Tipo de conducta en la que no se piensan muy bien las posibles consecuencias de un acto.

* **esófago** Parte del tubo digestivo que conecta la garganta con el estómago.

- comer a solas, por sentirse avergonzado;
- comer continuamente.

Complicaciones clínicas

Los excesos en el comer a menudo llevan a la persona a adoptar dietas yoyó y, al final, a la obesidad, lo que trae aparejados otros problemas de salud: diabetes, enfermedades del corazón (cardiopatías), tensión arterial alta (hipertensión), y enfermedades de la vesícula biliar (colecistopatías). Los expertos calculan que alrededor del 15 por ciento de las personas ligeramente obesas inscritas en programas de adelgazamiento son glotonas, pero mucho mayor aún es el porcentaje de obesos anormales ("mórbidos").

Tratamiento

La anorexia nerviosa, si evoluciona sin tratamiento, puede acarrear un estado de desnutrición grave y cuadros clínicos (casos) de urgencia que requieren hospitalización. La mayoría de los que sufren trastornos alimentarios pueden ser tratados por el médico familiar o por un equipo interdisciplinario de proveedores de atención médica.

El médico que diagnostica el trastorno alimentario tal vez prescriba medicamentos para la ansiedad o la depresión, y es probable que remita al paciente y a sus familiares a un especialista en nutrición, o a un asesor o terapeuta familiar, y también a un grupo de apoyo. Para los trastornos alimentarios que han durado mucho tiempo antes de ser diagnosticados, tal vez se necesite psicoterapia a largo plazo. Por cuanto son posibles las recidivas (repeticiones de una enfermedad), como sucedió en el caso de Tracy Gold, el apoyo de la familia y de los amigos sigue siendo parte imprescindible del tratamiento.

Fuentes

American Anorexia/Bulimia Association, 165 W 46th St., Ste. 1108, New York, NY 10036
Telephone (212)575-6200
Toll-free (800)994-WOMAN
http://www.4woman.gov/nwhic/references/mdrefferals/aaba.htm

American Medical Association, 515 N. State St., Chicago, IL, 60610
Telephone (312)464-5000
Toll-Free (800)AMA-3211
http://www.ama-assn.org/

American Psychiatric Association, 1000 Wilson Blvd., Ste. 1825, Arlington, VA, 22209-3901
Telephone (703)907-7300
Toll-Free (888)357-7924
http://www.psych.org

Anorexia Nervosa and Related Eating Disorders, PO Box 5102,
Eugene, OR, 97405
Telephone (541)344-1144
Toll-Free (800)931-2237
http://www.anred.com

National Association of Anorexia Nervosa and Associated Disorders,
Box 7, Highland Park, IL, 60035
Telephone (847)831-3438
http://www.anad.org

U.S. Food and Drug Administration, 5600 Fishers Ln., Rockville, MD
20857-0001
Toll-free (888)-463-6332
Toll-free (800)FDA-4010 (Seafood Hotline)
http://www.fda.gov/

U.S. National Institute of Diabetes and Digestive and Kidney Diseases,
Office of Communications and Public Liaison, Bldg. 31, Rm. 9A04,
Center Dr., MSC 2560, Bethesda, MD 20892-2560
Telephone (301)435-8115
http://www.niddk.nih.gov/

▶ *V. tamb.*

Anemia

Carencias nutritivas

Convulsiones

Enfermedades de la glándula tiroides

Enfermedades de las encías (gingivitis)

Enfermedades del corazón

Enfermedades metabólicas

Hipoglucemia

Obesidad

Osteoporosis

Toxicomanía

Trastornos de ansiedad

Trastornos de la menstruación

Trastornos depresivos

Trastornos cutáneos

Las afecciones cutáneas incluyen varios tipos de sarpullidos o erupciones, enfermedades, infecciones, lesiones, tumores y cánceres que afectan a la piel.

PALABRAS CLAVE
para búsquedas en Internet
y otras fuentes de consulta

Dermatitis

Eccema

Lunares

Herpes

Manchas de nacimiento

Melanoma

Sarpullido

Si tiene tres hojas, no la toques

A Alison le encantaba dar largas caminatas por los bosques en verano, pero en cierta ocasión le salió un sarpullido lineal, dos días después de un largo paseo. Al principio, tenía la piel enrojecida e inflamada en determinados lugares. Pronto, sin embargo, se le formaron ampollitas que comenzaron a picar intensamente. Era una erupcion causada por la hiedra venenosa. Su madre le aconsejó que no se rascara, porque las uñas tal vez fueran portadoras de gérmenes que podían causarle una infección. A los pocos días, las ampollas comenzaron a cicatrizar. El sarpullido tardó 10 días en curarse completamente. Desde aquella ocasión Alison toma precauciones y se pone camisa de manga larga y pantalón tambien largo cuando sale a caminar al bosque y procura no entrar en contacto con la hiedra venenosa que reconoce por sus características ramitas de tres hojas.

¿Para qué sirve la piel?

La piel es el órgano más visible del cuerpo y el de superficie más extensa. Es también uno de los más complejos, porque tiene muchas funcines que

Anatomía de la piel. ▶

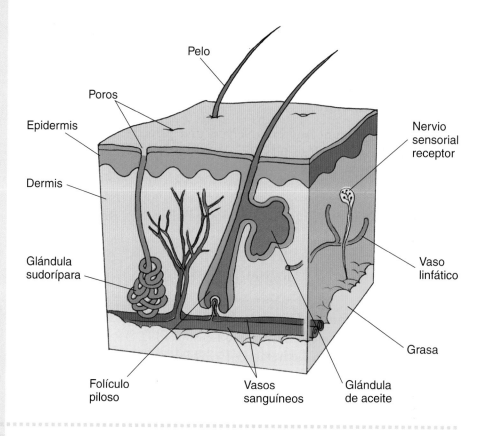

Pelo

Poros

Epidermis

Dermis

Nervio
sensorial
receptor

Glándula
sudorípara

Vaso
linfático

Grasa

Folículo
piloso

Vasos
sanguíneos

Glándula
de aceite

desempeñar. El principal cometido de la piel es proteger el interior del cuerpo del mundo exterior. Funciona como un escudo contra el sol, el viento, el calor, el frío, la sequedad, la contaminación y el humo del cigarrillo. Todas estas cosas pueden lastimar la piel con el correr del tiempo. Además, la piel entra en contacto con gérmenes y protege al cuerpo contra ellos, así como contra los alérgenos, que son sustancias que causan reacciones alérgicas, y contra los irritantes, que son sustancias químicas cáusticas capaces de dañar la piel. Igualmente, las terminaciones nerviosas especializadas de la piel alertan al cerebro del calor, el frío y el dolor.

¿Qué puede funcionar mal?

No es sorprendente que muchas cosas no funcionen bien en un órgano tan grande y complicado. Los alérgenos y las sustancias irritantes pueden causar erupciones o sarpullidos. Se emplea el término general de dermatitis para la piel enrojecida e inflamada por una diversidad de causas.

También puede haber disfunciones de la piel. Por ejemplo, a veces se produce una excesiva secreción sebacea, que provoca el acné. Si la piel produce demasiadas células nuevas, el resultado puede ser una psoriasis. Si la piel produce demasiada o insuficiente cantidad de pigmento, puede dar lugar a manchas cutáneas anormalmente claras (hipopigmentación) o anormalmente oscuras (hiperpigmentación).

La piel también puede verse afectada por lesiones, como una quemadura solar, o por infecciones víricas, como las lesiones producidas por el herpes labial. Otras infecciones son de origen bacteriano o fúngico. Además, pueden afectarla también los tumores no cancerosos, como las marcas de nacimiento, o los cánceres.

¿Cuáles son algunos de los problemas más comunes de la piel?

He aquí algunos de los problemas más comunes que atienden los dermatólogos, es decir, los médicos que se especializan en el tratamiento de los trastornos de la piel:

- **Acné:** granos en la cara, puntos negros, puntos blancos y nódulos profundos. Casi todos los adolescentes, y algunos adultos, tienen al menos un poco de acné, que se produce por la excesiva secreción sebácea y la rápida eliminación de células muertas. Las bacterias también desempeñan un papel importante en el acné.

- **Arrugas:** señal común y corriente del envejecimiento de la piel. La principal causa de las arrugas es la excesiva exposición a la luz solar a lo largo de la vida. El humo de del cigarrillo también desempeña un papel importante en este proceso.

- **Cáncer de piel:** el más común de todos los tipos de cáncer. Incluye a varias excrecencias celulares de la piel. Cerca 700 000 estadounidenses contraen cáncer de piel al año. La principal causa son los rayos nocivos del sol.

- **Caspa:** descamación del cuero cabelludo. Un poco de descamación es parte normal del proceso periódico de eliminación de las células de la capa externa de la piel. Si la descamación se vuelve obvia en el pelo o ensucia la ropa, se denomina caspa. Si el cuero cabelludo está enrojecido o si las escamas son grandes o aparecen en otras partes del cuerpo, tal vez sea otro el problema.

- **Dermatitis atópica, o eccema:** sarpullido rojo que causa picazón. Suele tener antecedentes familiares y se asocia a las alergias. En los bebés produce, por lo general en la cara, manchas con costra, que pican y supuran. En los niños mayores, las manchas son más bien secas, y la parte afectada de la piel se escama y engruesa. En los adolescentes, las manchas aparecen generalmente en la cara anterior del codo, en la cara posterior de las rodillas, en los tobillos, las muñecas, la cara, el cuello y la parte superior del pecho.

- **Dermatitis de contacto:** sarpullido rojizo pruriginoso (que causa picazón) que se produce por contacto con un alérgeno o con cualquier otra cosa que afecte a una piel sensible. Entre estos alérgenos figura la hiedra venenosa, el níquel, el látex y productos para el cuidado de la piel.

A flor de piel

- El cuerpo del adulto medio tiene casi dos metros cuadrados de piel, lo que representa el 15 por ciento del peso total del cuerpo.

- La pulgada cuadrada (6,452 centímetros cuadrados) de piel contiene millones de células y numerosas terminaciones nerviosas especiales que perciben el calor, el frío o el dolor.

- El grosor medio de la piel es de un décimo de pulgada (0.254 milímetros) pero varía de muy delgada en los párpados a muy gruesa en la planta de los pies.

- **Dermatitis irritativa:** sarpullido rojizo que causa picazón. Ocurre cuando la piel entra en contacto con ciertas sustancias químicas. Son ejemplos de irritantes los jabones fuertes, los detergentes y las sustancias químicas industriales.

- **Dermatitis seborreica:** enfermedad muy común que provoca enrojecimiento de la piel y causa la aparición de escamas de de aspecto grasoso, principalmente en el cuero cabelludo, a ambos lados de la nariz, entre las cejas, en los párpados, detrás de las orejas o en el pecho. Cuando afecta a los bebés, esta enfermedad se llama costra láctea. Suele aparecer en los adultos que tienen el pelo y la piel grasos y puede afectar también a quienes tienen acne o psoriasis.

- **Herpes labial:** infección causada por el *Herpesvirus simplex,* que produce irritación de la piel y una tipica erupción de vesículas. Las lesiones aparecen alrededor de la boca o la nariz. Algunas son apenas discernibles, pero otras producen dolor. El herpes labial afecta comúnmente a los niños y se contagia fácilmente de una persona a otra al besarse o al compartir platos o toallas.

- **Herpes zóster:** erupción cutánea debida al mismo virus que causa la varicela. Comienza con dolor o sensación de hormigueo en un lado del cuerpo o de la cara, seguidos de una erupción rojiza con pequeñas vesículas. Una vez que se ha tenido varicela, el virus puede permanecer inactivo en las células nerviosas y reaparecer años después en forma de herpes zóster. El ataque de herpes zóster puede durar varias semanas.

- **Hiedra venenosa:** produce una dermatitis de contacto cuando la persona con piel sensible entra en contacto con una sustancia contenida en la savia esta planta. El llamado roble venenoso y el zumaque venenoso también pueden tener el mismo efecto. Las consecuencias son un sarpullido desparejo, con enrojecimiento e hinchazón, seguido de ampollas y picazón. Cerca del 85 por ciento de las personas son susceptibles a a la hiedra venenosa.

- **Lunares:** excrecencias celulares que pueden aparecer en cualquier parte de la piel, aisladas o en grupos. Suelen ser de color marrón y tener diversas formas o tamaños. Todas las personas tienen al menos unos pocos lunares, y algunas personas tienen hasta 40 o más. La mayoría de los lunares no son cancerosos, pero algunos se transforman en una forma muy grave de cáncer de piel llamada melanoma maligno.

- **Manchas de nacimiento:** son manchas que aparecen en la piel antes o poco después de nacer. Diversas manchas de nacimiento comunes se deben al crecimiento excesivo de los vasos sanguíneos. Suelen ser indoloras.

- **Pie de atleta:** llamada también tiña del pie, es una infección por hongos que provoca enrojecimiento de la piel y hace que el pie se agriete, descame e incluso se ampolle. La combinación de pies sudados y zapatos apretados es ideal para el crecimiento de los hongos. Estos hongos se dan con mayor frecuencia en el adolescente y el adulto.

- **Psoriasis:** enfermedad de la piel de larga duración. Se produce cuando existe un exceso de células nuevas, lo que provoca la aparición de manchas rojizas y el engrosamiento de la piel, que se cubre de escamas plateadas. De 4 a 5 millones de estadounidenses padecen psoriasis. A veces se debe a un problema del sistema inmunitario, cuya fución normal es combatir a los gérmenes y otros invasores extraños.

- **Quemaduras de sol:** son la consecuencia inmediata de tomar demasiado sol sin protección. La piel sufre lesiones, exactamente igual que si se hubiera quemado al fuego, enrojece y duele. Si la quemadura de sol es intensa suelen formarse ampollas. Las consecuencias a largo plazo de las quemaduras de sol pueden ser arrugas, bultos, manchas o cáncer de piel.

- **Ronchas:** hinchazones de la piel, de color rojizo pálido, que aparecen en grupos. Las ronchas suelen picar, pero también pueden arder o aguijonear. Se producen cuando el cuerpo libera una sustancia química llamada histamina como parte de una reacción a cosas tales como comidas, medicamentos, picaduras de insectos, infecciones, frío, o por rascarse la piel.

- **Rosácea:** enfermedad de la piel que produce enrojecimiento e hinchazón en la cara y que a veces se extiende gradualmente a las mejillas y al mentón. Alrededor de la zona enrojecida pueden aparecer diminutos granitos o pequeños vasos sanguíneos. Los adultos de piel muy blanca, especialmente las mujeres, son más propensos a esta enfermedad.

- **Tiña:** infección causada por hongos. Son características de la tiña las manchas anulares (en forma de anillo) rojizas, que causan picazón y pueden formar escamas o ampollas. Generalmente afecta a los pies, el cuero cabelludo, el tronco, las uñas y las ingles.

- **Verrugas:** bultitos duros en la piel o en las mucosas internas del cuerpo, causados por un virus. La mayoría son elevadas, ásperas y del color de la piel, pero algunas son oscuras, planas o lisas. Las verrugas aparecen en los dedos, manos, brazos y pies. Algunas surgen en los órganos genitales y pueden contagiarse durante el acto sexual.

- **Vitíligo:** es una enfermedad que produce manchas blancas en la piel, por pérdida del pigmento cutáneo (melanina). Afecta al 1 o 2 por ciento de las personas. Aunque el vitíligo se da en todas las razas, se nota particularmente en las personas de piel oscura.

La hiedra venenosa (*Rhus radicanus*), con sus ramitas de tres hojas, que se vuelven rojas en el otoño. © *C. Allen Morgan, Peter Arnold, Inc.* ▶

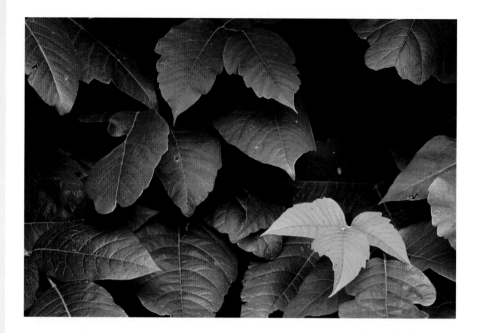

BoTox y el adiós temporal a las arrugas

BoTox es uno de los fármacos que se usan para combatir las arrugas. BoTox es la abreviación de Toxina del Botulismo de tipo A (*Botulism Toxin type A*, en inglés), que es un subproducto de la bacteria *Clostridium botulinum*. La comida contaminada por esta bacteria causa un envenenamiento potencialmente mortal conocido por botulismo. Pero en cosmética, esta toxina (BoTox) hace desaparecer las arrugas si se inyecta pequeñas cantidades en los músculos que hay debajo de la piel arrugada. El BoTox paraliza temporalmente los músculos. El resultado es que de 3 a 5 días después las arrugas han desaparecido, también temporalmente. El tratamiento no es, pues, permanente, debiendo repetirse cada tres meses.

Diagnóstico

Casi todo el mundo tiene un problema cutáneo en algún momento de su vida. Tales problemas pueden afectar a cualquiera, desde el bebé al adulto más viejo. El dermatólogo identifica muchos problemas de la piel con sólo observarla detenidamente. Además hace preguntas acerca de los síntomas presentes, las enfermedades pasadas y los antecedentes clínicos de la familia.

En algunos casos, el médico quizás tenga que hacer una biopsia, que consiste en extraer una pequeña muestra de piel para analizarla al microscopio. Si se sospecha que hay una infección fúngica, raspará u obtendra de otra manera muestras de la piel, que también se analizarán en un laboratorio para confirmar o excluir la presencia del hongo. Otra forma de averiguar si hay infección causada por bacterias u hongos es con un cultivo, que consiste en sacar una muestra del tejido afectado por la posible infección y colocarla en un medio o sustancia nutritiva, para ver que tipo de bacteria u hongo crece en ella.

Si se sospecha dermatitis de contacto o alérgica, el médico hará problablemente la llamada prueba de cutirreacción para ver qué tipo de alérgenos son los culpables. Para esta prueba se ponen diminutas cantidades de diferentes sustancias en la piel previamente escarificada, que se tapa con un parche. A los dos días se examina la piel para ver cuáles son los alérgenos que han causado reacción.

Tratamiento

■ **Medicamentoso:** Muchas de las medicinas que se usan para tratar las afecciones leves de la piel se venden sin receta en forma de cremas, lociones, geles, almohadillas y champús. Las medicinas más fuertes, que actúan sobre la piel, se toman por vía oral o se dan en forma de inyección. Se pueden conseguir solamente de un médico o mediante receta de éste.

- **Quirúrgico:** Los médicos utilizan diversas intervenciones quirúrgicas para extraer o eliminar los tejidos cutáneos anormales. Se llama resección o extirpación la intervención que consiste en eliminar la excrecencia cutánea por medio del bisturí u otro utensilio cortante. Criocirugía quiere decir que se destruye la lesión cutánea por congelación con un medio helado, tal como el nitrógeno líquido. La electrocirugía destruye la lesión quemándola (cauterizándola) con electricidad. La cirugía con láser destruye el tejido de la piel valiéndose de un rayo láser (rayo de luz muy fino e intenso). La cirugía se usa para cosas tales como verrugas, cánceres de piel, lunares y marcas de nacimiento.

- **Fototerapia:** Los médicos tratan ciertos problemas de la piel con lámparas que proyectan rayos ultravioleta. En algunos casos, la persona también toma un fármaco que hace a la piel más sensible a la luz ultravioleta. Esta terapia se usa en casos tales como los de psoriasis o vitíligo.

El cuidado de la piel

Las siguientes sugerencias pemiten mantener la piel en óptimas condiciones:

- Proteja la piel contra los rayos nocivos del sol. Evite los rayos solares al mediodía, cúbrase con ropa y use una buena loción protectora con un nivel de filtración de 15 o más alto.

- Lávese la cara suavemente con agua tibia, un jabón suave y una toallita o esponja, para eliminar las células muertas.

- Tome baños cortos con agua caliente para no resecar la piel. Use sólo la cantidad necesaria de jabón en la cara, las axilas, los órganos genitales, las manos y los pies.

- Séquese la piel después de bañarse escurriendo levemente el agua con las manos o absorbiéndola con una toalla.

Fuentes

AcneNet, c/o American Academy of Dermatology,
930 E Woodfield Rd., Schaumburg, IL 60173
Telephone (847)330-8230
Facsimile (847)330-0050
http://www.aad.org

American Academy of Dermatology, PO Box 4014,
Schaumburg, IL, 60168-4014
Telephone (847)330-0230
Toll-Free (888)462-DERM
http://www.aad.org

Lesiones de la piel

He aquí algunos de los términos médicos para las manchas y bultos más comunes de la piel:

- **comedón:** Granito, punto blanco o punto negro. Ejemplo: el acné.
- **mácula:** Mancha pequeña, plana y coloreada. Ejemplo: las pecas.
- **pápula:** Bulto pequeño y duro. Ejemplo: las verrugas.
- **placa:** zona extensa y elevada de la piel. Ejemplo: la psoriasis.
- **pústula:** Grano lleno de pus. Ejemplo: el acné.
- **roncha:** hinchazón o bulto de corta duración. Ejemplo: la urticaria.

PALABRAS CLAVE
para búsquedas en Internet
y otras fuentes de consulta

Angustia de separación

Comportamiento

Fobias

Psicología

Trastorno de estrés postraumático

Trastornos mentales

*neuronas Son células nerviosas. La mayoría de las neuronas tienen prolongaciones que se llaman axones y dendritas, por medio de las cuales envían y reciben las señales de otras neuronas.

*neurotransmisores Sustancias químicas que permiten a las células cerebrales comunicarse, posibilitando así el funcionamiento normal del cerebro.

*receptores Estructuras celulares que forman un vínculo químico con sustancias específicas, como los neurotransmisores, para conseguir un efecto determinado.

950

National Institute of Arthritis and Musculoskeletal and Skin Diseases, Bldg. 31, 4C32D, Bethesda, MD 20892
Telephone (301)496-4353
http://www.niams.nih.gov/

Trastornos de ansiedad

Los trastornos de ansiedad o angustia constituyen un grupo de afecciones que producen temores o preocupación extremos, a veces acompañados de síntomas como dolor de pecho o dificultad para dormir o concentrarse.

¿Qué son los trastornos de ansiedad?

Todo el mundo se ha preocupado alguna vez por cuestiones como aprobar el próximo examen de matemáticas o ser seleccionado para un equipo deportivo. Sin embargo, la gente que se preocupa excesivamente puede sufrir ansiedad. Una de sus variedades, conocida como ansiedad generalizada, incluye preocupación excesiva o innecesaria sobre algunos asuntos de la vida (como la escuela, el trabajo o el dinero) durante al menos seis meses. Según el Instituto Nacional de Salud Mental, los diversos trastornos por ansiedad constituyen la enfermedad mental más común en Estados Unidos.

¿Qué factores son la causa de los trastornos de ansiedad?

No están claras las causas de la ansiedad. Pueden variar según los casos e incluir diversos factores. Unos son los hereditarios; hay casos de ansiedad, por ejemplo, que tienden a transmitirse entre familiares. Otros factores causantes pueden ser las vivencias traumáticas o los conflictos psicológicos en el pasado de la persona. En años recientes se ha hecho mucho hincapié en los factores biológicos, sobre todo en desequilibrios químicos cerebrales.

Las neuronas*, o células nerviosas, son el centro de toda la actividad mental y, por ello, de todos los trastornos mentales. El cerebro contiene millones de neuronas que se comunican entre sí.

Cada neurona contiene sustancias químicas que reciben el nombre de neurotransmisores*. Cuando se manda un mensaje de una neurona a otra, la neurona receptora acoge al neurotransmisor mediante estructuras celulares denominadas receptores*. Cada receptor tiene un cometido diferente. Los receptores van asociados a un número de efectos químicos y celulares que se activan o desactivan según el mensaje. Las anormalidades químicas dentro de la neurona pueden afectar a este mecanismo de activación y contribuir a un trastorno mental.

Los científicos se han dado cuenta de que las personas con déficit del neurotransmisor serotonina presentan, a menudo, ansiedad persistente. La serotonina es una sustancia que activa la respuesta de "lucha o huida," reacción normal del cerebro ante una amenaza. Cuando nos enfrentamos a situaciones de presión (un examen difícil de francés, por ejemplo) o peligro (encontrarse ante una serpiente de cascabel), el núcleo amigdalino, parte del cerebro con forma de almendra, provoca un estado de excitación que, a su vez, propicia la respuesta "lucha o huida." Los síntomas de este proceso incluyen aumento de la frecuencia cardíaca, subida brusca de la tensión arterial, sudoración, náuseas, temblor e hiperventilación.

En la persona sana, esta descarga de energía es útil y facilita la respuesta a una situación real, como un examen difícil o una serpiente que cascabelea. En los enfermos con ansiedad generalizada, sin embargo, estos síntomas aparecen sin mayor motivo. El resultado es una vida tan nublada por la preocupación, que el enfermo no puede funcionar con normalidad en la escuela, en el trabajo o en casa.

¿Cómo saber cuándo se sufre un trastorno por angustia?

Ansiedad generalizada Aunque puede darse en la edad madura, la ansiedad generalizada a menudo afecta a los niños y a los adolescentes. Cuando alguien sufre este trastorno, se preocupa a diario por motivos irreales durante al menos seis meses. Además, presenta como mínimo tres de los siguientes síntomas: inquietud, irritabilidad, tendencia a cansarse con facilidad, dificultad para concentrarse, tensión muscular, alteraciones del sueño. La situación debe causar angustia o alterar el funcionamiento normal de la persona para considerarse enfermedad y ser diagnosticada.

Ansiedad de separación Esta clase de ansiedad afecta solamente a los menores de 18 años. Durante al menos cuatro semanas, los niños se preocupan excesivamente por tener que abandonar el hogar, los padres o los que los cuidan. Sienten que algo les va a pasar si se alejan de los padres o que nunca volverán a verlos si los dejan marchar. Suelen negarse a ir a la escuela, aduciendo dolores de cabeza o de estómago. Pueden negarse también a dormir solos o a que les dejen en casa sin compañía. Sufren pesadillas y síntomas físicos como molestias de estómago. A muchos niños de corta edad no les gusta estar lejos de sus padres. El trastorno ha de ser extremo para que se diagnostique de angustia de separación.

Trastornos por pánico Las personas con esta afección sufren lo que se denomina ataques de pánico o crisis de ansiedad. Durante un ataque de pánico, el corazón late con fuerza, las manos tiemblan y el enfermo puede sentirse débil o mareado, siente un dolor que le oprime el pecho, y un sentido de irrealidad—¿está pasando esto de verdad?—se adueña de

Otros trastornos de ansiedad

- **Ansiedad de separación**, que produce en los niños un miedo extremo a separarse de sus padres o cuidadores

- **Pánico**, que causa ataques súbitos de terror incontrolable

- **Fobias**, que son miedos irracionales a cosas específicas, como las serpientes o el viajar en avión

- **Estrés postraumático**, en que el enfermo revive una crisis (una batalla durante la guerra, por ejemplo, en pesadillas e imágenes retrospectivas)

- **Conducta obsesivo-compulsiva**, el enfermo es invadido por pensamientos indeseados, pudiendo repetir sin fin una acción o ritual como lavarse las manos.

su mente. Siente como si se asfixiara, enloqueciera o estuviera muriéndose. Quien padece un ataque de pánico intenso suele acudir a urgencias porque está seguro de estar sufriendo un ataque cardíaco.

Los ataques de pánico sobrevienen de repente, sin aviso o razón aparente, y desaparecen en cuestión de minutos. Mucha gente presenta un cuadro ocasional de pánico pero sólo un porcentaje relativamente pequeño llega a sufrir el ataque clásico. Quien sufre trastornos por pánico o padece ataques de pánico múltiples tiene una angustia galopante respecto a cuándo y dónde le sobrevendrá el próximo ataque. En casos extremos, el enfermo teme salir de casa por miedo a sufrir un ataque en sitios de difícil salida, como por ejemplo un autobús lleno de gente. Este miedo se llama agorafobia. Al igual que los trastornos por ansiedad, los casos de pánico suelen empezar en la adolescencia o en la temprana madurez. Es más común en mujeres que en hombres.

Tratamiento

El tratamiento de trastornos por ansiedad suele incluir terapias de comportamiento que enseñan al enfermo cómo afrontar la preocupación de manera más constructiva. A los enfermos con fobias o trastornos obsesivo-compulsivos a menudo les ayuda la terapia de exposición, en forma controlada, al objeto que temen, hasta que se acostumbran a él y pierden el miedo.

*terapia cognitiva Tipo de asistencia psicológica que ayuda a la gente a cambiar actitudes y formas de pensar distorsionadas.

La terapia cognitiva* enseña al enfermo a responder a situaciones difíciles con pensamientos que le permitan evitar la preocupación o el pánico. Las técnicas de relajación* aflojan la tensión muscular y enseñan a respirar despacio y profundamente, de modo que no se produzca hiperventilación (respiración acelerada) y mareos. La biorretroalimentación* contribuye a observar y autocontrolar la propia actividad de las ondas cerebrales.

*técnicas de relajación Ejercicios como la meditación, que reducen los síntomas físicos del estrés.

Además de estas terapias, son de utilidad algunos medicamentos, especialmente los que equilibran el nivel de serotonina, pudiendo administrarse solos o en el marco de una terapia de comportamiento. Aunque no cure, un fármaco adecuado puede aliviar los síntomas de ansiedad. Si un fármaco no funciona en pocas semanas, normalmente existen otras alternativas farmacológicas.

*biorretroalimentación Técnica que permite adquirir cierto control voluntario sobre funciones corporales normalmente involuntarias.

La terapia conductista (o de comportamiento) para la ansiedad de separación incluye tanto atención individual como familiar. Los terapeutas tratan de enseñar a los padres cómo fomentar conductas más sanas en su hijo, y al hijo, maneras de reducir la angustia. La medicación también puede ser de utilidad para los niños.

Convivencia con un trastorno de ansiedad

Una de las partes más difíciles de con vivir con la ansiedad es superar el estigma ligado a cualquier enfermedad mental. La gente no puede simplemente "dejar de preocuparse," como tampoco lo haría si sufriera otra enfermedad. Los síntomas son reales y tienen una base biológica.

Fuentes

American Psychiatric Association, 1000 Wilson Blvd., Ste. 1825, Arlington, VA, 22209-3901
Telephone (703)907-7300
Toll-Free (888)357-7924
http://www.psych.org

Anxiety Disorders Association of America, 8730 Georgia Ave., Silver Spring, MD, 20910
Telephone (240)485-1001
http://www.adaa.org

U.S. National Institute of Mental Health, 6001 Executive Blvd., Rm. 8184, MSC 9663, Bethesda, MD 20892-9663
Telephone (301)443-4513
Toll-free 866-615-6464
Facsimile (301)443-4279
TTY (301)443-8431
http://www.nimh.nih.gov/

Trastornos de la menstruación

Son trastornos que dan origen a menstruaciones (reglas) anormales. Generalmente, estos trastornos aparecen cuando existe un desequilibrio hormonal*, es decir, de las sustancias químicas que regulan la menstruación, aunque en algunos casos el trastorno obedece a otras causas clínicas. Entre sus síntomas figuran el dolor experimentado durante cada periodo menstrual, alteraciones en la duración del ciclo menstrual y periodos prolongados o demasiado frecuentes, con sangrado copioso.

El caso de Kim

Kim juega al fútbol en el otoño, al baloncesto en invierno, y hace gimnasia en primavera y verano. Sus amigas la llaman la "formidable y delgada máquina bélica," porque casi toda ella es músculo, sin nada de grasa. Kim se siente orgullosa de sus proezas atléticas, pero suspira por tener unas cuantas curvas más en el cuerpo. Se siente avergonzada, pues acaba de cumplir los 16 años y todavía no le ha venido el periodo o regla, mientras que sus amigas lo tienen desde hace años. Kim siente pudor y un poco de miedo, porque su madre ha hecho una cita con el ginecólogo* para ver por qué su hija anda tan atrasada con la regla.

El ginecólogo examinó a Kim y le preguntó acerca de sus antecedentes familiares y su estado de salud. Las preguntas se refirieron también a los deportes que practica y cuánto tiempo hace que los practica. Le dijo a Kim que probablemente no tiene por qué preocuparse, ya que

▶ *V. tamb.*

Fobias

Trastorno de estrés postraumático

Trastorno mental

Trastorno obsesivo-compulsivo

PALABRAS CLAVE
para búsquedas en Internet y otras fuentes de consulta

Amenorrea

Ginecología

Medicina reproductiva

Ovulación

Sangrado uterino anormal

Útero

***hormonas** Sustancias químicas producidas por las glándulas de secreción interna que actúan como embajadoras: se elaboran en un lugar del cuerpo y son enviadas a otros sectores del organismo para llevar a cabo funciones de regulación.

***ginecólogo** Médico especializado en el sistema reproductor de la mujer.

algunas adolescentes tardan más que otras en tener la regla. Para cerciorarse, el ginecólogo ordenó unos análisis de sangre capaces de indicar si Kim tenía alguna afección clínica que pudiera afectar al ciclo menstrual. Los análisis indicaron ausencia de enfermedad, y tres meses después Kim tuvo su primera menstruación.

¿En qué consiste la menstruación?

La menstruación es un fenómeno fisiológico propio de la mujer normal y sana en edad fértil. Durante el periodo menstrual, la mucosa del útero, llamada endometrio, se desprende, lo que da lugar a la expulsion de sangre y fragmentos de tejido orgánico por la vagina.

La menstruación es sólo parte del ciclo de fenómenos que experimenta el sistema reproductor femenino todos los meses, a menos que la mujer en edad fértil esté embarazada. Alojado en el abdomen*, este sistema se compone de dos ovarios, dos trompas de Falopio, más el útero y la vagina. Los ovarios, del tamaño de una almendra, contienen las células reproductoras femeninas u óvulos. Además, los ovarios elaboran unas sustancias químicas, denominadas hormonas, que sirven a manera de mensajeros activadores para todo el cuerpo. Los óvulos son transportados por las trompas de Falopio al útero, órgano muscular en forma de pera, en el que el óvulo fecundado anida y se transforma en feto. Si el óvulo no es fecundado, el endometrio, que se ha ido engrosando en preparación para recibir al óvulo, se desprende del útero, que expele al exterior la sangre y fragmentos endometriales, a través de su propia abertura del cuello uterino y de la vagina.

El ciclo menstrual está regulado por hormonas en delicado equilibrio. Estas hormonas actúan entre sí y con los órganos de la reproducción ya sea para atender a la nutrición del óvulo fecundado que se

*abdomen Comúnmente llamado vientre, es la región del cuerpo comprendida entre el tórax y la pelvis.

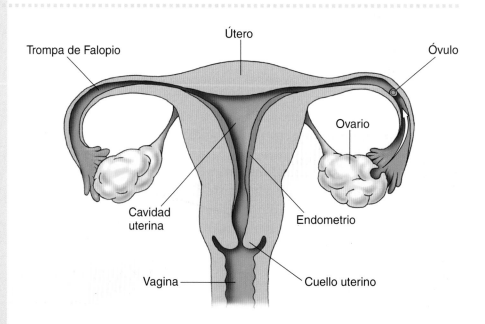

Anatomía de los órganos femeninos de la reproducción, incluido un óvulo no fecundado en una de las trompas de Falopio.

transformará en un nuevo ser, o si no hay fecundación, para producir de nuevo la menstruación.

El equilibrio hormonal: ciclo menstrual típico.

A continuación enumeramos las principales fases del ciclo menstrual típico.

- Días 0 a 5: Al principio del ciclo, las concentraciones o niveles de las hormonas estrógeno y progesterona en el organismo están disminuidas. Empieza la menstruación, y el útero expulsa sangre y fragmentos de endometrio. Los ovarios comienzan a elaborar mayor cantidad de estrógeno, y el endometrio se hace más grueso. Mientras tanto, en uno de los ovarios, un óvulo comienza a madurar en un pequeño saco, conocido por folículo de De Graaf.

- Día 14: Se produce la ovulación, cuando el óvulo abandona el ovario y desciende al útero por una de las trompas de Falopio. La ovulación está regulada por tres hormonas: la liberadora de gonadotropina (sigla internacional GnRH), la foliculoestimulante (FSH) y la luteinizante (LH). El pequeño saco vacío, que contenía el óvulo, recibe en esta fase el nombre de cuerpo lúteo, productor de la hormona progesterona. La acción conjunta del estrógeno y la progesterona hace que el endometrio continúe engrosándose. La mujer puede quedar embarazada poco antes de la ovulación, durante ésta o poco después. Si se ha fecundado el óvulo, el endometrio engrosado estará listo para nutrir al embrión* en desarrollo.

- Días 17 a 27: Si el óvulo no ha sido fecundado, disminuyen las concentraciones de hormonas.

- Día 28: El endometrio empieza a desintegrarse, con lo que da comienzo la menstruación. Las células endometriales producen la hormona prostaglandina. La prostaglandina contrae los vasos sanguíneos, lo que reduce el flujo de oxígeno al útero y hace que se contraigan los músculos uterinos, contribuyendo así a la expulsión de sangre y tejido endometrial.

* embrión Nuevo ser en desarrollo desde el fin de la segunda semana de la fecundación hasta el fin de la octava semana.

Ciclo menstrual de 28 días, que muestra los cambios de grosor del endometrio.

▼

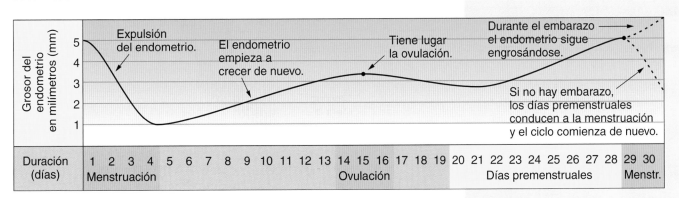

¿Qué se considera "normal"?

En la mujer que no está embarazada, el ciclo menstrual se produce aproximadamente cada 28 días. No obstante, la duración del ciclo puede oscilar entre 21 y 35 días en adolescentes y mujeres normales y sanas. Esa duración se calcula a partir del primer día de un periodo y el primer día del periodo siguiente. Por lo regular, el sangrado se produce durante varios días, y de ahí que se hable de "periodo menstrual." Para absorber el flujo de sangre menstrual, las mujeres suelen utilizar durante el periodo una toalla higiénica o compresa, o bien introducir en la vagina un tampón (rollo de material absorbente).

La primera menstruación de las adolescentes se llama menarquia y puede ser, o un acontecimiento alarmante o un suceso esperado con gran expectativa, según la persona de que se trate. En los EE.UU., la edad promedio en que aparece la menarquia es la de 12 años, pero hay jóvenes que empiezan a menstruar a los 10 años, mientras que otras comienzan a los 16. A partir de la menarquia, la mujer suele menstruar durante 30 a 40 años más, hasta que llega la menopausia*.

Hay enormes diferencias de una mujer a otra en cuanto a la duración del ciclo menstrual y a la cantidad de sangre que pierden. Algunas mujeres tienen la regla cada 23 días, otras cada 35. Algunas reglas duran 3 días, otras siete. Y algunas mujeres usan 3 toallas higiénicas al día, mientras que otras necesitan 10. Debido a esta gran variación de lo "normal," a veces es difícil determinar si una mujer tiene o no un trastorno menstrual. Por esto se requiere que cada mujer sepa cómo funciona su cuerpo y qué es lo normal en su caso.

¿En qué consisten los trastornos menstruales?

Son alteraciones del ciclo menstrual normal, y los hay de diversas clases. Por lo general se deben a un desequilibrio entre las hormonas que regulan la menstruación, por razones desconocidas. Sin embargo, pueden deberse también a estados clínicos subyacentes. Toda mujer que experimente alteraciones de su ciclo menstrual, sobre todo si se acompañan de sangrado copioso, o plantea problemas en su vida cotidiana, debe consultar al médico cuanto antes.

Trastornos de la duración del ciclo menstrual Se llama amenorrea la desaparición de la regla: amenorrea primaria, la falta total de regla en la mujer; y amenorrea secundaria, el cese de la regla en la joven que la ha tenido regularmente.

Un problema relacionado con estos trastornos es la oligomenorrea, que consiste en tener los periodos menstruales con intervalos de más de 35 días. Una vez los médicos hayan diagnosticado los problemas de duración del ciclo menstrual, se podrá pasar a averiguar la causa.

Shelly, una mujer de 25 años que solía tener la regla puntualmente, cesó de experimentarla durante 3 meses. Lo primero que le ordenó el médico fue una prueba de embarazo; tanto Shelly como su marido se lle-

* **menopausia** Período de la vida de la mujer en que se produce la última menstruación, a partir del cual deja de tener ovulaciones y ya no puede tener más hijos.

varon la gran sorpresa, pues estaba embarazada sin saberlo. El embarazo es la causa más frecuente de amenorrea en la mujer de edad fértil.

Cuando Anne cumplió los 48 años, el intervalo transcurrido entre sus periodos menstruales se fue alargando más y más. Una vez, al no tener la regla durante 4 meses seguidos, consultó al médico. Éste la examinó y llevó a cabo algunos análisis y pruebas. Resultó que la amenorrea se debía a la inminencia de la menopausia. La menopausia es, pues, otra causa natural de la amenorrea.

Kim proporciona un buen ejemplo de amenorrea primaria, palabra que se refiere a la joven de 16 años que no ha tenido todavía la regla. Este trastorno puede deberse a un desequilibrio hormonal o a un problema del desarrollo orgánico. Las jóvenes atletas a menudo experimentan amenorrea primaria o secundaria, o ambas; el ejercicio físico esforzado parece reducir las concentraciones de estrógeno del organismo, lo que a su vez produce el cese de la regla. Las concentraciones hormonales alteradas pueden causar anovulación, es decir, falta de ovulación, lo que a menudo también da lugar a la amenorrea. Las hormonas se afectan con el ejercicio intenso, al adelgazar o engordar mucho, con el estrés, durante la lactancia del bebé o por padecer algún trastorno alimenticio, todo lo cual puede llevar a la amenorrea.

Los problemas clínicos, como los quistes (bolsas de líquido) en los ovarios, bultos anormales o tumores* en los órganos de la reproducción. la anorexia nerviosa* y la diabetes* también pueden ser causa de amenorrea u oligomenorrea.

Trastonos hemorrágicos

En ocasiones, las mujeres sangran mucho, con demasiada frecuencia o con excesiva prolongación, durante el ciclo menstrual. Por ejemplo, Sally tiene menorragia, que quiere decir que sangra sin cesar durante casi 12 días. Ni siquiera va al trabajo el primer día de la regla, y en las primeras 6 horas tiene que cambiar el tampón y la toalla higiénica cada hora. Todos los meses acaba manchándose la ropa interior con gotas de sangre. En cambio, a Bárbara le viene la regla cada 19 días, lo que le parece demasiado frecuente. Bárbara tiene lo que se llama polimenorrea. Estos trastornos se caracterizan como sangrado uterino anormal, que incluyen sangrado escaso (oligomenorragia) entre periodos y sangrado posmenopáusico.

El 80 por ciento de las mujeres con menorragia padecen este trastorno por culpa de un desequilibro hormonal o por tener fibromioma uterino. Las que sufren de cáncer de endometrio, infecciones vaginales o del cuello uterino, pequeños tumores en éste o pólipos en la pared del útero, o trastornos tiroideos, o enfermedades del hígado*, de los riñones* o de la sangre, a menudo experimentan menorragia.

La menorragia y otros trastornos hemorrágicos ocasionados por desequilibrio hormonal reciben también el nombre de metrorragias funcionales. Suelen aparecer con la falta de ovulación o cuando hay desequilibrio entre las concentraciones de estrógeno y progesterona. En

* **tumores** Bultos anormales de tejido orgánico, de origen desconocido. Los tumores pueden ser benignos o malignos.

* **anorexia nerviosa** Trastorno emocional caracterizado por el miedo patológico a engordar, lo que conduce a la inanición o la malnutrición, con pérdida excesiva de peso.

* **diabetes** Enfermedad caracterizada por un aumento de los niveles de azúcar en la sangre porque el páncreas no produce suficiente cantidad de insulina o el organismo no puede utilizar debidamente la insulina que produce.

* **hígado** Órgano de gran tamaño situado en la parte superior de la cavidad abdominal, que sirve para depurar la sangre de sustancias tóxicas o de desecho. Contribuye a la digestión mediante la se creción de la bilis, y es un órgano importante para el almacenamiento de los hidratos de carbono.

* **riñones** Par de órganos que tienen por función filtrar la sangre y eliminar los productos de desecho, así como el exceso de agua, a través de la orina.

ausencia de señal activadora hormonal, no se produce el desprendimiento mensual de la mucosa endometrial que, al contrario, sigue engrosándose. Tarde o temprano, el endometrio anormalmente engrosado empieza a desintegrarse, con hemorragia copiosa y prolongada. La metrorragia funcional es muy común en las adolescentes, cuyas hormonas todavía no se han ajustado debidamente y que, por otra parte, no ovulan con regularidad. La falta de ovulación es también común entre las mujeres a punto de entrar en la menopausia.

Periodos dolorosos   A mediados del curso, la profesora empezaba a sentirse muy enojada con Linda. Durante 4 meses seguidos, Linda se enfermaba cada vez que le venía la regla y el primer día solía pedir que la dejasen ir a casa. No es que Linda fingiese estar enferma; llegaba a casa y se acostaba en la cama con fuerte dolor de espalda y calambres intestinales. Sólo se levantaba cuando le entraban ganas de vomitar.

Linda sufre de dismenorrea, o sea, de periodos con síntomas dolorosos. Casi no hay mujer que no sufra de este trastorno en algún momento de su vida. Los síntomas incluyen desde calambres leves pero incómodos, a dolores intestinales fuertes, y dolores sacrolumbares*, náuseas y vómito. Linda padece de dismenorrea primaria, es decir, periodos menstruales dolorosos sin enfermedad subyacente conocida. Este tipo de dismenorrea es muy común, especialmente entre las adolescentes. Los síntomas se deben a la prostaglandina, hormona liberada por las células desprendidas del útero.

La dismenorrea secundaria se debe a trastornos clínicos como pólipos*, fibromiomas y estrechamiento del cuello uterino. Otra causa muy común es la endometriosis, en la que el tejido uterino crece fuera del útero, afectando esta irregularidad tanto a mujeres jóvenes como mayores. Aun cuando estos fragmentos de tejido endometrial, llamados también focos, estén fuera del útero, siguen reaccionando a las hormonas de la misma forma que el tejido endometrial intrauterino. Por consiguiente, en respuesta a la estimulación del estrógeno y de la progesterona, los focos crecen, se desintegran y sangran. Pero al no existir ninguna abertura de salida, la sangre se estanca en los tejidos extrauterinos y los irritan, lo que puede llegar a hacerse muy doloroso. A veces, los focos siguen creciendo y forman tejido cicatricial, o actúan a manera de material adhesivo entre distintos órganos. La endometriosis puede impedir el embarazo, por ejemplo si los focos obstruyen las trompas de Falopio o impiden la liberación de óvulos a partir de los ovarios. La endometriosis se da en el 10 al 15 por ciento de las mujeres con menstrución activa, de edad comprendida entre los 25 y los 35 años.

Otro tipo de dolor que acompaña a los periodos menstruales se debe a infecciones del endometrio. Estos dolores, característicos de las pelvipatías inflamatorias, requieren rápido diagnóstico y tratamiento con medicamentos.

*__sacrolumbar__ Región inferior de la espalda.

*__pólipos__ Protuberancias que se forman en las membranas mucosas.

Síndrome premenstrual   Todos los meses, Stacy puede anticipar la llegada de su regla por un conjunto de tres síntomas: el cutis se le llena de granos, empieza a dolerle la parte inferior de la espalda y los pechos se ponen sensibles al tacto. Su amiga Sonia experimenta otros síntomas: está abotagada e increíblemente cansada, sufre fuertes dolores de cabeza, y a menudo se siente deprimida y malhumorada.

Stacy y Sonia padecen del síndrome premenstrual, conocido también por síndrome de tensión premenstrual (STM), conjunto de síntomas que comprende dolencias físicas y psíquicas (emocionales). La mayoría de las mujeres con STM presentan un conjunto de síntomas que aparecen todos los meses en la misma fecha. Por fortuna, desaparecen al iniciarse la regla.

A menudo se habla del STM como de un "fenómeno," lo que indica que se trata de un tema todavía muy controvertido. Parte del problema estriba que nadie sabe la causa del fenómeno, aunque la mayoría de los científicos concuerdan en que está relacionado con las hormonas. Los síntomas del STM aparecen en la segunda mitad del ciclo menstrual, después de la ovulación, momento de máxima concentración de la progesterona.

¿Acaso puede haber un exceso de ejercicio?

La cantidad de estrógeno que es capaz de producir el cuerpo de la mujer parece estar condicionada por el grado de adiposidad (grasa) que tenga. Las jóvenes gimnastas, bailarinas y otras atletas que hacen intenso ejercicio con regularidad no suelen tener mucha adiposidad y no producen mucho estrógeno. Si la producción de hormonas de estas jóvenes no es suficiente, puede que no les llegue la regla hasta los 16 o 17 años de edad. Otras atletas que tienen la regla normal durante un tiempo, pueden experimentar amenorrea cuando reanudan sus ejercicios agotadores.

Por cuanto la masa ósea se relaciona con la concentración de estrógeno, algunos científicos sugieren que incluso unos pocos años de amenorrea, especialmente durante la adolescencia, pueden tener repercusiones duraderas en la formación de huesos o contribuir a la pérdida excesiva de tejido óseo. Las jóvenes atletas deben consultar a su médico si experimentan algún trastorno menstrual; el problema inmediato tal vez se pueda superar con una dieta y hormonoterapia y dar resultados positivos a largo plazo.

Diagnóstico y tratamiento

Para diagnosticar un trastorno menstrual, el médico confeccionará la historia clínica y preguntará a la paciente detalles de su ciclo menstrual. Necesitará saber qué cambios se han producido desde la última regla normal. Puede ser necesario también un examen pélvico (de los órganos de la reproducción) palpando o presionando el útero desde el exterior de la pared abdominal y examinando al tacto la vagina, y a través de ésta el cuello uterino, las trompas de Falopio y los ovarios. Es un examen ligeramente incómodo, pero no doloroso, de 5 a 10 minutos de

Significado de los términos médicos

Muchas de la palabras que se utilizan para describir la menstruación y los trastornos menstruales vienen del latín y del griego. Por ejemplo:

- Menarquia, o primera menstruación de la mujer, se deriva del latín "mensis" + "archaios," del griego.

- Menopausia, o cese de las reglas, viene del mismo "mensis" + "pausis" (cesar).

- Menorragia, que significa hemorragia copiosa o prolongada, procede de "mensis" + "reghynein" (irrumpir).

- Menorrea, procedente de "mensis" + "rhoia" (fluir) se refiere al flujo normal de sangre y fragmentos de tejido endometrial intrauterino durante el periodo menstrual (conocido también como "menstruación" y "menstruo").

- Los prefijos "a-" y "an-" quieren decir "no," de manera que "amenorrea" significa el cese de la menstruación y "anovulación" la falta de ovulación (producción del óvulo). El prefijo "dis-" quiere decir "mal" o "doloroso," y de ahí que "dismenorrea" equivalga a periodos menstruales dolorosos. El prefijo "oligo-" significa poco o pocos, por lo que oligomenorrea vendrá a decir "reglas poco frecuentes." "Poli-" equivale a "muy" o "muchos," y por consiguiente, polimenorrea significa "reglas muy frecuentes."

duración. Es posible que se practiquen también análisis de sangre para determinar las concentraciones hormonales del organismo. De vez en cuando se recurrirá una ecografía que permite visualizar imágenes dentro del cuerpo, así como la histeroscopia o la laparoscopia, para las cuales se emplean instrumentos que se introducen en el cuerpo a través de una pequeña incisión, a fin de visualizar directamente los órganos internos y determinar lo que está sucediendo en el cuerpo de la mujer.

En todos los trastornos menstruales, el tratamiento dependerá de la causa subyacente. Por lo tanto, conviene consultar al médico si se cree que pueda haber algo que no anda bien.

Desequilibrio hormonal Cuando la causa del trastorno menstrual es un desequilibrio hormonal, la hormonoterapia a menudo permite restaurar la normalidad de la menstruación. Esta terapia comprende la toma de píldoras compuestas por mezclas de estrógeno y progesterona, o solamente de progesterona.

Dismenorrea y STM Productos farmacéuticos como el ibuprofeno y el naxopreno, que inhiben las prostaglandinas, resultan útiles para el tratamiento de la dismenorrea. En algunas mujeres con STM son eficaces los fármacos que se pueden obtener sin receta para aliviar los calambres y el abotagamiento. Por otra parte, los anticonceptivos reducen también el dolor premenstrual, como lo reduce asimismo el ejercicio.

Endometriosis y otras afecciones Para algunas mujeres con endometriosis, el médico puede recetar medicinas que alivien los síntomas. Ahora bien, en mujeres con endometriosis de carácter grave, puede ser necesaria una intervención quirúrgica para extirpar los focos endometriales.

Los trastornos menstruales graves se pueden eliminar por destrucción del tejido endometrial del útero o por histerectomía o extirpación del útero (que a veces comprende también la de los ovarios). Esta forma de tratamiento es más apropiada para mujeres maduras que han superado ya la edad fértil. Pero no es apropiado en mujeres jóvenes que quieren tener hijos.

En la mayoría de las afecciones clínicas, tales como la presencia de fibromiomas, pólipos o cáncer, es posible que se necesite la intervención quirúrgica para corregir el problema.

Fuentes

American Society for Reproductive Medicine, 1209 Montgomery Hwy., Birmingham, AL, 35216-2809
Telephone (205)978-5000
http://www.asrm.com/

U.S. Food and Drug Administration, 5600 Fishers Ln., Rockville, MD 20857-0001
Toll-free (888)-463-6332
http://www.fda.gov/

▶ *V. tamb.*

Complicaciones del embarazo

Endometriosis

Enfermedades inflamatorias pélvicas

Esterilidad

> **Trastornos de salud mental** *Véase* **Autismo; Parálisis cerebral; Retraso mental**

Trastornos del crecimiento

Estos trastornos son alteraciones anómalas del crecimiento en el niño. Pueden deberse a desnutrición, a concentraciones anormales de ciertas hormonas que intervienen en el crecimiento, a trastornos genéticos del crecimiento óseo y a otras enfermedades.

El caso de Justino

Al cumplir los ocho años, el cuerpo de Justino tenía el aspecto de un niño de cuatro años. "Mis amigos, bromeando, me llamaban 'enano,'" decía. "Y me sabía muy mal tener mucha menos estatura que mi hermano, a quien yo le llevaba tres años."

Sus padres lo llevaron donde un endocrinólogo* infantil. Este especialista le tomó los antecedentes clínicos (anamnesis), le hizo un análisis de sangre, radiografías y una determinación de estatura y peso. Les dijo a los padres que el cuerpo del niño no producía suficiente hormona del crecimiento (somatotropina). Las inyecciones diarias de esta hormona han sido beneficiosas para Justino, que ahora es más alto que su hermano.

¿En qué consiste el crecimiento normal?

Todos tenemos una talla y forma corporal distinta, siendo muy amplio el vango de crecimiento que los médicos consideran "normal." A fin de vigilar el crecimiento, esos médicos se valen de una gradación bien establecida de estaturas y pesos normales para distintos grupos de edad. La primera vez que el niño es examinado por el médico, se le toman medidas de estatura y de peso. Al efecto, se utiliza una escala de medidas de desarrollo para comparar su estatura y crecimiento con los de otros niños de su edad. Al nacer, casi todos somos de la misma talla; pero con el tiempo unos se hacen altos y otros se quedan pequeños.

Para construir la gráfica del crecimiento, los investigadores empiezan por estudiar un gran número de niños de distintas edades, lo que les permite trazar la curva de estaturas y pesos. Una estatura que quede dentro

PALABRAS CLAVE
para búsquedas en Internet y otras fuentes de consulta

Endocrinología

Genética

Hormona del crecimiento

Pubertad

Trastornos del crecimiento en el ser humano

* **endocrinólogo** Médico especialista en el tratamiento de enfermedades relacionadas con las hormonas.

del percentil 50 significa que la mitad de los niños de esa edad son más altos y la otra mitad, más bajos. El percentil 25 quiere decir que tres cuartas partes (75 por ciento) de los niños son más altos a esa edad y un cuarto (25 por ciento), más bajos. El percentil 75 nos indica que tres cuartas partes (75 por ciento) de los niños serán más bajos y el restante cuarto (25 por ciento), más altos.

Hay mucha variabilidad entre individuos, por lo que si un niño está situado entre el percentil 3 y el percentil 97 y crece a un ritmo normal, generalmente se le considera normal. Fuera de estos límites (por encima del percentil 97 y por debajo del percentil 3), el médico querrá hacer algunas averiguaciones. Lo más probable es que estos niños hayan heredado de sus padres genes de "alto" o de "bajo," pero que seguirán creciendo normalmente.

El crecimiento y la pubertad

En la pubertad el cuerpo suele dar un rápido estirón. Por lo general, esto sucede dos años antes en las niñas que en los niños. La rapidez del crecimiento y otros cambios durante la pubertad varían de un individuo a otro. Las pautas de crecimiento y de cambios en la pubertad son a menudo transmitidos genéticamente de padres a hijos. Si uno u otro de los progenitores experimentaron una pubertad tardía, sus hijos tendrán mayor probabilidad de alcanzar la pubertad más tarde, con un mayor crecimiento posterior. El término médico para este cuadro clínico es "retraso general del crecimiento."

Hormonas sexuales   El estirón en estatura de la pubertad se debe a la mayor producción por el organismo humano de dos hormonas sexuales: el estrógeno, procedente del ovario de la mujer, y la testosterona, producida por los testículos del varón. Estas hormonas determinan el crecimiento y madurez acelerados del esqueleto. Las hormonas producidas por las glándulas suprarrenales durante la pubertad contribuyen al desarrollo del vello púbico (de la zona genital) y de la axila, pero no tienen mucho efecto sobre el crecimiento de los huesos. Se desprende de lo antedicho que los trastornos del desarrollo pubertal pueden afectar a la tasa de crecimiento del adolescente y a su estatura final. Los trastornos pubertales suelen agruparse en dos categorías: pubertad precoz o prematura (que empieza antes de lo previsto) y pubertad tardía o retardada.

Pubertad precoz   En general, la pubertad se considera precoz (temprana) si los cambios en el desarrollo sexual ocurren antes de los 8 años en las niñas y de los 10 años en los niños. La mayoría de los casos de pubertad precoz son el resultado de la activación prematura del centro cerebral regulador de la pubertad, situado en la parte del cerebro denominada hipotálamo. Las hormonas hipotalámicas activan la liberación de hormonas de la glándula pituitaria (hipófisis), localizada en la base del cerebro, la cual, a su vez, estimula el ovario de la joven y los testículos del varón a fin de que produzcan concentraciones más elevadas de hormonas sexuales necesarias para originar los cambios corporales de la pubertad.

Los individuos con pubertad precoz experimentan estirones rápidos de estatura debido a las altas concentraciones de hormonas sexuales que tienen en su organismo. Esto, al principio, los hace más altos que otros niños de su edad; a la vez, su esqueleto madura más deprisa que el de éstos, lo que a menudo detiene su crecimiento en edad temprana. Por consiguiente, si no se trata el problema, la pubertad precoz puede conducir a una reducción de la estatura final de la persona.

Son muchas las posibles causas de la pubertad precoz, incluidos los tumores cerebrales y otros trastornos del sistema nervioso central; también los tumores u otras afecciones que dan lugar a la sobreproducción de hormonas sexuales por las glándulas suprarrenales y las gónadas (glándulas sexuales). En las mujeres, sin embargo, la mayoría de los casos de pubertad precoz son idiopáticos, es decir, que no se sabe con precisión su causa.

A menudo, la pubertad precoz se puede tratar o controlar en forma eficaz con medicamentos que disminuyan la sobreproducción de hormonas sexuales o que bloqueen sus efectos sobre el organismo. En muchos casos, esta clase de tratamiento impide o disminuye el acortamiento de la estatura final que ocurriría de lo contrario.

Pubertad tardía   La pubertad tardía se produce cuando los cambios hormonales propios de la pubertad ocurren más tarde de lo normal o no ocurren en absoluto. La pubertad se considera tardía si no ha comenzado a los 13 años en las muchachas y a los 15 en los muchachos. La mayoría de los que la experimentan tardíamente siguen la pauta, llamada retraso del crecimiento constitucional, a que hemos aludido ya.

Varias afecciones clínicas (como trastornos del hipotálamo, de la glándula pituitaria, del ovario y de los testículos) pueden dar por resultado una pubertad tardía al interferir con el incremento pubertal en la producción de hormonas sexuales. Muchos trastornos crónicos en otros órganos y sistemas corporales (tales como los intestinos o los pulmones), así como los tratamientos a largo plazo con ciertos medicamentos (como la cortisona) también pueden originar pubertad tardía.

Como es de esperar, los muchachos y muchachas con pubertad tardía no experimentan los estirones súbitos a la edad acostumbrada, lo que los deja rezagados en cuanto a estatura, mientras que sus coetáneos crecen con rapidez y alcanzan la madurez sexual. Cuando por fin les llega la pubertad a los rezagados, ya sea espontáneamente o como resultado de un determinado tratamiento, suelen alcanzar al resto. Es posible que sigan creciendo hasta casi los 20 años de edad e incluso que excedan la estatura de algunos de sus coetáneos.

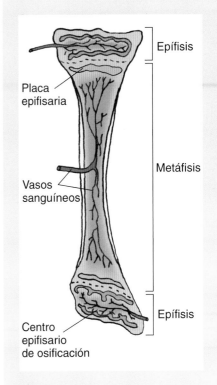

▲

Anatomía de los huesos: El crecimiento se detiene cuando todo el cartílago de la placa epifisaria se ha convertido en hueso.

¿Cómo se produce el crecimiento?

Se llama crecimiento al aumento de tamaño de los huesos de los brazos, las piernas y la espalda. Los huesos largos de las extremidades tienen en sus extremos una placa de crecimiento (placa epifisaria), constituida por cartílago, que es un tejido elástico duro. Las células del cartílago de la citada placa se multiplican y, descendiendo por el hueso, producen una matriz ósea sobre la que se forma el nuevo hueso. Seguidamente, las células cartilaginosas mueren y dejan en su sitio unos huecos. Células especiales, llamadas osteoblastos (su nombre significa iniciadoras de tejido óseo), producen el hueso (por deposición de los minerales calcio y fósforo) para rellenar los huecos y reemplazar la matriz ósea. Una vez convertido en hueso todo el cartílago de la placa, se detiene el crecimiento. Esto suele suceder antes de los 16 o 18 años. El médico puede determinar la edad (o madurez del hueso) y el futuro crecimiento previsible mediante una radiografía de la mano o de la rodilla.

¿Por qué algunos muchachos no crecen normalmente?

Desnutrición   Es probable que los muchachos que comen mal crezcan mal. Son esenciales para el crecimiento normal una dieta equilibrada y la ingestión de suficientes proteínas. En algunas partes del mundo se plantean graves problemas de desnutrición, lo que a su vez dificulta el crecimiento de los niños.

Enfermedades crónicas   Entre las enfermedades crónicas que pueden impedir el crecimiento normal figuran la diabetes, los trastornos cardíacos congénitos, la anemia drepanocítica (de células falciformes), la insuficiencia renal crónica, la fibrosis quística y la artritis reumatoide.

Trastornos de los huesos   Una forma extrema de corta estatura se debe a la formación y crecimiento anormales del cartílago y del hueso. Los niños con displasias* del esqueleto o condrodistrofias* son de baja estatura y desproporcionados. Su nivel de inteligencia suele ser normal. Muchos de estos trastornos son heredados o debidos a mutaciones (alteraciones espontáneas) génicas (de los genes).

Retraso del crecimiento intrauterino   Si el crecimiento se interrumpe mientras el feto se forma y desarrolla en el útero de la madre, se habla de retraso del crecimiento intrauterino. No es lo mismo que nacimiento prematuro. Las pequeñas dimensiones del niño prematuro son normales desde el punto de vista de la edad gestacional (contada desde el momento de la concepción del bebé).

El crecimiento intrauterino anormal puede ser resultado de algún problema relacionado con la placenta (el órgano que suministra alimento y oxígeno al feto). El crecimiento del feto puede afectarse también si la madre fuma o bebe alcohol durante el embarazo. Infecciones como la

*__displasia__ Crecimiento o desarrollo anómalo de un tejido corporal.

*__condrodistrofia__ Crecimiento anómalo de los extremos de los huesos.

rubéola, pueden ser culpables del problema, sin que a veces se llegue a determinar la causa.

Desmedro o desnutrición El desmedro o peso insuficiente, determinado en cualquier ocasión después del nacimiento, se produce con frecuencia en el lactante. Existen muchas causas posibles, y el médico deberá examinar a la criatura detenidamente. A menudo el lactante o el niño de corta edad no tiene suficiente alimento. Otras veces, se presentan enfermedades que interfieren con el aumento de peso y que necesitan ser tratadas.

Afecciones genéticas Varias afecciones genéticas pueden plantear problemas para el debido crecimiento. Una de ellas es el síndrome de Turner. Las muchachas afectadas por este síndrome tienen sólo un cromosoma X o el segundo cromosoma X es anormal o incompleto. Estas muchachas son de baja estatura y tienen los ovarios subdesarrollados.

El síndrome de Marfan es una afección hereditaria que afecta al tejido conjuntivo (o conectivo) y que suele acompañarse de gran estatura. Los individuos afectados de este síndrome tienen brazos y piernas muy largos, problemas oculares y rasgos faciales característicos. Pueden también manifestar otros problemas físicos como anomalías del corazón. Está muy difundida la creencia de que Abraham Lincoln padecía del síndrome de Marfan.

Las hormonas y los trastornos del crecimiento

El crecimiento corporal está regulado por hormonas (agentes químicos) procedentes de diversas glándulas. Una de las hormonas más importantes, la del crecimiento (o somatotropina), es segregada por la glándula pituitaria. Esta glándula (denominada también hipófisis) tiene aspecto de cacahuete y está situada en la base del cerebro. Hay otras hormonas esenciales para el crecimiento. La glándula tiroides, localizada en el cuello, segrega la tiroxina, hormona necesaria para el crecimiento óseo normal. Las hormonas sexuales estrógeno (procedente del ovario) y testosterona (producida por los testículos) son de importancia capital para el aumento de la estatura y para otros cambios corporales que se producen en la pubertad.

Hormonas pituitarias (hipofisarias) La glándula pituitaria o hipófisis está unida, mediante un pedículo o tallo, al hipotálamo, que es la zona del cerebro que regula su función. La parte anterior o frontal de la hipófisis segrega las siguientes hormonas, todas las cuales pueden afectar al crecimiento:

- la hormona del crecimiento (somatotropina), reguladora del crecimiento de los huesos;
- la hormona estimuladora de la glándula tiroides, que regula la producción y secreción de hormonas tiroideas;

las hormonas estimuladoras de las gónadas (gonadotropinas), necesarias para el desarrollo de las glándulas sexuales (gónadas) y para la secreción de hormonas sexuales;

la hormona estimuladora de las glándulas suprarrenales (ACTH), reguladora de la secreción de hormonas de estas glándulas.

Insuficiente hormona del crecimiento (hipopituitarismo o hipohipofisiarismo)

A veces, la glándula pituitaria o hipófisis no produce suficiente hormona del crecimiento (somatotropina). Por lo regular, esta deficiencia rebaja la tasa de crecimiento del niño a menos de 5 centímetros (2 pulgadas) al año. La deficiencia puede aparecer en cualquier fase de la lactancia o de la primera infancia. Una vez excluida toda otra causa de crecimiento insuficiente, el médico tal vez recomiende pruebas especiales para determinar el origen de la deficiencia de somatotropina. A los niños que padecen de insuficiencia de esta hormona se les suele tratar con inyecciones diarias de somatotropina, a veces por espacio de años. Con un diagnóstico y tratamiento tempranos, estos niños incrementan su tasa de crecimiento, pudiendo progresar lo suficiente para alcanzar la estatura media o casi media cuando se hacen adultos.

En el enanismo pituitario, ocasionado por bajas concentraciones de hormona del crecimiento, la persona afectada es de baja estatura, pero de proporciones corporales normales. Esto es distinto de lo que sucede en otras formas de enanismo debidas a displasias esqueléticas de origen genético. En éstas, la persona enana es de baja estatura, pero los brazos, piernas, tronco y cabeza le han crecido de manera desproporcionada. Por ejemplo, esos brazos y piernas dan la impresión de ser más pequeños que la cabeza o el tronco.

Crecimiento excesivo (hiperpituarismo o hiperhipofisiarismo)

El excesivo crecimiento corporal da lugar a dos trastornos: la acromegalia y el gigantismo. La causa de ambos suele ser un tumor benigno* de la glándula pituitaria.

La acromegalia, que se da en el adulto, obedece a la secreción incrementada de la hormona del crecimiento al terminar el crecimiento normal. Se trata de una afección muy excepcional, que ocurre en 6 de cada 1 000 personas. Por cuanto el acromegálico ya no puede crecer más, sus huesos se engruesan y otros órganos y estructuras se agrandan. Por lo regular, este trastorno no aparece hasta la edad madura, cuando la persona nota que el anillo le queda muy apretado o que necesita zapatos más grandes. Si se le hacen pruebas diagnósticas en esa ocasión, es posible que revelen la presencia de un tumor de la glándula hipófisis.

El gigantismo ocurre cuando la secreción excesiva de hormona del crecimiento se produce antes de que haya terminado el crecimiento normal. Esto hace que los huesos largos crezcan de forma excesiva. El incremento en estatura se acompaña del crecimiento de músculos y órganos. Resultado: una persona muy alta, con amplia mandíbula, cara y cráneo

*tumor benigno Que no es canceroso ni propagable, sino circunscrito a una zona.

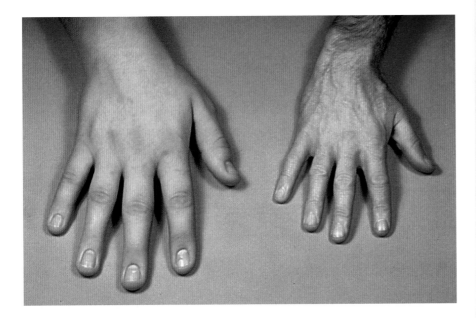

grandes, y manos y pies muy grandes. El gigantismo puede traer aparejada una larga serie de problemas, incluidas enfermedades del corazón y de los ojos. Es posible también en estos casos la pubertad tardía. El problema se resuelve mediante intervención quirúrgica o con radioterapia. Puede ser necesaria la restitución hormonal si la radioterapia lesiona la glándula pituitaria.

Insuficiente hormona tiroidea (hipotiroidismo) La glándula tiroides, con aspecto de mariposa grande, está situada en la base del cuello. Una de sus alas queda a un lado de la tráquea y la otra al otro lado. Las dos alas se unen mediante una tira delgada de tejido tiroideo. Esta glándula produce la hormona denominada tiroxina.

La glándula tiroides está bajo el control de la glándula pituitaria (o hipófisis), que produce la hormona estimuladora de la tiroides. La hormona tiroxina regula la velocidad de las reacciones químicas (o metabolismo) del organismo. El exceso de tiroxina, llamado hipertiroidismo, acelera el metabolismo.

Lo contrario del hipertiroidismo es el hipotiroidismo, es decir, la insuficiente producción de hormona tiroidea por el organismo. El hipotiroidismo afecta a numerosos procesos corporales.

El niño que padece deficiencia de hormona tiroidea crece despacio y manifiesta lentitud física y mental. La carencia de esta hormona puede estar ya presente al nacer si la glándula tiroides no se ha desarrollado normalmente en el feto. O el problema puede surgir durante la niñez o ya de mayor, como resultado de ciertas enfermedades de dicha glándula.

En la mayor parte de los Estados Unidos suele practicárse a todos los recién hacidos pruebas para diagnosticar si tienen hipotiroidismo. Los análisis de sangre pueden detectar la afección, y el tratamiento consiste por lo general en la toma de una pastilla o píldora diaria que suple al niño la hormona tiroidea faltante. El diagnóstico temprano y la continuidad del tratamiento permiten a estos niños desarrollarse normalmente.

Exceso de cortisol (Síndrome de Cushing) Las glándulas suprarrenales, situadas a manera de casquetes en la parte superior de los riñones, a su vez emplazados dentro del abdomen, segregan la hormona llamada cortisol. Si estas glándulas producen demasiado cortisol en el niño o si se le administran grandes dosis de esta hormona o medicamentos con sus mismos efectos a fin de combatir otras enfermedades, es posible que aparezca el síndrome de Cushing. Los niños que lo padecen suelen crecer despacio, engordar demasiado y experimentar la pubertad tardía debido a los efectos de las concentraciones anormalmente grandes de cortisol en el organismo.

Problema complejo

Los trastornos del crecimiento tienen multitud de causas. Para poder detectarlos en una fase temprana es muy importante que el médico siga y vigile detenidamente el crecimiento de los lactantes y niños de corta edad. Muchos de estos trastornos se pueden tratar en forma eficaz, lo que hará posible a los niños con crecimiento anormal alcanzar estaturas más normales.

Fuentes

KidsHealth.org, c/o Nemours Foundation, PO Box 5720,
Jacksonville, FL 32247
Telephone (904)390-3600
Facsimile (904)390-3699
http://www.kidshealth.org/

March of Dimes Birth Defects Foundation,
1275 Mamaroneck Ave., White Plains, NY, 10605
Telephone (914)428-7100
Toll-Free (888)663-4637
http://www.marchofdimes.com

U.S. National Institute of Child Health and Human Development,
Bldg. 31, Rm. 2A32, 31 Center Dr., MSC 2425,
Bethesda, MD 20892-2425
Telephone (301)496-3454
http://www.nichd.nih.gov/

▶ *V. tamb.*

Carencias nutritivas

Defectos congénitos

Enanismo

Enfermedades genéticas

Enfermedades metabólicas

Enfermedades de la glandular tiroides

Síndrome de Cushing

Síndrome de Marfan

Síndrome de Turner

Trastornos del habla

Se llaman así las afecciones que interfieren con la capacidad de una persona para hablar claramente y de ser entendida. Estos trastornos pueden ser causado por un retraso en el desarrollo, problemas de los oídos, accidentes, apoplejías, o defectos de cualquiera de los órganos o músculos que intervienen en la producción del habla o que afectan a cualquiera de las zonas cerebrales que controlan el habla.

¿Cómo se adquiere el lenguaje?

El habla y el lenguaje se adquieren de forma más intensa durante los tres primeros años de vida. Los bebés, al nacer, hacen ruidos cuando exhalan el aire de los pulmones a través de las cuerdas vocales de la garganta. El aire hace vibrar estas cuerdas, situadas en la laringe (o caja de resonancia) y crea los sonidos.

Los recién nacidos aprenden que al llorar recibirán comida, consuelo y compañía, y comienzan a reconocer ciertos sonidos. A medida que la mandíbula, los labios, la lengua, la garganta y el cerebro se desarrollan durante los primeros nueve meses de vida, los bebés usan la voz para imitar sencillos sonidos controlados, tales como "ba ba" o "da da." Durante este periodo, aprenden también a regular la acción de los músculos de la cara, boca, cuello, pecho y abdomen para producir sonidos parecidos a los del habla. Inicialmente, muchos de estos sonidos se componen de sílabas sin sentido. Poco a poco, los niños comienzan a usar palabras inteligibles. Las respuestas que obtienen los alientan a seguir hablando más y más. Con la práctica, sus palabras se vuelven más comprensibles.

En los años preescolares, los niños amplían su dominio de los sonidos del lenguaje, las palabras y la formación de oraciones, la comprensión de las palabras y de las oraciones, el tono y el ritmo del habla y el uso eficiente del lenguaje.

¿Qué puede fallar?

Los trastornos del habla tienen su origen en varias afecciones y en una amplia diversidad de causas. Hay dos regiones principales del cerebro que intervienen en la producción y comprensión del lenguaje: el área de Broca y el área de Wernicke. El área de Broca coordina los músculos de los labios, la lengua, la mandíbula y las cuerdas vocales para producir el habla comprensible propia. El área de Wernicke controla la comprensión o entendimiento del habla de otros. Las lesiones a éstas u otras porciones del cerebro—o a las conexiones nerviosas de los órganos de la fonación (lengua, boca, pecho, etc.)—pueden dar por resultado un trastorno del habla.

Una apoplejía, un traumatismo o una infección pueden ser la causa de estos trastornos. El retraso mental severo tiene con frecuencia un impacto negativo en el desarrollo del habla. En ciertos casos, la anatomía desempeña un papel importante en los trastornos del habla; por ejemplo, un paladar fisurado, un labio leporino, problemas auditivos o lesiones de la laringe, todos ellos pueden interferir o imposibilitar el habla normal.

Los trastornos del habla son bastante comunes en los niños. Muchos niños manifiestan retraso en el desarrollo del habla, circunstancia que se supera al crecer. Con frecuencia no se llega a conocer la causa del trastorno del habla infantil.

Cuando los adultos padecen este trastorno, después de años de hablar normalmente, suele ser más fácil identificar la causa. Por ejemplo, las apoplejías, los traumatismos en la cabeza, los tumores cerebrales o la demencia* pueden causar lesiones en las regiones cerebrales que afectan el habla y la comprensión del lenguaje. En otros casos, un accidente, una intervención quirúrgica o una infección vírica lesionan los nervios que controlan las funciones de la laringe.

Trastornos de la articulación

Los trastornos de la articulación interfieren con el proceso mediante el cual los músculos de la boca, la lengua, la mandíbula, la garganta y el diafragma funcionan simultáneamente para producir sonidos claros y comprensibles. Estos problemas comienzan generalmente en la infancia y pueden perpetuarse hasta la edad adulta. También se les llama a veces trastornos de la soltura en el hablar.

Es normal que los niños tengan dificultades de articulación mientras aprenden a hablar. Por ejemplo, muchos niños de 2 a 3 años son incapaces de pronunciar el sonido de la letra zeta. Otros, de este mismo grupo etario, tartamudean, lo que quiere decir que repiten los sonidos vez en cuando o titubean entre las palabras. La mayoría superan estos problemas con relativa facilidad. Si continúan, sin embargo, se consideran trastornos del habla.

Ceceo   El ceceo es un trastorno del habla bastante común en el cual la persona tiene dificultad para pronunciar los sonidos de las letras "s" y "z." Uno de los mejores ejemplos más conocidos del ceceo es el gato Silvestre, que aparece en los dibujos animados con el pajarito Tweety.

El ceceo puede ocurrir por una diversidad de razones: por la cantidad o posición anormal de dientes; por imitación subconsciente del ceceo de otros; por anatomía defectuosa de la boca, como un paladar hendido; o por la pérdida de la capacidad auditiva. Generalmente, el ceceo se puede corregir con la ayuda de un logopeda o terapeuta del habla que entrena a la persona con ceceo para pronunciar correctamente. En español, por supuesto, existe también lo contrario del ceceo, que es el seseo.

Tartamudez   La tartamudez suele comenzar en la infancia y puede persistir hasta la edad adulta. Las personas que tartamudean repiten o prolongan ciertos sonidos, o titubean al hablar. La tartamudez se categoriza como un trastorno de la soltura con que se habla porque perturba el habla natural. Más de 3 millones de estadounidenses tartamudean, y la mayoría de ellos comenzaron a hacerlo entre los 2 y 6 años. de edad.

*demencia Pérdida general de la capacidad intelectual, lo que incluye la pérdida de la memoria, del juicio y del pensamiento abstracto. Suele acompañarse de cambios de personalidad.

La tartamudez puede tener consecuencias sociales y emocionales. Los tartamudos suelen sentirse avergonzados por su forma de hablar. Algunos manifiestan señales de tensión, tales como retorcimientos, expresiones faciales poco usuales o pestañeo de los ojos cuando tratan de hablar. Los expertos no están seguros de cuáles son las causas de la tartamudez, aunque algunas investigaciones parecen indicar que suele ocurrir en familias, lo que sugeriría un componente genético.

Otros casos de tartamudez apuntan a causas neurológicas, es decir, que se debe a problemas de comunicación entre el cerebro y los músculos o nervios que controlan el habla. La tartamudez también puede ser el resultado de un trauma emocional, tensión nerviosa u otras causas psicológicas. La ciencia ha determinado que afecta a los varones con una frecuencia casi cuatro veces mayor que a las hembras. Ciertas situaciones, como el tener que hablar ante un grupo o por teléfono, pueden intensi-

LENGUAJE POR SEÑAS

El lenguaje hablado no es la única manera en que se comunican las personas. Muchas personas, que son mudas o incapaces de hablar, aprenden a comunicarse por medio de señas. Actualmente hay tres tipos de lenguaje por señas que se usan en los Estados Unidos.

A mediados del siglo XVIII, un maestro francés que daba clases a muditos pobres inventó un sistema para deletrear las palabras francesas mediante un alfabeto de señas, que expresaba conceptos enteros con una o dos señas de las manos y agregaba énfasis con expresiones faciales cotidianas. En 1816, Thomas Gallaudet (1787–1851) trajo el lenguaje por señas francés a los Estados Unidos. Posteriormente éste fue modificado para incorporar términos de la lengua inglesa, pero conservando la estructura de la lengua francesa para formar lo que es ahora el lenguaje estadounidense por señas. La Universidad Gallaudet, de Washington D.C., fue llamada así para honrar la memoria de Thomas Gallaudet.

El "inglés exacto por señas" se debe a unos maestros de California, que trabajaban con niños sordomudos. Este lenguaje emplea las mismas señas manuales y el mismo alfabeto que el anterior, pero los coloca dentro una estructura de oraciones inglesas.

El lenguaje Cued, inventado en 1966 por el científico estadounidense R. Orin Cornett, usa las señas manuales para representar los sonidos, en vez de letras o conceptos. Se usa conjuntamente con la vocalización de de "entradas" o partes de cada palabra, como la vocal más prominente de ésta.

Grandes oradores

¿Qué tienen en común los cantantes Mel Tillis y Carly Simon, el reportero de la televisión John Stossel y los actores James Earl Jones, Marilyn Monroe y Bruce Willis? Todos son tartamudos. Su éxito ante el público pone de manifiesto una de las características particulares de la tartamudez: aunque es un problema en una conversación cotidiana, suele desaparecer cuando el tartamudo canta o recita oraciones memorizadas. Además, los niños que tartamudean pueden aprender estrategias para vencer el problema a medida que crecen.

James Earl Jones

En su autobiografía, el actor James Earl Jones describe cómo venció el problema de la tartamudez leyendo a Shakespeare en voz alta para sí mismo y luego leyéndolo e interpretándolo ante un público. Jones ha representado las voces de Darte Vader en *La guerra de las galaxias* y del rey Mufasa en la versión animada de *El Rey León* y ha actuado en el teatro y en un gran número de películas.

John Stossel

Como reportero para el noticiero televisivo *20/20*, John Stossel depende de su voz para ganarse la vida. De niño tartamudeaba y trataba arduamente de ocultar ese problema. Stossel comenzó su carrera en el mundo de las noticias como investigador, pero con el tiempo le pidieron que apareciera en pantalla. Pensó en renunciar cuando se encontró tropezando con ciertas palabras, pero pudo superar su tartamudeo con la ayuda de un un terapeuta de la clínica del habla de la Universidad de Hollins en Roanoke, Virginia, Estados Unidos. Ahora Stossel es el portavoz de la Asociación Nacional de la Tartamudez.

ficar el tartamudeo, mientras que al cantar o el hablar a solas contribuye a la soltura.

Se calcula que menos del 1 por ciento de los estadounidenses adultos tartamudean. La mayoría de los niños lo superan superan al crecer, aunque si no lo han hecho a la hora de entrar en la escuela primaria tal vez necesiten logoterapia. Muchas personas han superado la tartamudez y alcanzado el éxito en carreras que exigen hablar en público, hacer de actores, o cantar.

Trastornos cerebrales

En el adulto, los trastornos cerebrales que afectan al habla suelen ser el resultado de lesiones a las partes del cerebro que lo controlan. Estas lesiones pueden deberse a heridas en la cabeza, tumores cerebrales o accidentes cerebrovasculares (apoplejías). El adulto que presenta afasia no sólo tiene dificultad para hablar, sino también para entender lo que otros dicen. La disfasia es una afección que supone obstaculos similares, aunque menos difíciles, para hablar o entender. Los síntomas de la afasia y la disfasia dependen del área del cerebro afectada: si la de Broca o la de Wernicke.

Afasia de Broca   La afasia de Broca es consecuencia de daños causados a la zona del cerebro que coordina los músculos de los labios, la lengua, la mandíbula y las cuerdas vocales que producen el habla comprensible. Las personas con lesiones en el área de Broca suelen hablar en frases breves pero con sentido, producidas con gran esfuerzo, aunque omiten palabras monosílabas como "es," "y," "el," o "la." Suelen ser concientes de sus dificultades para hablar, y a menudo se sienten frustrados por sus problemas de comunicación.

Afasia de Wernicke   La afasia de Wernicke se debe a lesiones en la zona del cerebro que controla la comprensión del lenguaje. Estas personas tienen dificultades para comprender a otros y con frecuencia no se dan cuenta de sus propios problemas. Pueden hablar usando largas oraciones divagantes que carecen de sentido, añadiendo a menudo palabras innecesarias, e incluso llegan a crear palabras disparatadas.

Afasia global   La afasia global es el resultado de una lesión que abarca gran parte de las zonas del cerebro que se ocupan del lenguaje. Las personas con afasia global tienen graves problemas de comunicación y su capacidad para hablar o comprender el lenguaje es a veces muy limitada.

Diagnóstico y tratamiento

Diagnóstico   Muchos adultos se dan cuenta de sus dificultades para hablar y acuden a médicos y terapeutas entrenados en problemas del habla y del lenguaje. Los padres de los niños con dificultades de esta índole suelen ser los primeros en traerlos a colación ante el personal médico.

Los terapeutas del habla (logopedas) y del lenguaje suelen hacer una evaluación inicial para determinar en qué consisten los problemas y buscar la mejor manera de tratarlos. Dado que el habla y el oído están íntimamente relacionados, los niños con trastornos del habla han de someterse por lo general a una evaluación auditiva, llevada a cabo por un audiólogo o un otorrinolaringólogo. El audiólogo puede determinar si la persona tiene pérdidas de la audición y el grado de pérdida, así como recomendar la mejor forma aprovechar la restante capacidad auditiva. Cuando la pérdida se debe a una lesión de los nervios o del cerebro, será también útil la participación de un neurólogo en el proceso evaluativo.

Tratamiento   Las personas con afasia suelen beneficiarse de la logoterapia, que se centra en el máximo aprovechamiento de las capacidades restantes y en que aprendan otros métodos de comunicación que ayuden al individuo a hablar utilizando dispositivos de aumento de la comunicación. Entre tales dispositivos disponibles figuran las computadoras portátiles especiales para comunicaciones, tableros personalizados del lenguaje y programas de intercambio de fotografías. A medida que la tecnología avanza y se vuelve más portátil, las posibilidades de comunicación para los adultos con afasia y disfasia continuarán aumentado.

Fuentes

American Speech-Language-Hearing Association,
10801 Rockville Pike, Rockville, MD 20852
Toll-free (800)638-8255
http://www.asha.org/

National Aphasia Association, 29 John St., Rm. 1103,
New York, NY, 10038
Telephone (212)267-2814
Toll-Free (800)922-4622
http://www.aphasia.org

National Stuttering Project, 4071 E LaPalma Ave., Ste. A,
Anaheim, CA 92807
Toll-free (800)364-1677
Facsimile (714)630-7707
http://www.nsastutter.org/

Stuttering Foundation of America, 3100 Walnut Grove Rd., Ste. 603,
PO Box 11749, Memphis, TN, 38111-0749
Telephone (901)452-7343; (901)452-3927
Toll-Free (800)992-9392
http://www.stutteringhelp.org

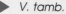
U.S. National Institute on Deafness and Other Communication Disorders, 31 Center Dr., MSC 2320, Bethesda, MD 20892-2320
Telephone (301)496-7243
Toll-free (800)241-1044
Facsimile (301)402-0018
TTY (800)241-1055
http://www.nidcd.nih.gov

Trastornos del sueño

Los trastornos del sueño son exactamente lo que su nombre indica: sucesos anormales de la forma dormir de la persona. Puede que no duerma lo suficiente, como en el caso del insomnio. En la hipersomnia, por el contrario, el individuo duerme demasiado. En otros trastornos del sueño, fenómenos tales como las pesadillas pueden perturbar el sueño.

¿Por qué son importantes los trastornos del sueño?

Si las personas no tienen un sueño normal y reparador, no están en plena forma. Pueden sentirse impacientes y actuar con descuido o demostrar poco juicio en sus acciones. También pueden irritarse con la familia y los amigos. La falta de sueño puede causar graves accidentes, como cuando alguien "da una cabezada" mientras está conduciendo un auto o trabajando con maquinaria.

Se calcula que entre 30 y 40 millones de estadounidenses tienen graves problemas para dormir bien, lo que puede ser nocivo para su salud.

▶

Los científicos usan el electroencefalograma (EEG) y las tomografías por emisión de positrones (TEP) para estudiar los trastornos del sueño. Las TEP muestran varios estados del sueño y de la vigilia. El cerebro despierto (izquierda), muestra zonas de actividad (en rojo y amarillo), y zonas inactivas (en azul). Durante el sueño normal (centro), el cerebro está menos activo y la mayoría de las zonas aparecen de color azul. Durante el sueño profundo y el sueño sin movimiento oculares rápidos (MOR) (derecha), el cerebro está activo, pero no tan activo como lo está durante el sueño MOR (que no se muestra en la foto) o en el estado de vigilia. © *Hank Morgan, Science Source/Photo Researchers, Inc.*

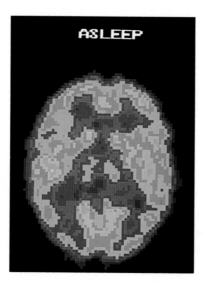
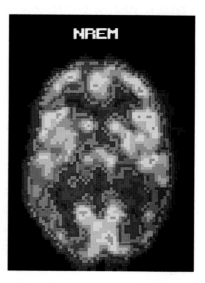

Tan sólo en el caso del insomnio, se estima que el costo, en términos de pérdida de productividad, asciende a varios miles de millones de dólares.

Para entender los trastornos del sueño, es necesario tener algunos conocimientos del sueño mismo y de la amplísima gama de formas en que las personas duermen.

¿Qué es el sueño normal?

Por término medio, el ser humano duerme casi la tercera parte de su vida. Sin embargo, la cantidad de sueño y los horarios de dormir varían considerablemente de una persona a otra, según la edad y el estilo de vida. Los recién nacidos duermen hasta 20 horas al día. Los jóvenes y los adultos maduros duermen un promedio de ocho horas. Los ancianos suelen dormir menos de noche, pero a menudo hacen siestas durante el día.

El horario de dormir suele estar determinado por factores tales como el del trabajo, pero viene afectado también por el estilo de vida. Algunas personas parecen ser "matutinas" o "madrugadoras" por naturaleza, mientras que otras son "noctámbulas" o "búhos" y prefieren quedarse levantadas hasta altas horas de la noche.

¿Cuáles son los tipos y las fases del sueño?

Los científicos que trabajan en los laboratorios donde se estudia el sueño han descubierto que hay dos tipos de sueño. Uno de ellos se llama sueño con movimientos oculares rápidos, o MOR (o REM, de las siglas del inglés *rapid eye movement*), porque se ha observado que los ojos se mueven rápidamente debajo de los párpados cerrados. El ensueño ocurre durante el sueño MOR, y las ondas cerebrales de una persona con MOR se parecen mucho a las ondas de la persona que esta despierta cuando estas ondas se miden en un electroencefalograma, o EEG.

El otro tipo es el sueño que no presenta movimientos oculares rápidos. Consta de cuatro tiempos o etapas, durante las cuales las ondas cerebrales se vuelven progresivamente más profundas y lentas; pero luego la velocidad aumenta otra vez hasta llegar al sueño MOR. Este ciclo se repite con algunas variaciones a intervalos de 90 minutos aproximadamente. El sueño MOR toma por lo general un 25 por ciento del sueño del total.

Las investigaciones llevadas a cabo en los laboratorios del sueño han contribuido enormemente al diagnóstico y tratamiento de los trastornos del dormir. Los siguientes son algunos esos trastornos:

Insomnio Insomnio es un término general para designas las dificultades del dormir ("somnia" deriva del latín *somnus,* que significa sueño). Este trastorno es muy frecuente, como se deduce del hecho de que las píldoras para dormir figuran entre los medicamentos de mayor uso. Los insomnes tienen dificultad para dormirse o se despiertan muy temprano por la mañana. Algunos se despiertan con frecuencia durante la noche y después les cuesta volverse a dormir.

*crónico Se dice de la enfermedad o el trastorno de duración prolongada.

*apoplejía También llamado accidente cerebrovascular, es un trastorno provocado por la interrupción de la irrigación cerebral debido al bloqueo de un vaso sanguíneo (trombosis, embolia) o a su ruptura (hemorragia). Como consecuencia, las células nerviosas del área privada de riego sanguíneo y las partes del cuerpo que éstas controlan dejan de funcionar normalmente.

*alucinaciones Percepciones sensoriales sin base en la realidad.

*parálisis Pérdida o reducción de la capacidad de mover determinada parte del cuerpo.

*depresión Enfermedad mental caracterizadas por sentimientos de tristeza patológica, melancolía, ideas negativas, desesperanza y desánimo.

*síndrome Conjunto de síntomas y signos que se presentan conjuntamente.

Dado que las personas necesitan una cantidad diferente de horas de sueño, el insomnio no se define por las horas que alguien duerme, sino que se clasifica por su duración. El insomnio transitorio, o de corta duración, dura de una noche a unas pocas semanas. Las causas incluyen la tensión, la emoción o un cambio en el ambiente donde uno vive. El insomnio crónico*, que ocurre casi todas las noches durante un mes o más, es un trastorno complejo con múltiples causas.

Apnea del sueño   La persona con apnea del sueño deja de respirar intermitentemente mientras duerme, por periodos de 10 segundos o más. El tipo más común y grave de este trastorno es la apnea del sueño obstructiva, en la que los músculos al fondo de la garganta se relajan o cuelgan durante el sueño, hasta que bloquean la vía respiratoria. La presión para respirar se acumula hasta que la persona da bocanadas para tragar aire. Estos episodios pueden ocurrir cientos de veces en una noche y la persona se puede despertar por breves instantes que luego no recuerda. Las personas que padecen de apnea suelen quejarse de cansancio durante el día. Una apnea grave puede provocar tensión arterial alta y aumentar la posibilidad de una apoplejía,* un ataque al corazón o incluso insuficiencia cardíaca.

Narcolepsia   La narcolepsia, como la apnea del sueño, suele producir excesiva modorra durante el día. Sin embargo, en la narcolepsia la persona no puede evitar dormirse. Los accesos de sueño aparecen a horas extrañas e inoportunas, por ejemplo, cuando se está comiendo o hablando con alguien. Otro síntoma es la cataplejía, ataque súbito de debilidad muscular que torna los músculos fláccidos y en ocasiones hace caer a la persona. Algunas personas que padecen de narcolepsia también tienen alucinaciones* pavorosas o parálisis* del sueño, que es la incapacidad para moverse o hablar al conciliar el sueño o al despertarse. Las investigaciones han puesto de manifiesto que durante un acceso de sueño, la etapa con MOR se entromete de repente en el estado de vigilia. La narcolepsia es una enfermedad que dura toda la vida y cuya causa se desconoce. La narcolepsia se da en ciertas familias. A veces, este trastorno, que puede ser socialmente avergonzante o inconveniente, también discapacita gravemente a la persona y le causa lesiones.

Hipersomnia   Las personas con hipersomnia duermen excesivamente durante el día o más de lo normal por la noche. Los periodos de modorra o de sueño duran más que con la narcolepsia. Con frecuencia la causa principal suele ser depresión*. Hay una forma rara de hipersomnia, llamada síndrome* de Kleine-Levin, que se caracteriza por periodos de excesos en el comer y el dormir. Ocurre con mayor frecuencia entre varones adolescentes.

Desfase horario   El desfase horario, o *jet lag*, ocurre cuando un pasajero de avión atraviesa varias zonas horarias. Esto hace que el "reloj" interno del cuerpo se desfase (o desincronice) con respecto a la hora local. Durante un tiempo, las personas con desfase horario pueden tener dificultad para permanecer despiertas o les cuesta dormirse por la noche.

Pesadillas   Casi todo el mundo tiene pesadillas de vez en cuando. Estos sueños vívidos y desagradables ocurren durante la etapa con MOR, generalmente en medio de la noche o en la madrugada. Al despertarse, la persona que ha soñado suele recordar la pesadilla claramente y posiblemente sienta inquietud. Las pesadillas son más comunes en los niños pequeños. En el adulto, son a veces un efecto secundario de ciertos fármacos o de acontecimientos traumáticos, tal como un accidente.

Terrores nocturnos y sonambulismo   El terror nocturno es muy diferente de la pesadilla. Lo padecen los niños durante el sueño profundo sin MOR, por lo general una hora o dos después de haberse acostado. En pleno episodio, se sientan en la cama gritando y agitándose violentamente, con los ojos bien abiertos. Generalmente, al día siguiente no recuerdan nada de eso. Los niños de edad preescolar principalmente padecen los terrores nocturnos. Aunque son pavorosos, estos episodios nocturnos no son nocivos y pronto son superados.

El sonambulismo también ocurre durante el sueño sin MOR. Afecta con mayor frecuencia a los niños. Antes se creía que el niño trataba de protagonizar en voz alta sus sueños, pero ese no es el caso. El sonámbulo deambula sin rumbo, aparentemente confundido y sin coordinación. Después no recuerda nada de lo sucedido.

Melatonina

Algunos somníferos que se expenden sin receta médica contienen melatonina. La melatonina es una hormona secretada durante los periodos de oscuridad por la glándula pineal, pequeña estructura situada encima del tronco encefálico*.

La melatonina parece ser parte del sistema que regula nuestros ciclos de sueño y vigilia. Algunas investigaciones han demostrado que una pequeña dosis de melatonina por la noche facilita la conciliación del sueño, y que la melatonina puede ser beneficiosa para el desfase horario.

Este somnífero se puede comprar sin receta médica, pero la Administración de Fármacos y Productos Alimenticios de Estados Unidos. (FDA) no regula su producción ni su venta. Todavía se están llevando a cabo investigaciones para determinar si el uso de la melatonina es o no inocuo para la salud.

---

* **tronco encefálico** Parte del encéfalo que conecta al cerebro con la médula espinal. El tronco encefálico controla las funciones vitales, como la respiración y la tensión arterial.

DESCRIPCIÓN POÉTICA DEL SUEÑO Y SUS TRASTORNOS

William Shakespeare expresó en términos poéticos el valor y el propósito del sueño cuando escribió: "Sueño que teje el enredado hilo de seda del cuidado,/La muerte de la vida de cada día, el baño del doloroso trabajo,/Bálsamo de las mentes heridas, segundo plato de la gran naturaleza,/Gran cocinero en el festín de la vida" (Macbeth, acto II, escena 2).

En la época actual, el poeta y humotista Ogden Nash, que se deleitaba en crear fantasías rimadas, demostró estar familiarizado con los problemas del sueño en este verso: "El sueño es perverso como la naturaleza humana, /El sueño es tan perverso como la legislatura, /El sueño es tan pujante como las ronchas o el bocio, /Y donde menos se le quiere, por allí merodea" (*La cara es conocida. Lea esta vibrante exposición*).

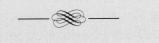

Diagnóstico y tratamiento

La mayoría de los trastornos del sueño se pueden tratar eficazmente si se diagnostican bien. Cualquier persona que duerma mal durante más de un mes, o que tenga una modorra durante el día que interfiera con sus actividades normales, debe consultar a un médico o a un especialista en trastornos del sueño.

En una clínica donde se tratan estos trastornos, primero se les hacen preguntas a los pacientes acerca de su historial clínico y de su historial de sueño. A veces se usa un polisomnograma para medir las ondas cerebrales, la actividad muscular, el ritmo de la respiración y otras funciones del cuerpo durante el sueño.

Muchos trastornos del sueño, como el desfase horario, el insomnio de corto plazo y la mayoría de las pesadillas, no necesitan tratamiento. Otros, como los terrores nocturnos, son superados con la edad.

El insomnio crónico se trata con éxito mediante la terapia conductista, que consiste en varias técnicas de relajación y en un entrenamiento para corregir los hábitos que conducen al mal dormir. Durante un corto plazo se puede usar somníferos (píldoras para dormir), pero su uso a largo plazo no es aconsejable, dados los efectos secundarios indeseables.

La apnea del sueño obstructiva se suele tratar con aparatos dentarios o con un dispositivo que produce una presión positiva y continua en las vías respiratorias, con el fin de mantener las abiertas. A veces se recurre a la cirugía para tratar los casos graves de apnea del sueño. La psicoterapia* puede ser útil para el tratamiento de la hipersomnia inducida por la depresión.

No existe una cura para la narcolepsia, pero se puede controlar y aliviar sus síntomas

Medidas preventivas

La mayoría de los trastornos del sueño se pueden prevenir o minimizar con sólo hacer unos pocos cambios en el estilo de vida de la persona. He aquí unas medidas sencillas:

- Evitar las cantidades excesivas de cafeína o de bebidas alcohólicas, especialmente antes de acostarse. Lo mismo se recomienda para el cigarrillo.
- Evitar horarios de sueño y vigilia que se ven trastornados con frecuencia.
- Evitar las largas siestas por la tarde o al anochecer.
- Hacer ejercicio con regularidad, pero no antes de ir a la cama.

Fuentes

Center for Narcolepsy Research, c/o College of Nursing, University of Illinois at Chicago, 845 S Damen Ave., Rm. 215, Chicago, IL 60612-7350

---

psicoterapia Técnica de tratamiento psicológico que se basa en hablar de las emociones con el terapeuta, quien puede ayudar al paciente a modificar los pensamientos, conductas o relaciones que participan en su desorden mental.

¿Sabía usted que...?

- Nuestros ojos se mueven cuando soñamos tanto como cuando estamos despiertos.
- La persona de 70 años habrá pasado unos 6 años soñando dormido.
- En un trastorno del sueño, la apnea del sueño, la persona deja de respirar periódicamente cientos de veces por la noche.
- En otro trastorno, la narcolepsia, es posible que alguien se duerma en medio de una conversación.
- Los terrores nocturnos son diferentes de las pesadillas.
- Las personas sonámbulas no están protagonizando sus sueños.

Telephone (312)996-5176
Facsimile (312)996-7008
http://www.uic.edu/depts/cnr/

KidsHealth.org, c/o Nemours Foundation, PO Box 5720,
Jacksonville, FL 32247
Telephone (904)390-3600
Facsimile (904)390-3699
http://www.kidshealth.org/

National Institute of Neurological Disorders and Stroke, National
Center on Sleep Disorders Research, 2 Rockledge Centre, Ste. 7024,
MSC 7920, Bethesda, MD 20892-7920
Telephone (301)435-0199
Facsimile (301)480-3451
http://www.nhlbi.nih.gov/about/ncsdr/

National Sleep Foundation, 1522 K St., NW, Ste. 510,
Washington, DC, 20005
Telephone (202)347-3471
http://www.sleepfoundation.org

U.S. National Heart, Lung, and Blood Institute, Bldg. 31, Rm. 5A52,
31 Center Drive, MSC 2486, Bethesda, MD 20892
Telephone (301)592-8573
Facsimile (301)592-8563
TTY (240)629-3255
http://www.nhlbi.nih.gov/

▶ *V. tamb.*

Apnea del sueño

Desfase horario

Insomnio

Síndrome de muerte súbita del lactante

Trastornos depresivos

Trastornos depresivos

Alteraciones mentales que provocan largos periodos de tristeza excesiva y afectan a los sentimientos y pensamientos así como a la conducta o comportamiento del enfermo.

El caso de Jodie

Mire donde mire, incluso cuando el sol brilla con fuerza, Jodie sólo percibe oscuridad. Antes dormía tan profundamente, que su padre bromeaba diciéndole que sólo un cañonazo podía despertarla. Pero en las últimas semanas se levanta inesperadamente con la grisácea luz que precede al amanecer y se queda tumbada contemplando las sombras chinescas que los faros de los automóviles proyectan en el cielo raso de su habitación. Llora al ver desfilar esas sombras negras.

¿Por qué llora Jodie? Últimamente se echa a llorar casi por nada. Además, siempre está cansada y no puede concentrarse. A veces, cuando

PALABRAS CLAVE
para búsquedas en Internet
y otras fuentes de consulta

Depresión grave

Distimia

Suicidio

Trastorno bipolar

Trastorno del estado de ánimo

Trastorno mental

intenta resolver un simple problema de aritmética o tiene que elegir lo que quiere para el almuerzo, siente que se le bloquea el cerebro. Antes le encantaba ir a tomar un refresco con sus amigos al salir del colegio, pero ahora lo único que quiere es irse a casa, encerrarse en su habitación y estar a solas Nada le divierte, ni siquiera sus libros favoritos, ni la televisión, ni siquiera la comida. A veces le molestan ciertas cosas o se enfada con la gente sin saber por qué; pero sobre todo, Jodie se siente ahora más triste que nunca.

Sus amigos llevan semanas diciéndole que reaccione y se anime. Ella piensa: "Me encantaría, pero ¿para qué?... ¡Ojalá supiera qué es lo que no anda bien en mi persona!"

¿En que consisten los trastornos depresivos?

Jodie sufre de depresión, enfermedad que afecta a más de 17 millones de estadounidenses. A menudo decimos que estamos "deprimidos" cuando nos sentimos bajos de ánimo, pero no nos referimos en realidad a la afección mental llamada depresión. El laureado escritor William Styron, autor de *La decisión de Sophie*, sufría depresión. En *La oscuridad visible (Darkness visible)*, obra basada en su propia depresión, define esta enfermedad como una "auténtica tormenta de aullidos en el cerebro." Compara la depresión con un vendaval que hace estallar los sentimientos de la persona y su capacidad para enfrentarse a la vida.

Todos los niños y adultos, e incluso también algunos animales, se sienten tristes de vez en cuando. Tal vez porque un pariente haya muerto o porque su equipo favorito haya perdido un partido importante. En la mayoría de los casos, este estado de ánimo remite pronto: en poco tiempo, el afectado, no sin sorpresa, vuelve a emocionarse ante la perspectiva de un día de playa, la visita de una tía predilecta o una buena calificación en un examen. Incluso llega a olvidar aquello que le entristeció tanto. Si alguien deja de cumplir una promesa o tiene una discusión con un amigo, es posible que la tristeza vuelva, pero sólo dura unas horas, un par de días a lo sumo. Estos no son más que algunos ejemplos de los altibajos de la vida.

Los enfermos de depresión, sin embargo, atraviesan largos periodos en los que nada les hace sentirse mejor. La enfermedad les afecta al cuerpo y a la mente, a su manera de pensar y a su conducta. Por suerte, y con ayuda profesional, más del 80 por ciento de los enfermos de depresión mejoran, en muchos casos a las pocas semanas.

Depresión grave La depresión tiene muchas formas. Una de ellas es la depresión grave, también llamada depresión clínica o seria. Esta variedad se caracteriza por una tristeza extrema y la pérdida de interés por toda actividad. Dura al menos dos semanas y se acompaña de otros problemas mentales y físicos. En algunos casos, este periodo puede durar semanas o meses. Ocurre a veces que, en un momento dado, el enfermo de depresión recobre los sentimientos "normales" de antes, y piense que la enfermedad ha desaparecido. Pero, como en el flujo y reflujo de las mareas, el sufrimiento suele volver repetidamente si la persona no recibe tratamiento. Cerca del 8 por ciento de la población mundial experimenta este tipo de depresión en algún momento de su vida.

Depresión crónica La depresión crónica, conocida también como distimia, dura dos años o más. Estos enfermos no presentan los pronunciados síntomas de depresión profunda: más bien experimentan una molesta sensación de vacío, que nunca acaba de desaparecer. A menudo se dice de ellos que tienen una visión negativa de la vida o que parecen "andar con el ánimo por el suelo."

La depresión profunda y la crónica reciben el nombre de depresiones unipolares, porque el enfermo experimenta un solo sentimiento, en este caso tristeza.

DEPRESIÓN Y CREATIVIDAD

Muchos escritores, compositores y artistas sufren periodos de depresión. Por ejemplo los escritores Herman Melville (*Moby Dick/ La ballena blanca*) y Mary Shelley (*Frankenstein*) o los pintores Van Gogh o Miguel Ángel.

Los trastornos maníaco-depresivos, con sus vaivenes entre la intensa melancolía intensa y la extrema euforia, representan un auténtico problema para muchas personas con gran talento creativo. Una de las razones por las que a veces se dice que los artistas son "temperamentales" es porque muchos de ellos tienen que enfrentarse a estos trastornos, que les provocan un estado de ánimo sumamente variable. Por supuesto, no todos los escritores, artistas y músicos sufren depresiones; pero, según algunos estudios, quienes se dedican a la creación tienen mayor posibilidad de presentar trastornos depresivos que el resto de los mortales.

- ¿Necesitan los artistas la depresión para entrar en contacto con sentimientos que puedan expresar con creatividad en libros, poemas, música o pintura?

- ¿Es responsable el talento creativo de que una persona se muestre o parezca deprimida?

- ¿Actúan los artistas simplemente de forma distinta al resto de la sociedad?

Hay diferentes respuestas de diferentes personas para estas preguntas. La discusión sobre un posible vínculo entre depresión y creatividad continúa.

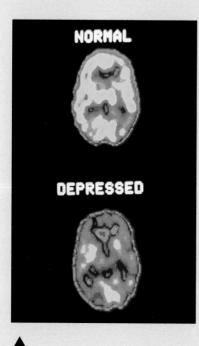

▲

Los médicos e investigadores utilizan la tomografía por emisión de positrones (TEP) para estudiar el funcionamiento del cerebro. En las imágenes se puede apreciar el cerebro de una persona sana (arriba) y el de una persona con una depresión sin tratar (abajo). *ASAP/Photo Researchers, NIH/Science Source, Photo Researchers, Inc.*

* **neurotransmisores** Sustancias químicas del sistema nervioso que transmiten impulsos nerviosos entre las neuronas.

* **genes** Sustancias químicas del organismo que determinan los caracteres hereditarios de la persona, como el color de los ojos o el pelo. Se heredan de los padres y forman parte de los cromosomas contenidos en las células del cuerpo.

Depresión bipolar (enfermedad maníaco-depresiva) La enfermedad maníaco-depresiva es un trastorno depresivo distinto. El enfermo alterna los periodos de energía prácticamente ilimitada, de exaltación e hiperactividad, con fases de depresión. Los dos extremos del estado de ánimo pueden ser leves o intensos, y los cambios de humor, a su vez, lentos o súbitos. El término "bipolar" denomina este tipo de depresión que implica dos sentimientos y lo distingue de los trastornos unipolares, en que hay sólo uno. Sólo el 1 por ciento de los enfermos de depresión sufren trastornos bipolares.

¿Cuáles son las causas de la depresión?

En las décadas de 1980 y 1990, los investigadores hicieron grandes progresos en la búsqueda de las causas de la depresión. Parece que hay una amplia gama de factores, tanto de constitución biológica de la persona como de su experiencia vital, que precipitan la depresión. También se cree que tienen que confluir determinados factores, tanto en el organismo de la persona como en su vida cotidiana, para que se dé la depresión. Por otra parte, no es una enfermedad que pueda contraerse por contagio como el resfriado.

Los científicos que estudian la depresión y los misterios del cerebro han encontrado vínculos entre esta enfermedad y el desequilibrio de ciertas sustancias químicas cerebrales llamadas neurotransmisores*. Los neurotransmisores permiten que las células del cerebro se comuniquen entre sí, con lo que posibilitan su funcionamiento normal. En los enfermos de depresión, el sistema nervioso posee un exceso o una cantidad reducida de estas sustancias químicas.

Saben también que la depresión y los trastornos maníaco-depresivos pueden darse en varios miembros de la misma familia, puesto que ciertos genes* que se transmiten de padres a hijos aumentan la probabilidad de que aparezca la enfermedad. Sin embargo, esto no significa que una persona cuyo padre, hermano o hermana sufran depresión tenga por qué sufrirla. Por ejemplo: los gemelos tienen los mismos genes, pero hay casos en que uno de ellos sufre depresión y el otro no.

En la vida nos enfrentamos a ciertas situaciones que pueden causar depresión o empeorar un cuadro ya existente. Una de las experiencias más duras que existen es la pérdida de un ser querido, como un abuelo que muere o un padre que abandona su casa tras el divorcio. Es normal sentir tristeza en esas ocasiones. Sin embargo, en algunas personas la tristeza no remite, sino que deriva en depresión. Existen muchas otras situaciones relacionadas con la depresión en niños y jóvenes: problemas escolares, dificultades familiares o con los amigos o maltrato físico o sexual Entre los adultos, suelen intervenir las dificultades financieras, separaciones o divorcios y el desempleo.

Los científicos afirman que ciertas personas son más proclives a la depresión por la consideración que tienen de sí mismos y de su propia vida. Por ejemplo, las personas con la autoestima baja tienen más posibilidades de caer en la depresión. Tienden a pensar que son feos, tontos o que lo que dicen está siempre fuera de sitio, aun cuando sus amigos y familiares les digan que no es así. Además, la gente de carácter pesimista se siente agobiada por los sentimientos depresivos. Estas personas ven lo negativo prácticamente en cada situación, piensan que no importa lo que hagan o cuánto se esfuercen, porque, sea como sea, nada les saldrá bien.

Cualquiera de los factores mencionados pueden derivar en depresión. Sin embargo, en la mayoría de los casos, los trastornos depresivos son consecuencia de una combinación de factores. Por ejemplo, es normal que un adolescente que ha perdido a su padre se sienta triste. Sin embargo, si ese chico pensaba ya antes que el mundo es un sitio terrible y que nunca ocurre nada bueno, el estrés de la pérdida será menos llevadero para él que para otra persona. Si nuestro adolescente hereda además un gen asociado a la depresión, le será muy difícil superar la pérdida sin un tratamiento adecuado.

¿Cómo se sabe cuándo se tiene depresión?

Trastornos unipolares   La depresión profunda y la depresión crónica tienen una amplia gama de síntomas. Algunas personas sólo experimentan unos pocos mientras que otras presentan la mayoría. He aquí algunos de esos síntomas:

- Sentimientos continuos de tristeza, desesperanza o vacío. En los niños, este estado de ánimo puede percibirse más como irritabilidad que como tristeza.

- Pérdida de interés por la familia, amigos, pasatiempos preferidos y otras cosas que normalmente hacen feliz a la persona.

- El hecho de llorar con facilidad o con frecuencia.

- Alteraciones en los hábitos de sueño. Algunas personas tienen problemas para dormir. Otras duermen demasiado.

- Cambios en la alimentación. Algunos enfermos pierden el apetito o bajan de peso sin hacer dieta. Otros comen demasiado o ganan peso.

- Fatiga extrema o un sentimiento de lentificación.

- Incapacidad para concentrarse o tomar decisiones.

- Interés creciente por la muerte o pensamientos suicidas.

Estos síntomas tienen que mantenerse durante dos semanas y estar presentes a diario durante la mayor parte del día para que sean diagnosticados como depresión. Si el enfermo ha experimentado recientemente una pérdida importante, los síntomas se extenderán durante dos meses o más. En caso de depresión profunda, los síntomas pueden presentarse una vez o ser recurrentes. En caso de depresión crónica, los síntomas se mantienen durante mucho tiempo.

Diagnóstico de la depresión

■ En 1952, la Asociación Americana de Psiquiatría publicó *El Manual Diagnóstico y Estadístico* (*Diagnosis and Statistical Manual*), un libro que ayuda a psicoterapeutas y otras personas a determinar si una persona padece depresión u otros trastornos mentales. Conforme los psiquiatras e investigadores aprenden más sobre los trastornos mentales, el manual es revisado y actualizado. La cuarta edición, titulada con la abreviatura *DSM-IV*, se publicó en 1994.

Trastorno bipolar   El trastorno bipolar, también llamado enfermedad maníaco-depresiva, incluye periodos en los que la persona sufre los síntomas descritos anteriormente. Sin embargo, los arrebatos de depresión se alternan con otros de manía (episodios maníacos) que se prolongan durante una semana o más. Posibles indicios de un periodo maníaco son:

■ Aumento excesivo de sensación de felicidad. Al principio, la persona se siente más feliz que nunca, pero ese estado de ánimo no tiene conexión con ningún evento en especial (por ejemplo obtener una buena calificación o ganar un partido importante). La felicidad extrema puede deberse simplemente a que "sea jueves."

■ Energía y agitación incontrolables. La persona está en continuo movimiento.

■ Necesidad decreciente de descanso. El paciente puede estar despierto la mayor parte de la noche, e incluso no dormir durante días, y no sentir cansancio.

■ Pensamientos rápidos o atropellados. El enfermo salta de un tema a otro a lo largo de una conversación, muy a menudo sin conexión aparente entre los pensamientos. Además, el enfermo habla mucho más de lo normal y se distrae con facilidad.

■ Comportamiento inapropiado, por ejemplo abuso del alcohol o de las drogas.

■ Capacidad de juicio empobrecida. El enfermo puede gastar grandes cantidades de dinero o incurrir en deudas importantes usando sus tarjetas de crédito.

■ Incremento del deseo sexual que puede llegar a convertirse en abusivo o poco apropiado.

■ Sensación de poder desproporcionado o fuera de sitio sobre ciertos eventos o personas.

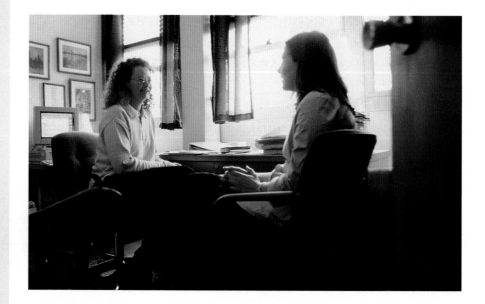

▶ Una sesión de terapia psicológica. Psiquiatras, psicólogos y consejeros de salud mental juegan a menudo un papel importante en el diagnóstico y tratamiento de la depresión. *Michael Newman/PhotoEdit*

Diagnóstico

En muchos casos la depresión no es una afección fácil de diagnosticar. Cuando una persona no puede mover un brazo después de una caída, el médico toma una radiografía para confirmar si hay rotura de hueso. Sin embargo, los síntomas de la depresión pueden no ser tan obvios.

A menudo, los afectados por depresión no se dan cuenta de que sufren la enfermedad. Pueden sentir que las cosas no andan bien, pero normalmente es un miembro de la familia, un amigo, un colaborador, el médico de la familia o un profesor quien nota el problema. Es entonces cuando debe consultarse con un profesional especializado en salud mental, como un psiquiatra* o un psicólogo clínico.* Estos profesionales están formados para observar cómo actúa y habla una persona, buscan síntomas de depresión y deciden la metodología a seguir basados en lo que ven y oyen del paciente y su familia.

Tratamiento

Casi toda la gente que padece depresión mejora con ayuda. Las estadísticas muestran que casi ocho de cada diez depresivos que reciben asistencia psiquiátrica mejoran sus síntomas.

A los enfermos de depresión les puede resultar de gran ayuda hablar con un psiquiatra, un psicólogo clínico o un consejero de salud mental. La psicoterapia* o asistencia psicológica les ofrece nuevas vías en caso de situaciones estresantes como mudarse a una nueva ciudad o tener problemas domésticos. La terapia también está enfocada a que la persona entienda que la causa de su depresión o la incapacidad para superarla puede radicar en situaciones del presente o experiencias del pasado. Hay ocasiones en que los miembros de la familia también participan en la terapia.

Existen diferentes medicamentos antidepresivos* que los psiquiatras pueden recetar para intervenir en el funcionamiento de los neurotransmisores del cerebro. Los antidepresivos corrigen el desequilibrio que provocan los síntomas de depresión, permitiendo que el enfermo se sienta mejor. Hacen efecto a las pocas semanas, aunque a menudo es necesario continuar su administración para evitar que reaparezcan los síntomas. En caso de que el medicamento no funcione en pocas semanas o tenga efectos secundarios, se puede intentar con otro. Los antidepresivos tienen su máximo rendimiento cuando se toman como complemento a la psicoterapia.

Los medicamentos y la asistencia psicológica no surten efecto en todos los casos. Cerca del veinte por ciento de los pacientes que presentan síntomas extremos no responden bien a estos tratamientos, ya sea por separado o en combinación.

Hay casos de depresión grave que requieren que el enfermo sea hospitalizado para una observación y tratamiento más intensos. Los psiquiatras pueden llegar a tratar estos casos con terapia electroconvulsiva* o de electrochoque. Esta terapia consiste en aplicar una cantidad reducida de electricidad al cerebro después de anestesiar al paciente. Se trata de un

* **psiquiatra** Médico especializado en el diagnóstico y tratamiento de las enfermedades mentales. Los psiquiatras están autorizados para prescribir medicamentos, diagnostican trastornos mentales y ofrecen tanto terapia como psicoterapia.

* **psicólogo clínico** Profesional de la salud mental que ha cursado estudios profesionales pero aunque no en medicina. Los psicólogos clínicos llevan a cabo evaluaciones psicológicas y ofrecen tanto terapia como psicoterapia.

* **psicoterapia** Técnica de tratamiento psicológico que se basa en hablar de las emociones con el terapeuta, quien puede ayudar al paciente a modificar los pensamientos, conductas o relaciones que participan en su desorden mental.

* **medicamentos antidepresivos** Los que se utilizan en el tratamiento y prevención de la depresión.

* **terapia electroconvulsiva** Popularmente conocida como electrochoque consiste en la aplicación de descargas eléctricas controladas al cerebro, lo que provoca breves convulsiones. Esta terapia es un tratamiento rápido en caso de depresión grave.

procedimiento controvertido, pero muchos enfermos sometidos a esta terapia declaran sentirse mejor.

Hay enfermos que sienten mejoría consumiendo un suplemento dietético llamado hierba de San Juan*, que se vende sin receta en muchas tiendas. En Europa se receta médicamente, pero el Instituto Nacional de Salud Mental (NIHM) de los Estados Unidos afirma que las investigaciones acerca de esta hierba no son suficientes como para saber si funciona realmente o si es segura. A finales de la década de 1990, el NIMH comenzó una investigación a gran escala de tres años de duración para intentar encontrar la respuesta a estas preguntas. Hasta que ese estudio no finalice, el NIMH recomienda prescindir de su consumo.

Muchos enfermos de depresión y sus familiares han descubierto que ingresar a un grupo de apoyo facilita el enfrentamiento a los problemas que plantea la depresión. Los grupos ayudan al enfermo a que se dé cuenta de que hay otras personas que atraviesan su misma situación.

Vivir con un trastorno depresivo

Cerca de dos tercios de los enfermos de depresión no buscan ni reciben la asistencia necesaria. En muchas ocasiones su misma enfermedad les

* hierba de San Juan Nombre común para el *Hypericum perforatum,* una hierba que se estudia como posible tratamiento para la depresión.

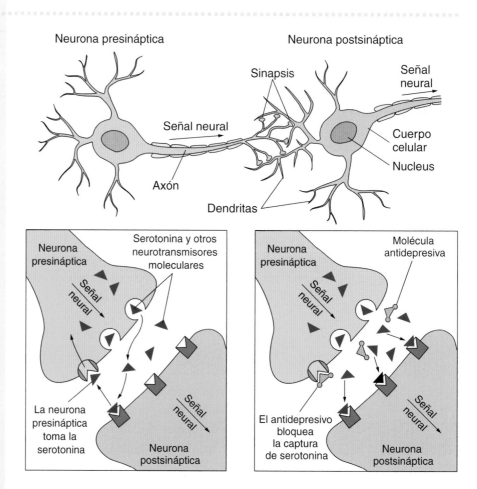

Las células nerviosas (neuronas) utilizan unas sustancias químicas, llamadas neurotransmisores, para enviar mensajes. Estos mensajes (impulsos nerviosos) se desplazan de una célula a otra colindante, a través de la sinapsis que las conecta. El impulso nervioso parte del axón terminal de la célula transmisora (la neurona presináptica) y, a través de la sinapsis, llega hasta las dendritas de la célula receptora (neurona postsináptica). Algunos medicamentos antidepresivos funcionan tratando de regular los niveles de serotonina y otros neurotransmisores presentes en la sinapsis.

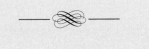

LA DEPRESIÓN EN LA HISTORIA

En las civilizaciones de la antigua Grecia y Egipto ya se describía un trastorno similar a la depresión. En el pasado se intentaron tratamientos que a nuestros ojos podrían parecer crueles, como extirpar ciertas partes del cerebro o bañar a los enfermos en agua helada a modo de "terapia de choque."

---

impide admitir que hay algo que no funciona. Algunos enfermos tratan de ocultar su depresión consumiendo alcohol o drogas ilícitas pero, normalmente, esta "automedicación" empeora las cosas. Otros creen que sus problemas son un signo de debilidad y que podrán superarlo sin ayuda externa: en este caso es importante que el afectado reconozca que la depresión es una enfermedad, no una debilidad personal.

Del mismo modo que el corazón o los pulmones fallan, falla también el cerebro. Esta circunstancia los convierte en enfermos, no en "locos."

Para cualquiera que atraviese un largo periodo de tristeza u otros síntomas de depresión, es importante buscar ayuda. Los jóvenes deberían hablar con sus padres, parientes, profesores, psicólogos escolares o con algún adulto sobre estos sentimientos, sobre todo si incluyen pensamientos de suicidio. En la mayoría de los casos, los enfermos de depresión mejoran con el tratamiento adecuado.

Fuentes

American Psychiatric Association, 1000 Wilson Blvd., Ste. 1825, Arlington, VA, 22209-3901
Telephone (703)907-7300
Toll-Free (888)357-7924
http://www.psych.org

Depression and Bipolar Support Alliance (formerly the National Depressive and Manic Depressive Association), 730 N Franklin St., Ste. 501, Chicago, IL 60610-7224
Telephone (312)642-0049
Toll-free (800)826-3632
Facsimile (312)642-7243
http://www.ndmda.org/

U.S. National Institute of Mental Health, 6001 Executive Blvd., Rm. 8184, MSC 9663, Bethesda, MD 20892-9663

Medicamentos antidepresivos

Entre los medicamentos antidepresivos, el más conocido es el Prozac (marca para la fluoxetina). En la década de 1980, poco después de ser introducido, el Prozac se convirtió en el antidepresivo más extendido en el mundo. Fue el primero de un nuevo tipo de antidepresivos llamados inhibidores de la recaptación de la serotonina (IRS). Estos medicamentos funcionan actuando sobre un neurotransmisor o sobre una sustancia química cerebral llamada serotonina. Desde que el Prozac salió al mercado, se han comercializado diversos IRS.

Otros antidepresivos son los heterocíclicos (antiguamente conocidos como antidepresivos tricíclicos) y los inhibidores de la "monoamoinoxidasa" (IMAO). El medicamento más recetado para tratar el periodo de manía en el trastorno bipolar es el carbonato de litio (conocido popularmente como litio).

PALABRAS CLAVE
para búsquedas en Internet
y otras fuentes de consulta

Conducta

Confusión mental

Demencia

Psicología

Psicosis

Psiquiatría

Telephone (301)443-4513
Toll-free 866-615-6464
Facsimile (301)443-4279
TTY (301)443-8431
http://www.nimh.nih.gov/

Trastornos mentales

La denominación de trastornos mentales abarca una amplia gama de afecciones caracterizadas por anomalías del pensamiento, de los sentimientos y de la conducta. Estas anomalías dan origen a sufrimientos o menoscaban la capacidad funcional de la persona.

Tres casos

En la esquina de una calle, un hombre envuelto en un abrigo harapiento lanza gritos dirigidos a no se sabe quién. Aunque parece convencido de que argumenta con toda lógica, las palabras salen de su boca confusas y en tropel, sin que parezcan tener ningún sentido.

▶ Los médicos y los investigadores se valen de la tomografía por emisión de positrones (TEP) para estudiar el funcionamiento del cerebro. Las imágenes por TEP comparan la actividad cerebral en la persona sana (izquierda, fila superior) a la de un esquizofrénico (derecha, fila superior) y a la de una persona con depresión (izquierda, fila inferior). La línea roja del dibujo (derecha, fila inferior) corresponde la sección transversal del cerebro que se exploró para obtener las imágenes precedentes. *NIH/Science Source, Photo Researchers, Inc.*

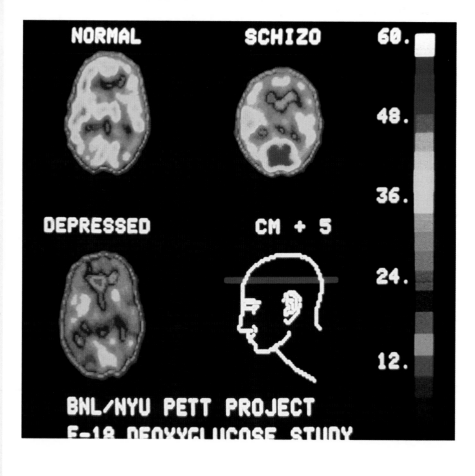

En un apartamento no lejos de la esquina, una joven no puede conciliar el sueño hasta cerciorarse de que ha apagado la estufa de la cocina. Se levanta de la cama, va a investigar, ve que está apagada y vuelve a acostarse. ¿Pero, de verdad puede estar segura de haberla apagado? Se levanta de nuevo y vuelve a comprobar la estufa. Estas idas y venidas se repiten multitud de veces en el transcurso de la noche.

En una casa de las afueras, un muchachito de 11 años se despierta presa del pánico. Agobiado por un terrible miedo de que sus padres están en peligro mortal, corre al dormitorio de éstos.

¿Qué tienen en común estas tres personas? Aunque sus pensamientos, sentimientos y conducta son diferentes en cada caso, todos tres sufren de un trastorno psíquico diferente que requiere atento diagnóstico, pero que es susceptible de mejorar con el debido tratamiento.

¿En qué consisten los trastornos mentales y a qué se deben?

El término trastornos mentales abarca una amplia gama de afecciones psicológicas* y conductuales*, desde alteraciones psíquicas ya diagnosticadas en la infancia o en la adolescencia, tales como la ansiedad de separación que sufría ese niño de 11 años, hasta los síntomas que suelen acompañar a la vejez o a diversas enfermedades, incluso la de Alzheimer*, el sida*, la corea de Huntington* y las apoplejías*.

Muchos de estos trastornos psíquicos parecen proceder de alteraciones funcionales del cerebro. Otros, es posible que estén relacionados con la toxicomanía o el alcoholismo. Si bien se desconoce su causa precisa, algunos de ellos parecen ser de origen hereditario, es decir, que pueden haber intervenido en ellos factores genéticos.

Entre los trastornos mentales más comunes figuran la esquizofrenia, la depresión, la ansiedad, los trastornos alimenticios y el insomnio. Las fobias, como la claustrofobia (o miedo a los espacios cerrados) y las de carácter social (como el miedo a quedar mal en situaciones sociales) también se clasifican como trastornos mentales.

Conductas y alteraciones

El psicólogo y el psiquiatra se valen de diversos términos para describir los trastornos mentales y sus síntomas, a saber:

- **Alucinaciones** son falsas percepciones de los sentidos. El individuo que las padece oye voces, tiene visiones, o tiene la sensación de ver u oír cosas que en realidad no existen.

- **Ansiedad de separación** es un trastorno mental que induce a los niños a preocuparse desmedidamente cuando tienen que alejarse de su casa, de sus padres o de las personas que los cuidan.

- **Confusión mental** es un estado en que la persona de repente se confunde o desorienta, como no saber qué día de la semana es,

* **psicológico,-a** Adjetivo que se refiere a los procesos mentales y abarca el pensamiento, los sentimientos y las emociones.

* **conductual** Lo relativo a la conducta o forma de actuar de una persona.

* **enfermedad de Alzheimer** Trastorno que produce una pérdida gradual de las facultades mentales, incluidas la memoria, la capacidad de razonamiento y el pensamiento abstracto, así como cambios de personalidad.

* **sida** Sigla del "síndrome de inmunodeficiencia adquirida." Es la enfermedad ocasionada por el virus de la inmunodeficiencia humana (VIH). En casos graves, se caracteriza por un profundo debilitamiento del sistema inmunitario.

* **corea de Huntington** Conocida también como enfermedad de Huntington, esta afección genética da lugar a sacudidas y temblores involuntarios de los músculos de la cara, brazos y piernas, acompañados de pérdida gradual de las facultades mentales.

* **apoplejía** También llamado accidente cerebrovascular, es un trastorno provocado por la interrupción de la irrigación cerebral debido al bloqueo de un vaso sanguíneo (trombosis, embolia) o a su ruptura (hemorragia). Como consecuencia, las células nerviosas del área privada de riego sanguíneo y las partes del cuerpo que éstas controlan dejan de funcionar normalmente.

o no reconocer a un amigo. Suele acompañarse de algún cuadro clínico y desaparece normalmente cuando éste se resuelve.

- **Demencia** es una pérdida progresiva de las facultades mentales, incluso la memoria, el juicio y el pensamiento abstracto. Es más frecuente en las personas de edad avanzada.

- **Esquizofrenia** es una forma de psicosis que origina alucinaciones, falsas ideas y otros pensamientos confusos que deforman la manera de ver la realidad.

- **Fobias** son trastornos mentales que conducen a un miedo irracional intenso y duradero a determinados objetos, actividades o situaciones.

- **Ideas delirantes** son falsas creencias a las que se aferra la persona afectada, pese a la falta de todo fundamento real. Por ejemplo, el delirio de grandeza se refiere a la creencia equivocada de que el individuo goza de mucho prestigio, poder, riqueza, inteligencia o talento.

- **Neurosis** es un término de significado muy amplio, que se refiere a trastornos mentales recurrentes o de larga duración. El neurótico mantiene su contacto con la realidad, al contrario de lo que sucede con el psicótico. Pero la angustia, la depresión y el sufrimiento del neurótico pueden interferir con su calidad de vida.

- **Psicosis** es un término de amplio alcance en el que están encuadrados trastornos mentales de carácter grave que impiden a la persona ser consciente de la realidad, relacionarse con otros o funcionar debidamente en la vida cotidiana. La depresión, por ejemplo, se puede considerar una psicosis o una neurosis, según su intensidad.

- **Retraso mental** es un trastorno presente desde la infancia, que genera en la persona un coeficiente de inteligencia muy por debajo del promedio. Los individuos con retraso mental pueden tener limitada su capacidad de aprendizaje, de trabajo y de comunicación con otros, de cuidar de sí mismos y de vivir en forma independiente.

- **Síndrome de estrés postraumático** es un trastorno mental que interfiere con la actividad vital del individuo y que suele darse en individuos que han sobrevivido a un suceso que puso en peligro la vida, tal como la violencia en la escuela, un accidente automovilístico, un desastre natural (terremoto, huracán, inundación) o combates durante una guerra.

- **Trastornos alimentarios** son alteraciones mentales que llevan a la persona a privarse de comida o a comer desmedidamente.

- **Trastornos ansiedad** son alteraciones caracterizada por sentimientos extremos, desagradables e indeseables de aprensión o miedo, a veces acompañados de síntomas físicos.

- **Trastornos del sueño** son alteraciones duraderas del hábito de dormir. Algunos de estos trastornos son principalmente de origen psicológico, mientras que otros provienen de causas físicas.

- **Trastornos depresivos** son los de carácter mental, acompañados de sentimientos de melancolía, desconsuelo, con pérdida del amor propio y del disfrute de la vida. En casos de depresión aguda quedan menoscabados el sentimiento, el pensamiento y la conducta.

- **Trastornos obsesivo-compulsivos** son alteraciones mentales que hacen que el enfermo se sienta atrapado por pensamientos angustiosos o faltos de sentido que le obligan a repetir sus actos.

Diagnóstico y tratamiento

El diagnóstico de los trastornos mentales requiere una competente y detenida valoración de la salud mental por parte de un médico o de un profesional de la salud mental. Para ello se utilizan una diversidad de pruebas. El médico determinará la intensidad de los síntomas y su duración, la historia clínica y mental, y si el trastorno de que se trate tiene o no origen clínico, y si se debe al alcoholismo o al uso de cualquier otra droga.

El tratamiento dependerá del trastorno concreto, y es posible que incluya la psicoterapia* para el enfermo o para sus familiares. A menudo el médico prescribe una combinación de psicoterapia y medicamentos.

*psicoterapia Técnica de tratamiento psicológico que se basa en hablar de las emociones con el terapeuta, quien puede ayudar al paciente a modificar los pensamientos, conductas o relaciones que participan en su desorden mental.

Fuentes

American Psychiatric Association, 1000 Wilson Blvd., Ste. 1825, Arlington, VA, 22209-3901
Telephone (703)907-7300
Toll-Free (888)357-7924
http://www.psych.org

American Psychological Association, 750 First St. NE, Washington, DC, 20002-4242
Telephone (202)336-5500
Toll-Free (800)374-2721
http://www.apa.org/

Center for Mental Health Services, PO Box 42557, Washington, DC 20015
Telephone (301)443-1805
Toll-free (800)789-2647
Facsimile (301)984-8796
TTY: 866-889-2647
TTY International: (301)443-9006
http://www.mentalhealth.org/

National Alliance for the Mentally Ill, Colonial Place Three, 2107 Wilson Blvd., Ste. 300, Arlington, VA, 22201-3042
Telephone (703)524-7600
Toll-Free (888)999-NAMI
http://www.nami.org

National Mental Health Association, 2001 N Beauregard St., 12th Fl., Alexandria, VA, 22311
Telephone (703)684-7722
Toll-Free (800)969-NMHA
http://www.nmha.org

U.S. National Institute of Mental Health, 6001 Executive Blvd., Rm. 8184, MSC 9663, Bethesda, MD 20892-9663
Telephone (301)443-4513
Toll-free 866-615-6464
Facsimile (301)443-4279
TTY (301)443-8431
http://www.nimh.nih.gov/

Traumatismos

Los traumatismos son resultado de una lesión brusca o violenta. La seguridad personal y la prevención de accidentes deben tenerse siempre muy presentes. Es más fácil prevenir que tratar los traumatismos.

El cinturón que le salvó la vida a Marco

Marco, joven de 16 años, iba en un automóvil con cuatro ocupantes más. El muchacho que llevaba el volante venía pisando mucho el acelerador. Al tomar una curva, el vehículo se desbordó y fue a estrellarse contra un árbol, volcó y despidió del interior a los adolescentes que no se habían abrochado el cinturón de seguridad. Al llegar los primeros auxilios, Marco conservaba el conocimiento y todavía tenía abrochado el cinturón. Se había fracturado un brazo y una pierna, mientras que los cuatro amigos murieron en el accidente. "Sin el cinturón de seguridad," dijo Marco, "también yo estaría muerto."

¿Que es un traumatismo?

Puede ser una lesión física o bien una alteración psíquica (mental), aunque en este caso se habla de "trauma." El traumatismo físico es la lesión o herida ocasionada por una fuerza o acto de violencia externa: accidentes automovilísticos, caídas, quemaduras, ahogos, descargas eléctricas, cuchilladas, balazos y otras agresiones. El traumatismo físico puede incapacitar permanentemente a la víctima, siendo la causa principal de mortalidad en los menores de 40 años en los Estados Unidos. Incluso las intervenciones quirúrgicas son traumáticas—un traumatismo planeado y controlado, pero que, a fin de cuentas, causa la misma reacción en el organismo humano que cualquier otra lesión.

La mayoría de las muertes ocurren en las primeras horas consecutivas al traumatismo. Éste puede provocar también un choque psíquico o trauma, con confusión, desorientación anímica y conductual, y secuelas a largo plazo.

Urgencias por traumatismo

Las lesiones traumáticas comprenden fracturas de huesos, esguinces dolorosos, contusiones o heridas en la cabeza, quemaduras y hemorragias externas o internas. Pueden ocurrir en cualquier momento y constituyen urgencias clínicas que exigen tratamiento inmediato.

Quemaduras Son lesiones de los tejidos orgánicos resultantes de escaldaduras, incendios, líquidos inflamables, gases, sustancias químicas, calor excesivo, electricidad, luz solar o radiaciones nocivas. Sólo de quemaduras, se producen todos los años en los Estados Unidos unos 2 millones de lesiones que pueden provocar inflamación, deshidratación, infección, ampollas y destrucción de la piel y otros órganos. El tratamiento de las quemaduras suele requerir antibióticos, transfusiones de sangre o intervenciones quirúrgicas.

Traumatismo craneal Forma de traumatismo de probable desenlace en incapacidad permanente o en muerte. Su causa principal son las heridas producidas por balas, y en segundo lugar, los accidentes automovilísticos. Las caídas son la tercera causa. Las cifras de estadounidenses implicados anualmente en estos traumatismos comprenden:

- un millón de individuos atendidos en las salas de emergencia de los hospitales
- 230 000 sobrevivientes
- 80 000 personas dadas de alta, tras hospitalización por lesiones traumáticas cerebrales
- 50 000 fallecimientos

Los traumatismos craneales, o craneoencefálicos tienen repercusiones en muchas partes del cuerpo, pudiendo menoscabar la visión, la memoria, el humor, la concentración, la fuerza, la coordinación y el equilibrio físico. En ocasiones, la lesión conduce a crisis epilépticas y al coma. Afecta a los varones el doble de veces que a las mujeres. El mayor riesgo recae en las edades comprendidas entre los 15 y los 24 años.

Choque Es la insuficiencia circulatoria que se produce cuando el sistema cardiovascular del organismo deja de funcionar como es debido a resultas de un traumatismo. Entre las causas figuran: hemorragias internas o externas, deshidratación, vómito y otras pérdidas de líquidos corporales, quemaduras, sobredosis de medicamentos, reacciones alérgicas agudas, bacteriemia (presencia de bacterias en la sangre, que da lugar al choque séptico) y grandes trastornos emocionales. Los síntomas incluyen piel fría y húmeda, pulso débil y acelerado, dilatación de las pupilas y respiración irregular. Los traumatólogos comienzan por administrar al paciente traumatizado transfusiones de soluciones o sueros salinos (para mantener el volumen de la sangre y la presión arterial, como medidas preventivas contra el choque), antes de tratar la lesión propiamente dicha.

Medidas preventivas

En los Estados Unidos, los traumatismos matan a mayor número de personas de menos de 40 años que ninguna otra enfermedad o trastorno clínico. Estos traumatismos constituyen una de las principales causas prevenibles de mortalidad. Las precauciones que se pueden tomar incluyen:

- en los automóviles: uso de cinturones de seguridad, reposacabezas y airbags;
- también en automóviles: asientos de seguridad para los niños;
- uso de cascos protectores por los ciclistas;
- detectores domésticos de humo;
- instrucciones y restricciones relativas al uso de armas de fuego; cumplimiento de leyes de seguridad para vehículos, armas de fuego y ambientes de trabajo.

Los traumatismos pueden ser de larga duración

Los supervivientes de sucesos traumáticos o de otras situaciones que producen intenso terror y sobresalto corren el riesgo de sufrir problemas psíquicos, además de los físicos. A medida que las víctimas tratan de adaptarse a los cambios bruscos, a menudo irreversibles, que el traumatismo crea en su vida, es muy importante poder contar con apoyo y asesoramiento emocionales inmediatamente después del suceso. Si no se les trata, es posible que estos individuos padezcan el llamado trastorno de estrés postraumático, que puede interferir con las actividades de la vida cotidiana mucho después de que se hayan cicatrizado las lesiones físicas. Los síntomas de lesiones psíquicas presentes comprenden:

- pesadillas, vivencias o pensamientos importunos, que retrotraen a la víctima al suceso traumático;
- lugares o personas que recuerdan el suceso traumático y que deben evitarse;
- insomnio o dificultad para concentrarse;
- ansiedad o depresión;
- problemas físicos inexistentes antes del traumatismo.

La prevención de lesiones traumáticas requiere atención a la salud y seguridad públicas por parte de individuos, grupos y entidades gubernamentales.

Fuentes

American Trauma Society, 8903 Presidential Pky., Ste. 512,
Upper Marlboro, MD, 20772
Telephone (301)420-4189
Toll-Free (800)556-7890
http://www.amtrauma.org

U.S. Centers for Disease Control and Prevention,
1600 Clifton Rd., Atlanta, GA 30333
Telephone (404)639-3534
Telephone (404)639-3311
Toll-free (800)311-3435
Information Hotline (888)-232-3228
TTY (404)639-3312
http://www.cdc.gov

U.S. National Institute of General Medical Sciences,
45 Center Dr., MSC 6200, Bethesda, MD 20892-6200
Telephone (301)496-7301
http://www.nigms.nih.gov/

Triquinosis

La triquinosis es una infestación muscular ocasionada por nematodos parasitarios que contaminan las carnes comestibles.

Nematodos

Escena: Invierno del año 1995. Un paraje montañoso en Idaho. El cazador mata a un puma y luego decide utilizar la carne del animal para hacer cecina, clase de carne seca. Primero la remoja en salmuera, y después la ahuma. Y tanto le gusta el resultado, que obsequia la cecina de puma a 14 amigos o conocidos.

Alrededor de 10 días después, el cazador empieza a sentir fiebre, dolores musculares, fatiga y abotagamiento del rostro. El médico sospecha una triquinosis, infección ocasionada por comer carne cruda o mal cocida que contiene larvas* de nematodos (gusanos microscópicos redondos). Poco después, las autoridades de sanidad confirman el diagnóstico de triquinosis en el cazador y en otros nueve individuos que han comido la cecina. Es más, encuentran larvas vivas en la carne de puma que el cazador guarda en el frigorífico. *Fin.*

▶ *V. tamb.*

Choque

Conmoción cerebral

Convulsiones

Distensiones y esguinces

Hemorragia

Huesos rotos y fracturas

Quemaduras

Trastorno de estrés postraumático

*****larvas** tapa intermedia en el ciclo vital de los gusanos comprendida entre el huevo y el adulto.

995

¿Qué gusanos provocan la triquinosis?

Esta enfermedad, que también recibe el nombre de triquinelosis, se debe a cinco especies de nematodos del género *Trichinella*. La especie más común, *Trichinella spiralis*, se da en todo el mundo en numerosos carnívoros de sangre caliente. Los portadores más comunes de la enfermedad son los cerdos y la fauna salvaje, incluidos los osos, jabalíes, verracos, morsas y pumas. En los Estados Unidos el cerdo doméstico rara vez se infesta, gracias a la existencia de leyes que prohíben darles a los cerdos bazofia sin cocinar. En 1997, sólo se declararon en el país 13 casos de triquinosis.

¿Cómo se propaga la enfermedad?

Una vez que las larvas de las especies de *Trichinella* invaden el tejido muscular, se encierran en cápsulas protectoras denominadas quistes. Cuando un ser humano u otra especie animal come carne que contenga estos quistes, las larvas que contienen son liberadas por los ácidos y enzimas del estómago. Las larvas se alojan en la mucosa intestinal. Hacia los dos días, se transforman en gusanos adultos y se aparean. Las hembras son de unos 3,5 mm de longitud y los machos de 1,5 mm, más o menos. En cuestión de una semana, las hembras liberan larvas que irrumpen en el torrente sanguíneo y en el sistema linfático, desde donde se distribuyen a los músculos. En el tejido muscular elaboran los quistes, en cuya tarea invierten de 4 a 5 semanas. Las larvas encerradas en los quistes permanecen viables* durante meses o años.

Síntomas

El periodo de incubación* de la enfermedad es normalmente de 2 a 7 días. Al principio, tal vez no haya síntomas, o es posible que sean muy leves, entre ellos fiebre, diarrea, dolores abdominales y vómito. La etapa

*viable Organismo capaz de sobrevivir, crecer, desarrollarse y funcionar eficazmente.

*incubación Periodo entre la infección y la aparición de los primeros síntomas.

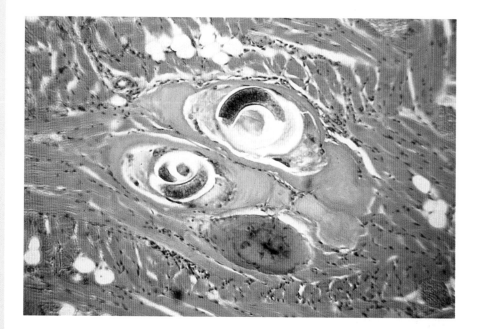

▶

Quistes en tejido muscular que contiene larvas de *Trichinella*. © *Ed Reschke, Peter Arnold, Inc.*

inicial dura de 1 a 6 semanas. Esta etapa coincide parcialmente con la segunda, que comienza al final de la primera semana y continúa durante unas 6 semanas. Los síntomas de la segunda etapa incluyen fiebre, dolores musculares, abotagamiento del rostro, sobre todo en torno a los ojos, conjuntivitis (inflamación de las conjuntivas oculares) y erupción cutánea. Si las larvas invaden el corazón, los pulmones o el sistema nervioso central, pueden plantear un peligro mortal. En la tercera etapa es cuando las larvas elaboran los quistes protectores. Los síntomas consisten en dolores musculares y debilidad física que pueden durar meses antes de desaparecer gradualmente.

Diagnóstico y tratamiento

Diagnóstico   En la primera etapa, los síntomas son de índole común y no existe un análisis para el diagnóstico. En la segunda y tercera etapas, es posible que una biopsia (examen al microscopio de una muestra de tejido muscular) revele la presencia de quistes o de larvas. A las 2 semanas, como máximo, de la contaminación, los análisis de sangre generalmente son seropositivos. Estos análisis se hacen en busca de anticuerpos, que son sustancias producidas por el sistema inmunitario para combatir al nematodo.

Tratamiento   El médico suele recetar un antihelmíntico para erradicar los gusanos intestinales y un antiinflamatorio para aliviar los síntomas producidos por los quistes.

Medidas preventivas

Para prevenir la triquinosis no basta con ahumar, curtir y poner en conserva las carnes. La única manera de impedir la triquinosis es cocinar esas carnes completamente antes de comerlas, hasta que su interior adquiera color gris, en vez de rosáceo. Esto significa que debe cocinarse a una temperatura de por lo menos 66 °C (167 °F). También puede resultar eficaz guardar la carne en un frigorífico a -8 °C (16 °F) durante dos o tres días. Pero los investigadores científicos sospechan que la carne de los animales árticos tal vez requiera temperaturas mucho más bajas.

Fuentes

U.S. National Institute of Allergy and Infectious Diseases, Bldg. 31, Rm. 7A-50, 31 Center Dr., MSC 2520, Bethesda, MD 20892-2520
Telephone (301)496-2263
http://www.niaid.nih.gov/default.htm

U.S. Centers for Disease Control and Prevention, 1600 Clifton Rd., Atlanta, GA 30333
Telephone (404)639-3534
Telephone (404)639-3311

Toll-free (800)311-3435
Information Hotline (888)-232-3228
Public Health Emergency Preparedness & Response
(888)-246-2675 (English)
Public Health Emergency Preparedness & Response
(888)-246-2857 (Spanish)
Public Health Emergency Preparedness & Response
TTY 866-874-2646
Office of Public Inquiries (800)311-3435
TTY (404)639-3312
http://www.cdc.gov/

▶ *V. tamb.*
Ascaridiasis
Enfermedades parasitarias

PALABRAS CLAVE
*para búsquedas en Internet
y otras fuentes de consulta*

Sistema cardiovascular

Sistema circulatorio

Trombosis

Se llama trombosis a la formación de un coágulo, denominado a su vez trombo, que obstruye total o parcialmente un vaso sanguíneo, tal como una vena.

Unos instantes después de hacernos un corte en el dedo, las plaquetas de la sangre empiezan a conglomerarse en la herida. Las plaquetas son células sanguíneas con aspecto de disco, incluso mucho más pequeñas que los glóbulos rojos. Las plaquetas reaccionan con el calcio y otras sustancias de los tejidos orgánicos y forman una proteína semisólida filiforme. El corte se cubre de una costra y con el tiempo cicatriza. Para heridas como los cortes, los coágulos sanguíneos son beneficiosos. Pero cuando los coágulos se forman en el interior de los vasos sanguíneos, ello constituye un trastorna que se llama trombosis y puede plantear un peligro para la vida.

¿Cómo se produce la trombosis?

* flebitis Inflamación de una o más venas.

Flebitis   Generalmente, la trombosis tiene su origen en la flebitis* o inflamación de una o más venas. La flebitis, a su vez, se produce cuando la sangre circula muy lentamente o se acumula en dichas venas. Esto sucede, por lo regular, en las venas de las piernas, y da lugar a lesiones de las paredes de los vasos sanguíneos afectados. Así como las plaquetas acuden al corte del dedo y forman coágulos en él, así también se congregan y pueden formar coágulos en las paredes venosas. Los afectados de flebitis experimentan dolor y sensibilidad a lo largo de la vena, decoloración de la piel, hinchazón y edema, pulso rápido y ligera fiebre. La vena inflamada, si no se trata, puede ocasionar una trombosis.

* tumor Crecimiento anormal de un tejido orgánico. Hay tumores malignos (cancerosos) y benignos (bultos de tejido normal)

Causas   Las posibles causas son muchas. Una de las principales es el sedentarismo, como cuando se permanece mucho tiempo sentado o reposando en cama. Las intervenciones quirúrgicas, los tumores* y las lesiones en las piernas pueden provocar también trombosis. Ciertas infecciones y cánceres alteran los factores de coagulación de la sangre y pueden causar trombosis.

Las mujeres corren un riesgo especial, ya que la hormona femenina denominada estrógeno tiene algún vínculo con la trombosis. Las mujeres embarazadas presentan concentraciones sumamente elevadas de estrógeno. Esta hormona forma parte también de los anticonceptivos y de terapias de sustitución del estrógeno que algunas mujeres utilizan después de la menopausia, si bien cabe señalar que no son muy comunes las trombosis debidas a estos medicamentos.

Signos y síntomas

Los síntomas principales de la trombosis son dolor e hinchazón—que pueden aparecer de rápidamente—en la zona afectada. Si la trombosis se produce en una vena de la pierna, es posible que ésta esté enrojecida y se sienta caliente al tacto. Las venas superficiales pueden parecer inflamadas y de color rojo–azulado.

El mayor peligro lo plantean las trombosis de las venas internas de las piernas. Si el coágulo aumenta de tamaño, puede desprenderse, viajar por el torrente sanguíneo y pasar por el corazón para alojarse y obstruir la arteria pulmonar, que es una de las principales del organismo, y con ello provocar una embolia* pulmonar. De no tratarse rápida y eficazmente, esta grave complicación de la trombosis puede causar la muerte.

Diagnóstico y tratamiento

Los médicos realizan diversos exámenes para determinar si el paciente tiene trombosis. Pueden, por ejemplo, inyectar un colorante (o contraste) en las venas y seguidamente hacer una radiografía, en busca de coágulos. Tal vez usen también una técnica ecográfica, en la que se usan ondas ultrasonoras para formar una imagen, parecida a la radiográfica, del interior de las venas. O acaso midan la tensión arterial en puntos situados por encima y por debajo de la zona sospechosa del coágulo, a fin de determinar si hay diferencias.

La trombosis se trata con medicamentos que dificultan la coagulación de la sangre, con lo que a veces se impide que el coágulo se haga más grande y se reduce el riesgo de que se desprenda y provoque una embolia. Para ello se inyectan en la vena medicamentos trombolíticos (que disuelven los coágulos). Se emplea también una técnica denominada angioplastia con balón, que ensancha la vena obstruida parcialmente por el coágulo introduciendo e inflando un pequeño globo que dilate las paredes constreñidas de la vena. Otra técnica quirúrgica consiste en la implantación de una prótesis o tubito de malla metálica dentro de la vena para que la mantenga abierta.

Para los que corren un riesgo elevado de trombosis, los médicos recomiendan a veces medidas preventivas como el uso de medicamentos (anticoagulantes) que interfieren en la formación de coágulos y medias

* **embolia** Obstrucción de un vaso sanguíneo por un coágulo de sangre, burbuja de aire, tejido adiposo u otra sustancia que han sido llevados allí por el torrente sanguíneo.

de compresión especiales que contribuyan a impedir la acumulación de la sangre en las venas internas de las piernas.

Fuentes

Venous Educational Institute of North America, c/o Robin Hoyle, Exec.Dir., 900 Cummins Center, No. 221-U, Beverly, MA 01915
Telephone (978)927-8330
http://www.venous-info.com/vein/v01.html

Tuberculosis

La tuberculosis es una infección bacteriana que se propaga por el aire y que generalmente afecta a los pulmones. A nivel mundial, es más mortífera que ninguna otra enfermedad infecciosa.

La cosa viene de lejos

Hipócrates, médico griego a quien hoy se considera "el padre de la medicina," describió certeramente la tuberculosis hace ya alrededor de 2 400 años y acuñó para ella el vocablo "phthis" (del que proviene tisis), que significa derretimiento o consunción. Posteriormente, se le llamó así, consunción, por cuanto las víctimas se consumían gradualmente.

¿Qué es la tuberculosis?

Se trata de una infección potencialmente grave ocasionada por la bacteria *Mycobacterium tuberculosis*, que se propaga de una persona a otra, transportada por el aire atmoférico. Suele afectar a los pulmones, pero también da lugar a síntomas que afectan al resto del cuerpo.

No todos quienes son infectados por la bacteria de la tuberculosis (infección primaria) se enferman o contagian a otros. Cerca de 10 millones de estadounidenses son portadores de la bacteria, pero sólo uno de este 10 por ciento manifestan la forma activa (infección secundaria).

Quienes padecen la infección primaria están protegidos contra la forma activa por su sistema inmunitario,* pero siguen albergando la bacteria de la tuberculosis. Mientras la enfermedad esté en fase inactiva no se puede contagiar. Años después, tal vez pasen a la fase activa (infección secundaria) si su sistema inmunitario se debilita por enfermedades como el sida, la diabetes, el alcoholismo o la toxicomanía. La mayoría de los que reciben tratamiento para la tuberculosis activa pueden ser curados. Pero, sin tratamiento, la enfermedad es mortal en el cuarenta al sesenta por ciento de los casos.

¿Cómo se propaga la tuberculosis?

Cuando los que padecen la infección activa de los pulmones o de la garganta (faringe) tosen o estornudan, transmiten la bacteria por medio del

---

PALABRAS CLAVE
para búsquedas en Internet y otras fuentes de consulta

Consunción

Enfermedades pulmonares

Infección

Mycobacterium tuberculosis

* **sistema inmunitario** Sistema de defensa, compuesto por diferentes células y órganos, que combate a los gérmenes y sustancias extrañas que penetran en el cuerpo y protege al organismo de infecciones y otras enfermedades.

aire. Otras personas que respiren el mismo aire contaminado pueden infectarse también con el microbio, que se aloja y se desarrolla en los pulmones. De allí, puede propagarse por medio del torrente sanguíneo a casi todo el resto del cuerpo, incluyendo las vías urinarias, el cerebro, los ganglios linfáticos,* los huesos, las articulaciones, el peritoneo* y el corazón.

La enfermedad activa suele transmitirse a las personas con quienes el enfermo tiene mayor contacto durante largos periodos, como familiares, amigos íntimos y colegas del trabajo. Pero aun dentro de este grupo de contactos, sólo un tercio de los expuestos a la enfermedad la contraen. Quienes padecen la infección primaria de tuberculosis no la pueden propagar a otros. Generalmente, la tuberculosis no es contagiosa si está localizada en partes del cuerpo que no sean los pulmones.

¿A quién afecta el contagio?

La tuberculosis afecta a cualquiera, pero algunas personas son más propensas a contagiarse que otras. Por ejemplo:

- los bebés y niños de corta edad con sistema inmunitario debilitado; los que presentan problemas clínicos, como infección por VIH (el virus del sida), alcoholismo o toxicomanía, desnutrición, diabetes, ciertas clases de cáncer o enfermedades renales graves que disminuyen la eficacia del sistema inmunitario;

- los que toman ciertos medicamentos, como corticosteroides, que debilitan el sistema inmunitario;

- los que han recibido un trasplante de órganos y toman fármacos depresores del sistema inmunitario, a fin de que no rechace el trasplante;

- los que no reciben atención médica apropiada por ser pobres o no tener dónde vivir.

Síntomas

La tuberculosis primaria carece de síntomas. En los enfermos de tuberculosis secundaria (activa), los síntomas dependerán del lugar en que se esté multiplicando la bacteria. La tuberculosis pulmonar puede provocar una tos persistente, dolor de pecho y expectoración de sangre y esputo*. Otros síntomas frecuentes incluyen el cansancio incesante, el adelgazamiento, la inapetencia, fiebre, escalofríos y sudores nocturnos. Con todo, hay personas con tuberculosis activa que se sienten bien y sólo tosen de vez en cuando.

Las bacterias de la tuberculosis típicamente afectan a los pulmones, aunque puede asentar en casi cualquier parte del cuerpo humano. Por ejemplo, en los siguientes órganos:

- Vías urinarias: Por razones desconocidas, los síntomas pueden incluir repetidas infecciones de estas vías, fiebres reiteradas, o pus o sangre en la orina.

- Cerebro: Las citadas bacterias infectan a veces las membranas (meninges) que envuelven el cerebro y la médula espinal,

*ganglios linfáticos Pequeñas masas de tejido linfoide que contienen células inmunitarias y filtran el líquido drenado de los tejidos para eliminar los microorganismos nocivos antes de que pasen a la sangre.

*peritoneo Membrana que tapiza la cavidad abdominal.

*esputo Mucosidades y otras materias expectoradas a partir de los pulmones, bronquios y tráquea, al toser.

Perspectiva internacional

- En los Estados Unidos, la tuberculosis es una enfermedad de cuidado pero no la causa principal de mortalidad o enfermedad. Por ejemplo, en 1996 se dieron en el país 21 000 casos nuevos de enfermedad y unas 1 200 muertes. Se calcula que de 10 a 15 millones de estadounidenses son portadores de tuberculosis primaria (es decir, inactiva). De éstos, alrededor de un 10 por ciento experimentarán a la larga la forma activa de la enfermedad.

- La tuberculosis en los Estados Unidos alcanza su expresión más común entre enfermos de VIH (virus de la inmunodeficiencia humana, causa del sida), personas que acuden a abrigos de desamparados, en las cárceles y entre los pobres y los ancianos de las ciudades. La incidencia es más alta en los hombres que en las mujeres, y mucho más alta para los de ascendencia africana que para los de ascendencia europea. Esto tal vez se deba a la mayor proporción de estadounidenses de ascendencia africana entre los pobres del país. Otro factor podría ser la circunstancia de que, durante siglos, la tuberculosis fue una enfermedad de origen europeo y los europeos que la sobrevivieron tal vez desarrollaran mayor resistencia a ella.

- Hasta mediada la década de 1980–1990, la tuberculosis en los Estados Unidos estaba en fase declinante, pero después empezó a cobrar nueva pujanza. Una de las principales razones fue la propagación del VIH, que debilita al sistema inmunitario. Los portadores de este virus tienen mayor probabilidad de contraer nuevas infecciones o de tener viejas infecciones inactivas que se vuelven activas y enferman al

especialmente en los lactantes y niños de corta edad. Los síntomas atribuibles a la meningitis tuberculosa comprenden dolores de cabeza, convulsiones o conducta anormal.

- Ganglios linfáticos: Las bacterias de esta enfermedad pueden infectar a los pequeños órganos comúnmente denominados ganglios linfáticos. Los síntomas incluyen inflamación e hinchazón de dichos ganglios en cualquier parte del cuerpo, incluso el cuello.

- Huesos y articulaciones: La infección puede afectar al esqueleto, especialmente en las personas de edad avanzada. En estos casos, los síntomas incluyen fiebre, dolor y rigidez e hinchazón de las articulaciones. La parte baja (región lumbar) de la espalda y las articulaciones que soportan peso son las afectadas con mayor frecuencia.

EVOLUCIÓN HISTÓRICA DE LA TUBERCULOSIS

Los arqueólogos han descubierto evidencias de tuberculosis en esqueletos de Perú de 1 300 años de antigüedad y en otros de Egipto que se remontan a 3 400 años. Unos y otros dan fe de la existencia de la tuberculosis en esos países en tiempos remotos. Pero en Europa, por lo visto, esta enfermedad no provocó grandes mortandades hasta el siglo XVII.

Entrado ya el siglo XIX, la Revolución Industrial creó condiciones ideales para la propagación de la tuberculosis: obreros recargados de trabajo y malnutridos, apiñados en viviendas y fábricas mal ventiladas. La tuberculosis pasó a ser la enfermedad más mortífera de las ciudades de Europa y Estados Unidos. Hasta cobró un aire de romanticismo, al mismo tiempo que minaba la salud de numerosas figuras literarias, reales (como el poeta inglés John Keats) e imaginarias (la heroína de la opera *La Bohème*).

Hasta que, en las postrimerías del siglo XIX, el médico alemán Robert Koch (1843–1910) identificó la bacteria causante de la tuberculosis, no se tenía muy claro si esta enfermedad era hereditaria o infecciosa. Su tratamiento consistía en reposo, comida sustanciosa y aire fresco, necesidades que a menudo eran provistas por hospitales especiales llamados sanatorios, construidos en zonas montañosas.

La estreptomicina, antibiótico que mata a las bacterias de la tuberculosis, se introdujo en el comercio en la década de los cuarenta. La isoniazida, otro antibiótico eficaz, empezó a usarse a partir de los años cincuenta. Hoy todavía se usan ambos fármacos, junto con otros más recientes. A medida que surgen cepas bacterianas resistentes a la acción de los medicamentos antibuberculosos, la investigación no cesa de buscar mejores tratamientos.

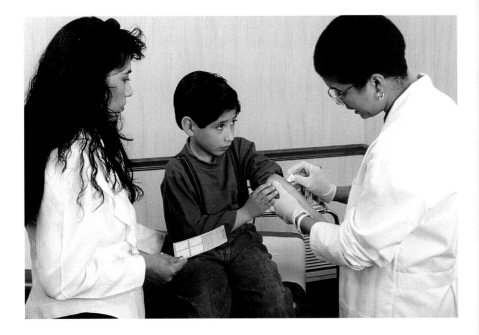

Un técnico sanitario lleva a cabo la prueba de intradermoreacción en un jovencito mientras la madre observa. *Blair Seitz/Photo Researchers, Inc.*

◀

■ Peritoneo: Es sabido que las bacterias causantes de la tuberculosis pueden infectar la membrana que tapiza la cavidad abdominal. Los síntomas suelen incluir fiebre y acumulación de líquido en el abdomen. Esto se acompaña a menudo de acumulación de líquido en torno a los pulmones.

■ Corazón: Los gérmenes de la tuberculosis son capaces de invadir el saco o membrana serosa que reviste y protege al corazón. Aunque se trata de un suceso excepcional, en caso de ocurrir, la mortalidad suele ser elevada. Los síntomas incluyen falta de aliento (disnea), dolor de pecho y fiebres.

Diagnóstico

Para el diagnóstico de la tuberculosis primaria se utiliza la prueba de intradermoreacción o tuberculínica, conocida también como prueba de cutirreacción. Al efecto se inyecta, en la parte inferior del brazo y con una aguja hipodérmica fina, una pequeña cantidad de reactivo líquido. A los dos o tres días, el profesional que atiende al enfermo le examina el brazo. Si aparece en él un bulto de determinado tamaño, es señal de que la prueba ha dado resultado positivo, por lo que diagnostica al paciente de tuberculosis. El médico puede mandar a hacer otras pruebas, como una radiografía de tórax y un análisis del esputo para ver si el enfermo tiene la forma tuberculosis activa.

Los Centros de Control y Prevención de Enfermedades de los Estados Unidos recomiendan la prueba de tuberculina para las personas con riesgo de tuberculosis. Entre estos candidatos figuran:

■ los que hayan pasado mucho tiempo al lado de tuberculosos;

■ los que crean haber adquirido la enfermedad por otros motivos;

individuo. Las autoridades sanitarias, reaccionaron al resurgimiento de la tuberculosis con programas de control más eficaces, lo que redujo de nuevo la frecuencia de la enfermedad. En los últimos años de la década de los noventa, la cifra de nuevos pacientes era la más baja que se había registrado hasta entonces y siguió bajando año tras año.

■ Por todo el mundo, la tuberculosis produjo más mortalidad que ninguna otra infección. Se calculaba que, en 1997, había cerca de 8 millones de nuevos enfermos y unos 2 millones de defunciones, además de los 16 millones de tuberculosos ya existentes. Hoy se calcula que alrededor de un tercio de la población mundial tiene tuberculosis primaria (inactiva). Esto equivale a 2 000 millones de seres humanos afectados por la tuberculosis.

■ Asia es la región del mundo que más tuberculosis registra. Aproximadamente 4 millones y medio de los 8 millones al año de nuevos casos se producen en la India, China,

(continúa)

Bangladesh, Pakistán, Indonesia y las Filipinas. Pero las tasas de morbilidad (enfermedad) por cantidad de población—por cada 100 000 habitantes—suelen ser más altas en algunos países de África. Esto obedece a que las infecciones por VIH son especialmente frecuentes en esos países y ya hemos señalado que los portadores del VIH tienen mayor probabilidad de contraer la tuberculosis. En Oriente Medio y en América Latina también se dan muchos casos de tuberculosis. Y en los países en desarrollo, la enfermedad es más frecuente en los varones jóvenes y en mujeres de edad fértil.

■ La propagación de la tuberculosis por todo el planeta ha sido propiciada por la elevada cifra de infecciones debidas al VIH; y aún no se ha podido contener. La Organización Mundial de la Salud (OMS) viene tratando de persuadir a diversos países para que utilicen las medidas de control puestas en práctica por los Estados Unidos en la década de 1990. Pero esas medidas son costosas y difíciles de aplicar en gran escala, y los países que más las necesitan son los más pobres.

■ los que tengan ya infección por VIH u otros cuadros clínicos que los hacen más propensos a la tuberculosis;

■ los que se inyecten drogas endovenosas ilícitas;

■ los que procedan de países en que la tuberculosis está difundida (la mayoría de los países de América Latina, el Caribe, África y toda Asia, menos el Japón);

■ los que vivan en ambientes donde es frecuente la tuberculosis (abrigos para desamparados, campamentos de trabajadores agrícolas migratorios, cárceles y algunas residencias de ancianos).

■ Las medidas recomendadas por la Organización Mundial de la Salud se denominan con la sigla inglesa DOTS (*directly observed treatment-short term* = tratamiento breve bajo observación directa). Con arreglo a esta metodología, los encargados de la atención médica observan todos los días a los pacientes mientras éstos toman sus medicamentos, bien sea en el consultorio o clínica, o en visitas a domicilio. Esto garantiza el debido cumplimientos del regimen medicamentoso, en vez de dejar que los enfermos abandonen el tratamiento en cuanto se sienten un poco mejor. Esta táctica reduce la posibilidad de difusión de la enfermedad y la de aparición de cepas bacterianas resistentes a los medicamentos.

Tratamiento

Tuberculosis primaria   A los que tienen ya tuberculosis primaria y pertenecen a grupos con alto riesgo de tuberculosis activa, se les puede dar medicación para protegerlos de desarrollan la infección secundario. Esto se llama profilaxis o terapia preventiva. Las personas de menos de 35 años que tengan tuberculosis primaria y no pertenezcan a un grupo con alto riesgo también pueden beneficiarse de la terapia preventiva. El objeto es destruir a las bacterias que de momento no hacen ningún daño, pero que podrían provocar la tuberculosis activa en el futuro. El fármaco que suele administrarse al efecto es la isoniazida. Sin embargo, para acabar con todas las bacterias es necesario tomarlo durante 6 a 12 meses.

Tuberculosis secundaria (activa)   Esta forma de tuberculosis se puede curar a menudo con medicamentos. Los enfermos de tuberculosis activa suelen tomar varios fármacos, por ser esta táctica la más eficaz para controlar de la enfermedad e impedir la formación de eepas resistentes a los medicamentos.

Aunque los pacientes con tuberculosis activa suelen sentirse mejor tras unas cuantas semanas de tratamiento, deben seguir tomando las medicinas correctamente durante todo el ciclo de tratamiento, so pena de sufrir recaídas. Puesto que las personas con tuberculosis activa de los pulmones o la garganta pueden contagiar a otros, deben quedarse en casa y no ir a la escuela o al trabajo hasta que ya no puedan infectar a otros, cosa que requiere un par de semanas.

Los tuberculosos que estén lo suficientemente enfermos como para ingresar al hospital pueden ser alojados en un cuarto especial, dotado de sistema de renovación del aire, que impida la propagación de las bacterias. Los médicos, enfermeras y otros que trabajen en tales cuartos, deben ponerse mascarilla para protegerse de respirar las bacterias.

¿Como evitar la propagación de la enfermedad?

El tuberculoso puede impedir la propagación de su infección tomando los medicamentos exactamente en la forma prescrita, acudiendo con regularidad al consultorio del médico y aislándose de la gente hasta que deje de ser contagioso, cubriéndose la boca con un pañuelo de papel cuando va a toser, estornudar o reír y procurando ventilar la habitación a menudo.

Las bacterias de la tuberculosis sólo se pueden contagiar a través del aire. Nadie se contagia de otros por el hecho de estrechar la mano, de sentarse al inodoro o de compartir platos de comida o efectos personales con un tuberculoso.

¿Existe una vacuna contra la tuberculosis?

La vacuna a base del bacilo de Calmette-Guerin (BCG) protege contra la infección tuberculosa. Pero no siempre es eficaz y, por otra parte, puede provocar una respuesta positiva a la prueba de la tuberculina, lo que dificulta el diagnóstico de la infección adquirida a pesar de la vacuna. Esta

Gérmenes que se resisten a morir

La tuberculosis resistente a múltiples fármacos, debida a microbacterias que no pueden ser destruidas por los medicamentos antituberculosos comunes, es muy peligrosa. Incluso cuando reciben tratamiento, el 40 al 60 por ciento de los que padecen esta forma de tuberculosis sucumben a ella. Los portadores de tuberculosis resistente a múltiples farmacos tienen que tomar medicamentos especiales que no son tan eficaces como los normales y que, encima, producen más efectos secundarios.

Los tuberculosos que no toman sus medicamentos correctamente, o que no los toman hasta terminarlos del todo, pueden adquirir la tuberculosis tuberculosis resistente a múltiples farmacos y transmitirla a otros. Esta forma de tuberculosis es común en algunas partes del mundo, incluidos el Sudeste de Asia, América Latina, Haití y las Filipinas.

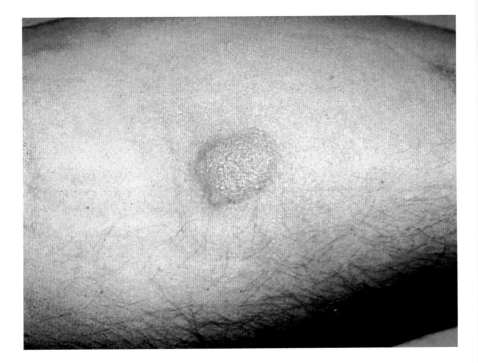

◀

La mancha roja en la cara interna del antebrazo indica una reacción positiva a la tuberculina. *Ken Greer/Visuals Únlimited.*

vacuna no es de uso muy difundido en los Estados Unidos, pero suele emplearse con frecuencia en otros países, especialmente tratándose de bebés y niños de corta edad.

Fuentes

American Lung Association, 61 Broadway, 6th Fl.,
New York, NY, 10006
Telephone (212)315-8700
Toll-Free (800)LUNGUSA
http://www.lungusa.org

U.S. National Center for HIV, STD and TB Prevention, Division of Tuberculosis Elimination, 1600 Clifton Rd. NE, Mailstop E-10, Atlanta, GA 30333
Telephone (404)639-8135
http://www.cdc.gov/nchstp/tb/default.htm

U.S. National Institute of Allergy and Infectious Diseases, Bldg. 31, Rm. 7A-50, 31 Center Dr., MSC 2520, Bethesda, MD 20892-2520
Telephone (301)496-2263
http://www.niaid.nih.gov/default.htm

World Health Organization, 525 23rd St. NW,
Washington, DC 20037
Telephone (202)974-3000
Facsimile (202)974-3663
Telex 248338
http://www.who.int/

▶ *V. tamb.*

Infecciones bacterianas

Neumonía

Sida y VIH

PALABRAS CLAVE
para búsquedas en Internet
y otras fuentes de consulta

Cáncer

Neoplasia

*cáncer Tumor maligno que, si no se trata a tiempo, tiene una evolución mortal.

Tumor

Se llama tumor a un crecimiento de tejido órganico anormal que puede aparecer en cualquier parte del cuerpo. Muchos asocian el término tumor con la enfermedad denominada cáncer*, pero eso no es cierto en todos los casos.

¿En qué consiste un tumor?

El organismo humano se compone de numerosas clases de células que se dividen constantemente para producir otras nuevas con que reemplazar a las viejas o dañadas. De este modo, el cuerpo se cura de sus lesiones y mantiene sanos los tejidos orgánicos. A veces, el proceso pierde el control y se siguen creando nuevas células aun cuando no se necesiten. El resultado es un bulto de tejido extra, o sea, un tumor.

Hay dos clases fundamentales de tumores:

- Los tumores malignos o cancerosos, que se componen de células de configuración anormal y de rápido crecimiento, las cuales invaden los tejidos sanos circundantes y a menudo penetran en el torrente sanguíneo. Cuando estas células se desplazan a otras partes del cuerpo, forman nuevos tumores.

- Los tumores benignos, que no son cancerosos. Crecen lentamente y son autolimitados, es decir, no invaden ni destruyen los tejidos circundantes, ni se propagan a otras partes del cuerpo. Sus células suelen ser de configuración normal.

¿A quién afectan los tumores?

Pueden afectar a personas de todas las edades, pero generalmente son más comunes en las de edad avanzada. Los investigadores científicos creen que los tumores malignos se deben a una combinación de causas, las más importantes de la cuales son genéticas o ambientales. Se puede heredar de los padres la propensión a ciertas clases de tumores. Además, la exposición repetida a sustancias nocivas, como el humo de los cigarrillos, los contaminantes atmosféricos y la exposición excesiva a la luz solar pueden dañar las células orgánicas y provocar la formación de tumores.

Al principio, el tumor es tan diminuto que no ocasiona síntoma alguno. A medida que crece, suele manifestar síntomas que varían según la localización. Por ejemplo, un tumor pulmonar causa a veces irritabilidad y una tos pertinaz. Los tumores cerebrales dan lugar lugar a dolores de cabeza, mareos, visión borrosa o falta de coordinación. Los tumores de colon* dificultan las defecaciones o producen hemorragias.

Diagnóstico y tratamiento

El médico podrá diagnosticar la presencia de un tumor valiéndose de técnicas de exploración que producen imágenes del interior del cuerpo, tales como la radiografía, la ecografía*, la tomografía computada*, y la resonancia magnética nuclear*. El siguiente paso consiste en diferenciar el tumor—si es benigno o maligno—por medio de una biopsia, para lo cual el cirujano extrae la totalidad o parte del tumor a fin de examinarlo al microscopio. El aspecto de las células revelará si el tumor es o no es canceroso.

Un tumor benigno, aunque no sea nocivo, tal vez necesite extirparse si produce dolor, presión u otros síntomas. En cuanto al tumor canceroso, en muchos casos habrá que extirparlo, junto con los tejidos circundantes. Asimismo, la radioterapia (con rayos de alta energía dirigidos a determinadas partes del cuerpo) y la quimioterapia (con oncolíticos, o fármacos anticancerosos) son de utilidad para reducir el tamaño de los tumores.

* **colon** Porción del intestino grueso donde se forman las materias de desecho que luego descienden al recto, donde se almacenan hasta el momento de la defecación.

* **ecografía** También llamada ultrasonografía, es una técnica diagnóstica basada en la aplicación de ultrasonidos que, al ser reflejados por los tejidos del cuerpo, son captados por un receptor especial y procesados por una computadora que genera imágenes del interior del organismo.

* **tomografía computada (TC)** También llamado tomografía axial computarizada (TAC) o escáner, es un estudio radiológico que, gracias a un tratamiento informático especial, permite obtener imágenes del interior del cuerpo en secciones o "rodajas."

* **resonancia magnética nuclear** Técnica diagnóstica que utiliza las ondas electromagnéticas producidas por un gran imán y ondas de radiofrecuencia para explorar el cuerpo y obtener imágenes precisas interior del organismo.

Fuentes

American Cancer Society, 2200 Century Pky., Ste. 950,
Atlanta, GA, 30345
Telephone (404)816-4994
Toll-Free (800)ACS-2345
http://www.cancer.org

U.S. National Cancer Institute, Cancer Information Service,
P.O. Box 24128, Baltimore, MD 21227
Toll-free (800)422-6237 (English and Spanish)
TTY (800)332-8615
http://cis.nci.nih.gov/

Tumor cerebral

Masa de células anormales que crece en el cerebro. Pese a su nombre intimidatorio, no todos los tumores cerebrales son cancerosos o mortales.

¿Qué es un tumor cerebral?

Un tumor cerebral es una agrupación anormal de tejido celular que puede darse en cualquier parte del cerebro. El cerebro y la médula espinal forman el sistema nervioso central, que controla las funciones corporales voluntarias de la persona (caminar o hablar, por ejemplo) y también las inconscientes (respirar, hacer la digestión, etc). Este sistema controla además nuestros sentidos, emociones, pensamientos, la memoria y la personalidad: determina, en fin, quiénes somos.

Los tumores cerebrales se dividen conforme a a dos criterios: en primer lugar, al aspecto que presentan tanto el cerebro (observable mediante diversas técnicas) como el aspecto microscópico del tejido cerebral; en segundo lugar, a su origen (si se formaron en el propio cerebro o llegaron allí desde alguna otra parte del organismo).

- Los tumores cerebrales benignos presentan bordes claramente definidos y contienen células de aspecto normal. Tienden a crecer despacio y a no propagarse, y raramente vuelven a crecer una vez extirpados. El adjetivo "benigno" significa inofensivo; no obstante, un tumor benigno puede causar daño si comienza a interferir con el normal funcionamiento del cerebro. Los tumores benignos no son canceroros.

- Los tumores cerebrales malignos, que también reciben el nombre de cáncer cerebral, pueden tener bordes irregulares y están formados por células de estructura anormal. Tienden a propagarse rápidamente, echando raíces en el tejido cerebral circundante, como crece una planta en la tierra. Aunque pueden llegar hasta la médula espinal, no suelen diseminarse a otras partes del cuerpo. A veces, el tumor está formado por una combinación de células prácticamente normales y otras sumamente anormales.

■ Los tumores cerebrales primarios se originan en los tejidos del cerebro y pueden ser benignos o malignos.

■ Los tumores cerebrales secundarios están formados por células cancerosas que han llegado al cerebro desde otras partes del cuerpo. Por ejemplo, las células de tumores de pulmones, mama o cualquier otra parte del cuerpo pueden propagarse al cerebro y causar la aparición de nuevos tumores. Los tumores cerebrales secundarios son siempre malignos.

Además, los tumores cerebrales se clasifican, según el tipo de célula cerebral que se transformó en tumor, con nombres médicos como astrocitoma, glioma, ependimoma, germinoma, meduloblastoma, meningioma, y neuroblastoma. La terminación "-oma" significa tumor; la raíz o parte inicial de la palabra indica el lugar o tipo de célula del cerebro donde se formó. El glioma, por ejemplo, que es el tumor cerebral más común, se forma en el tejido de sustentación del cerebro, llamado glia. El meningioma, el segundo tipo más común, se forma en las meninges, membranas que envuelven al cerebro y a la médula espinal.

¿A qué se deben los tumores cerebrales?

Los médicos no encuentran explicación a que tanto los niños como los adultos padezcan tumores cerebrales. No es culpa de nadie y nadie puede hacer nada para prevenirlos. En el interior del cerebro, el tumor puede propagarse, pero no transmitirse de una persona a otra: en otras palabras, el tumor cerebral no es contagioso.

La ciencia ha llegado a la conclusión de que es más fácil que ciertos tumores cerebrales se presenten en personas frecuentemente expuestas a ciertas sustancias químicas industriales utilizadas en la fabricación del caucho, productos farmacéuticos, petróleo crudo, combustibles y armas nucleares, así como en compuestos químicos que se utilizan en la agricultura. También se está investigando la existencia de ciertos virus que tal vez contribuyan a la aparición de tumores cerebrales.

Por otra parte, los científicos barajan la posibilidad de la herencia genética como otro factor de producción de tumores cerebrales, ya que en ocasiones éstos se dan en varios miembros de la misma familia.

Síntomas

Al crecer, el tumor ejerce presión sobre el cerebro, lo que produce dolores de cabeza, mareos, visión borrosa o doble, náuseas y vómito. No obstante, es importante tener en cuenta que, en la mayoría de los casos, estos síntomas no se deben a un tumor cerebral. Los síntomas del tumor cerebral dependen de su localización, ya que las diferentes partes del cerebro controlan funciones orgánicas específicas. Entre esos síntomas se incluyen:

- convulsiones, movimientos súbitos o alteraciones de la conciencia sobre los cuales el enfermo no tiene control;
- debilidad o pérdida de sensación en piernas o brazos;
- tropiezos o falta de coordinación al caminar;
- movimiento anormal de los ojos o cambios en la visión;

HACE 50 AÑOS: JOHNNY GUNTHER

El tumor cerebral afecta a personas de todas las edades. Es uno de los tumores más diagnosticados en niños y adultos jóvenes. Aun así, los tumores cerebrales no son muy abundantes en la infancia: La Asociación Estadounidense de Oncología Cerebral estima que apenas 4 de cada 100 000 menores de 20 años de edad padecen de tumor cerebral.

En 1946, uno de estos chicos era Johnny Gunther. Su padre escribió el célebre libro *Muerte, no seas orgullosa (Death Be Not Proud)* sobre las experiencias de su hijo. A la edad de 16 años, Johnny comenzó a experimentar problemas de visión y rigidez de nuca. Después de una serie de pruebas, se le diagnosticó glioblastoma, tumor de crecimiento rápido que tiende a difundirse por el cerebro.

El libro describe las pruebas diagnósticas a las que Johhny tuvo que someterse y los tratamientos posteriores, incluso intervención quirúrgica y radioterapia que, por aquel entonces, recibía el nombre de terapia de rayos X. El libro recoge asimismo detalles de cómo la familia se enfrentó a la enfermedad y a la certidumbre de que Johnny no mejoraría. Johnny murió en 1947, de 17 años.

El tumor que le causó la muerte a Johnny no era de los clásicos. Existen muchos otros tumores que crecen más despacio y no invaden el tejido circundante. Gunther describe el de su hijo como una araña que estira las patas, mientras que otros tumores se asemejaban más bien a "una canica en un charco de mermelada."

Los tratamientos para el tumor cerebral han avanzado mucho desde 1946: hoy, tanto su extirpación como el control de su crecimiento son más fáciles. En su día, los médicos de Johnny tuvieron que fiarse más bien de rayos X, pruebas de visión y del electroencefalograma, que registra las ondas cerebrales, para localizar el tumor. Actualmente los médicos se valen de la tomografía computada (TC), la resonancia magnética nuclear (RMN) y otras técnicas digitales para crear mapas visuales del cerebro y determinar con exactitud la localización del tumor antes de la intervención quirúrgica y en el postoperatorio (período posterior a la operación)

- alteraciones de la memoria o de la personalidad;
- dificultad para hablar.

Diagnóstico

Además de preguntar por los síntomas, el médico lleva a cabo un examen neurológico que incluye diferentes pruebas de visión, movimientos del ojo, oído, reflejos, equilibrio físico, coordinación, memoria, capacidad de raciocinio y otras funciones controladas por el cerebro.

También se suele recurrir a técnicas de imagen como la tomografía computada (TC) o la resonancia magnética nuclear (RMN); en esta última se utilizan campos magnéticos muy intensos en vez de rayos X. Otro tipo posible de prueba es la llamada angiografía, consistente en la inyección de un medio de contraste por vía intravenosa, que va creando una serie de imágenes conforme se desplaza por el cerebro. Este procedimiento permite a los médicos visualizar el tumor y los vasos sanguíneos que lo nutren.

Sin embargo, una vez localizado el tumor, los médicos a menudo necesitan acopiar más información para averiguar el tipo de tumor de que se trata. En algunos casos, se extrae una pequeña muestra del líquido cefalorraquídeo que rodea al cerebro y a la médula espinal para su análisis microscópico. Sin embargo, el método de uso más frecuente es la biopsia, en la que se extrae una muestra del tumor para su análisis microscópico. Para llegar al tumor, se abre parte del cráneo (en una operación llamada craneotomía), o bien se puede practicar una pequeña perforación en el cráneo y, mediante una aguja, extraer la muestra del tumor. Antes de la operación, y a veces durante la misma, los cirujanos se guían por imágenes digitales del cerebro para localizar el tumor

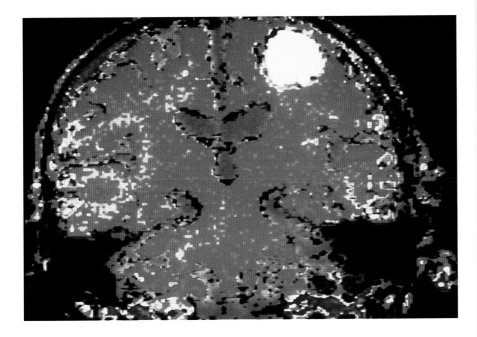

Los médicos utilizan imágenes de resonancia magnética nuclear como parte del proceso diagnóstico. En la foto observamos un tumor cerebral que aparece como una mancha circular blanca diferente del tejido cerebral sano que la rodea. *Visuals Unlimited*

Cirugía estereotáxica

En la cirugía estereotáxica se utiliza una estructura externa (halo de estereotaxia) que se acopla al cráneo del paciente. Esta estructura permite al cirujano utilizar su instrumental quirúrgico con gran precisión.

Antes de la operación, se localiza el tumor mediante imágenes de TC o RMN y, gracias a los datos suministrados por estas técnicas, el médico perfora el cráneo, introduce el instrumento y navega hasta el punto exacto del cerebro en que se halla el tumor. De esta manera, puede extirparlo o efectuar cualquier otra maniobra.

Los médicos utilizan a menudo la cirugía estereotáxica para introducir las agujas y pinzas con fines de biopsia, guiar el rayo láser y los electrodos que registran o delimitan las lesiones, introducir endoscopios con que observar el interior del cuerpo y practicar la cirugía con el bisturí gamma, que funciona por medio de radiaciones gamma.

y evitar daños a los tejidos sanos que lo rodean, tejidos que son esenciales para el funcionamiento normal.

Tratamiento

La cirugía, la radioterapia y la quimioterapia son los tratamientos más comunes para el tumor cerebral. Su utilizacón concreta viene determinada por el tipo y localización del tumor, y la edad del paciente. Antes de utilizar estas formas terapéuticas, la mayoría de los enfermos reciben medicamentos destinados a aliviar cualquier inflamación del cerebro y a controlar las convulsiones propias del tumor cerebral.

Cirugía   En la intervención quirúrgica, se intenta extirpar la totalidad del tumor. No obstante, si no es posible hacerlo sin dañar tejidos cerebrales de vital importancia, se extirpa todo lo que sea posible. En el caso de un tumor benigno, el único tratamiento necesario suele ser el quirúrgico.

Radioterapia   Se llama radioterapia al uso de radiaciones ionizantes (de alta energía) para destruir las células o detener su crecimiento. Se utiliza la radioterapia a menudo para destruir el tejido que no puede extirparse quirúrgicamente o para destruir las células que hayan podido quedar tras la operación. También se recurre a la radioterapia cuando no es posible el abordaje quirúrgico. La radiación externa se aplica mediante una máquina, mientras que la radiación interna consiste en la implantación de material radiactivo directamente dentro del tumor. Aunque la irradiación se concentre sobre el lugar del tumor, parte del

DR. HARVEY CUSHING

Las primeras extirpaciones de tumores cerebrales que se hicieron con éxito datan de 1880. El postoperatorio era, sin embargo, muy difícil, y muchos de los pacientes morían.

En los primeros años del siglo XX, el doctor Harvey Cushing (1869–1939) fundó la especialidad de neurocirugía en Estados Unidos. Cushing defendió la necesidad de clasificar todos los tumores antes de proceder a la cirugía, basándose en la forma de crecimiento y en el análisis de muestras. Su investigación se ha considerado una revolución, que también afectó al cuidado postoperatorio y redujo ostensiblemente la mortalidad entre los enfermos con tumor cerebral. Los logros del Dr. Cushing incidieron directamente en las técnicas quirúrgicas, en la maestría del cirujano y en las investigaciones de laboratorio que se llevan a cabo en la actualidad.

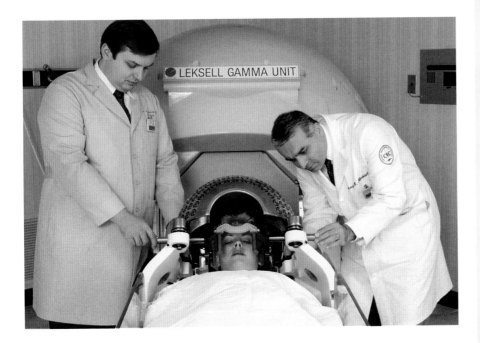

La radiocirugía con bisturí gamma es uno de los tratamientos que se utilizan en caso de tumor cerebral. Valiéndose de técnicas derivadas de los aceleradores lineales de partículas y de los ciclotrones, los médicos dirigen los rayos gamma (o haz protónico) con gran precisión, asistidos por las imágenes digitales confeccionadas por computadoras ultrarrápidas. La radiocirugía con bisturí gamma se lleva a cabo en plan semiambulatorio, de modo que el paciente puede volver a su casa a la mañana siguiente. © *1990 Foto de archivo médico especial.*

◀

tejido que la rodea suele resultar dañado. Por esta razón, los médicos evitan la radioterapia en niños, especialmente en los menores de 3 años, ya que su cerebro está todavía en desarrollo. Estos niños reciben tratamiento quimioterápico hasta que crecen lo suficiente como para resistir la radioterapia.

Quimioterapia Consiste en la administración de medicamentos oncolítico (anticáncer) por vía oral o por inyección intravenosa. Como el cuerpo tiende a impedir automáticamente (mediante una especie de mecanismo de defensa propia) que las sustancias químicas u otras sustancias ajenas lleguen al cerebro y a la médula espinal, los médicos se ven obligados a inyectarlas directamente en el cerebro o en el líquido cefalorraquídeo.

Nuevos tratamientos En la actualidad se están evaluando, en investigaciones que reciben el nombre de ensayos clínicos, otros tratamientos para el tumor cerebral. Por ejemplo, se experimenta con terapias biológicas cuyo objetivo es "hiperfortalecer" el sistema inmunitario del organismo para que éste pueda combatir mejor el tumor por su cuenta. También se están probando medicamentos cuyo objeto es evitar que los tumores adquieran nuevos vasos sanguíneos, necesarios para su crecimiento. En Estados Unidos, el Instituto Nacional del Cáncer ha formado un grupo de médicos de todo el país que colaboran para encontrar nuevos tratamientos contra los tumores cerebrales en niños y adultos.

La vida después de un tumor cerebral

En ocasiones, el tratamiento o el propio tumor dañan parte del tejido cerebral sano colindante, tejido que controla las funciones físicas y mentales del organismo. El paciente necesitará acudir a un terapeuta especializado si tiene dificultades para mover los brazos o las piernas, para conservar el equilibrio, para hablar, tragar o expresar sus pensamientos. Es posible que se sienta cansado o deprimido e incluso que experimente cambios de personalidad. Los niños presentan problemas de aprendizaje o simplemente tienen dificultades para recordar lo que han aprendido ese día en el colegio.

Fuentes

American Brain Tumor Association, 2720 River Rd., Ste. 146,
Des Plaines, IL, 60018
Telephone (847)827-9910
Toll-Free (800)886-2282
http://www.abta.org

American Cancer Society, 2200 Century Pky., Ste. 950,
Atlanta, GA, 30345
Telephone (404)816-4994
Toll-Free (800)ACS-2345
http://www.cancer.org

National Brain Tumor Foundation, 414 13th St., Ste. 700,
Oakland, CA, 94612-2603
Telephone (510)839-9777
Toll-Free (800)934-CURE
http://www.braintumor.org

U.S. National Cancer Institute, Cancer Information Service,
P.O. Box 24128, Baltimore, MD 21227
Toll-free (800)422-6237 (English and Spanish)
TTY (800)332-8615
http://cis.nci.nih.gov/

▶ *V. tamb.*

Cáncer

Convulsiones

Tumores de mama (bultos en el pecho) *Véase* Trastorno fibroquístico de mama

---

U

Úlcera péptica

Llamada también úlcera gastroduodenal y, más coloquialmente, úlcera de estómago, es una llaga que se forma en la túnica interna del estómago o del duodeno, (la primera parte del intestino delgado). Con frecuencia, las úlceras pépticas son el resultado de una infección por la bacteria Helicobacter pylori.

Como para darles una úlcera

A principios del siglo XX, se creía que las úlceras pépticas eran producidas por la tensión emocional o las comidas picantes. Por consiguiente, el tratamiento para las personas era reposo en cama y una dieta sin condimentos fuertes, pero la gente a menudo no mejoraba. Más tarde, en el mismo siglo, se pensó que la enfermedad era causada por un exceso de ácido gástrico. Se trataba a la gente con medicamentos que contrarrestaban el ácido o bloqueaban su producción, lo cual hacía que las personas se sintieran mejor por un corto tiempo. Las úlceras y el dolor que causaban, sin embargo, con frecuencia volvían a aparecer.

Posteriormente, en 1982, los médicos australianos Robin Warren y Barry Marshall fueron los primeros en descubrir un vínculo entre las úlceras y la bacteria conocida como *Helicobacter pylori.* Hoy en día los médicos saben que el 90 por ciento de las úlceras son causadas principalmente por *H. pylori,* pero el público ha aceptado esta idea con lentitud. De hecho, una investigación realizada en 1995 por la American Digestive Health Foundation (ADHF, Fundación estadounidense para la salud digestiva) halló que casi el 90 por ciento de los estadounidenses con úlcera todavía creen que son producidas por la angustia o las preocupaciones. Un porcentaje similar desconocía por completo la existencia de *H. pylori.* Pero, como indica el ADHF, las úlceras no son causadas por un jefe, a menos que el jefe sea una bacteria.

¿Qué son las úlceras pépticas?

Una úlcera péptica es una llaga que se forma en el recubrimiento interno del estómago o del duodeno (primera parte del intestino delgado). Esta en-

PALABRAS CLAVE
para búsquedas en Internet y otras fuentes de consulta

Antibióticos

Gastroenterología

Helicobacter pylori (H. pylori)

Infección

Sistema digestivo

Las úlceras pépticas pueden producirse en el estómago (úlceras gástricas) o en la primera parte del intestino delgado (úlceras duodenales). Casi todas las úlceras son el resultado de una infección por la bacteria *H. pylori*. ▶

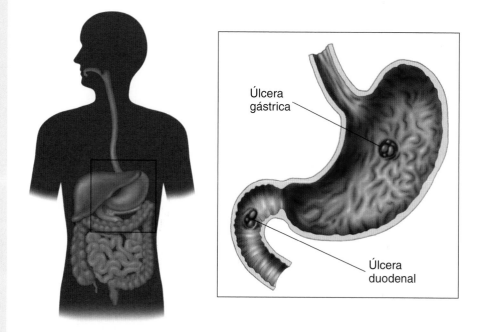

Úlcera gástrica

Úlcera duodenal

Reacciones estomacales

- Cada año se hospitaliza a más de 1 millón de estadounidenses como consecuencia de las úlceras pépticas.

- El costo de la atención médica para los estadounidenses con úlceras pépticas supera los 2 000 millones de dólares por año.

- Estudios recientes han encontrado un vínculo entre las infecciones por *H. pylori* a largo plazo y el cáncer de estómago.

fermedad eomún afecta a personas de ambos sexos y de todas las edades. Actualmente, casi 25 millones de estadounidensses tienen úlcera péptica, y se diagnostican entre 500 000 y 850 000 nuevos casos de esta enfermedad cada año.

¿Cuál es la causa de las úlceras pépticas?

Los médicos ahora saben que la mayoría de las úlceras pépticas son producidas principalmente por una infección por la bacteria *H. pylori*, que vive en la mucosa del estómago. En los Estados Unidos, alrededor del 20 por ciento de las personas menores de 40 años y la mitad de las mayores de 60 años están infectadas por la *H. pylori*. La mayoría de ellas, sin embargo, no llegan a manifestar úlceras. Los médicos aún no saben por qué una persona presenta úlceras y otra no. Tampoco están seguros de cómo una persona se infecta por *H. pylori*, aunque podría ser mediante el agua o la comida. La bacteria también se podría transmitir por contacto directo, como al besar.

Normalmente, el estómago produce ácido como parte del proceso digestivo. La sensible superficie interna del estómago y del duodeno está protegida de este ácido por una capa mucosa. La bacteria *H. pylori* causa úlceras por debilitamiento de esta capa, que deja entrar el ácido y produce agujeros en el recubrimiento que hay debajo de ella.

Alrededor del 10 por ciento de las úlceras son producidas por otra causa diferente de *H. pylori*. Muchas de ellas son el resultado del uso a largo plazo de medicamentos antiinflamatorios no esteroideos (AINE), que son calmantes para el dolor tales como la aspirina y el ibuprofeno.

Los medicamentos antiinflamatorios no esteroideos interfieren con la capacidad del estómago de protegerse a sí mismo contra el ácido. Unas pocas úlceras son causadas por cáncer del estómago o del páncreas (glándula próxima al estómago).

Síntomas

El síntoma más común de la úlcera péptica es un dolor lacerante o ardiente en el estómago. Este dolor va y viene a lo largo de un periodo de días o semanas. Puede aparecer unas dos o tres horas después de comer. También se produce en la mitad de la noche, cuando el estómago está vacío. Comer algo ayuda a aliviar el dolor. Otros posibles síntomas incluyen: pérdida de peso, poco apetito, inflamación del estómago, eructos, náusea y vómitos.

Si no se tratan, las úlceras pueden derivar en problemas más graves. En algunos casos, la úlcera atraviesa totalmente el recubrimiento interno del estómago o del duodeno. En otros casos, la úlcera o el ácido rompen un vaso sanguíneo y causan un derrame de sangre. En otros casos más, la úlcera bloquea el trayecto de la comida que trata de salir del estómago. Es importante obtener ayuda médica inmediata cuando se presentan los siguientes síntomas, que pueden indicar una úlcera péptica o algún otro problema grave:

- dolor agudo, repentino o persistente en el estómago;
- heces fecales negras o con sangre;
- vómito sanguinolento o que se parece al café molido.

Diagnóstico

Para ver si una persona tiene úlcera, el médico puede tomarle una radiografía baritada (con bario, para mayor contraste) o practicar una endoscopia. Para realizar radiografía baritada, la persona bebe un líquido calcáreo que hace que el estómago, el duodeno y cualquier úlcera presente destaquen claramente en la radiografía. En la endoscopia, se le da a la persona un medicamento relajante y luego se le introduce por la boca un tubo delgado e iluminado, a través de la garganta, hasta el estómago y el duodeno. Este tubo tiene una diminuta cámara en su extremo que permite al médico observar el interior de estos órganos.

Para determinar si es la causa de la úlcera es la bacteria *H. pylori*, el médico puede hacerle a la persona una análisis de sangre, para ver si tiene infección. Como primera opoción, el médico puede hacerle al paciente una prueba de aliento, para la cual la persona bebe una solución inocua que contiene un átomo especial de carbono. Si la bacteria *H. pylori* está presente, libera el carbono. El aliento de la persona se examina seguidamente para ver si contiene el carbono. Como segunda opción, el médico puede sacar una pequeña muestra de tejido mientras hace la endoscopia. El tejido se extrae a través del delgado tubo visualizador. Después, se examina el tejido en busca de indicios de infección.

Tratamiento

A las personas que tienen úlceras causadas por *H. pylori* se las trata con antibióticos (medicamentos que combaten a las bacterias). El tratamiento más común consiste en tomar antibióticos durante una o dos semanas, conjuntamente con un medicamento que reduce la cantidad de ácido en el estómago. Para asegurarse de que todas las bacterias *H. pylori* han sido eliminadas, el médico puede hacer otra endoscopia u otra prueba de aliento 6 ó 12 meses más tarde para confirmar que ya no hay rastro de la bacteria. Cuando los antibióticos han destruido a todas las bacterias, la probabilidad de que la úlcera se cure completamente es excelente.

Medidas preventivas

Nadie sabe exactamente cómo se propaga la bacteria *H. pylori*, por lo que es difícil prevenir las úlceras. A modo de precaución general, sin embargo, las personas deben lavarse las manos con esmero después de usar el baño o antes de comer. También deben comer alimentos bien cocinados y beber agua limpia y libre de riesgos para la salud.

Fuentes

American Digestive Health Foundation, 7910 Woodmont Ave., Ste. 610, Bethesda, MD 20814
Telephone (301)222-4002
Facsimile (301)222-4010
http://www.fdhn.org

U.S. National Digestive Diseases Information Clearinghouse, 2 Information Way, Bethesda, MD 20892-3570
Telephone (301)654-3810
Toll-free (800)891-5389
Facsimile (301)907-8906
http://www.niddk.nih.gov/health/digest/nddic.htm

U.S. Centers for Disease Control and Prevention, 1600 Clifton Rd., Atlanta, GA 30333
Telephone (404)639-3534
Telephone (404)639-3311
Toll-free (800)311-3435
Information Hotline (888)-232-3228
H. pylori infection and Ulcers (888)-MY-ULCER (English & Spanish)
TTY (404)639-3312
http://www.cdc.gov/

▶ *V. tamb.*

Ardor de estómago (Dispepsia)

Cáncer de estómago

Cáncer pancreático

Infecciones bacterianas

> **Úlceras** *Véase* **Aftas** (úlceras bucales); **Úlceras de decúbito; Úlcera péptica**

Úlceras de decúbito

Las úlceras de decúbito, llamadas también úlceras de presión, son lesiones cutáneas causadas por una presión prolongada contra la piel, normalmente en personas que sufren de parálisis, no se levantan de la cama o están demasiado débiles para moverse.

PALABRAS CLAVE
para búsquedas en Internet y otras fuentes de consulta

Dermatología

Úlceras de decúbito

¿Qué son las úlceras de decúbito?

Son úlceras que se producen cuando la piel queda comprimida durante un largo periodo entre un hueso prominente, como el de la cadera o el hombro, y una superficie externa, como la de una silla de ruedas o un colchón. Esta compresión limita la circulación de la sangre por los vasos que suministran oxígeno y nutrientes a la piel y se llevan los residuos o desechos metabolicos. Sin oxígeno ni alimento, el tejido subyacente a la piel puede deteriorarse, provocando una llaga abierta. Si no se recibe tratamiento, las bacterias infectan esa abertura y pueden dar origen a una septicemia* o a una infección en músculo o hueso.

Como las proteínas y los líquidos ayudan a mantener la piel sana y suave, las personas mayores con una dieta deficiente presentan mayor riesgo de que la úlcera de decúbito les dañe la piel. Otras personas que también presentan riesgo de adquirir esta enfermedad son los que no pueden moverse mucho, o cambiar de posición, porque han sufrido una apoplejía paralizadora, una larga enfermedad o están en coma*. Las personas que utilizan silla de ruedas o presentan lesiones de la médula espinal, particularmente aquéllas que no sienten el dolor, son también vulnerables a las heridas en la piel porque la formación de la úlcera puede pasarles inadvertida. Las úlceras de decúbito no son contagiosas*.

***septicemia** Infección bacteriana de la sangre que se propaga por todo el cuerpo, con resultados potencialmente mortales.*

***coma** Estado de inconsciencia similar al sueño muy profundo. La persona en coma no se puede despertar, no puede moverse, ni hablar u oír.*

***contagioso/a** Que puede transmitirse de una persona a otra.*

Síntomas

La úlcera de decúbito típica comienza como un área rojiza en la piel que puede sentirse dura o caliente al tacto. En personas de piel oscura, esta úlcera comienza como una mancha brillante en la piel. Si la presión sobre la mancha en la que se halla la úlcera cede al advertir estos primeros síntomas, es posible evitar complicaciones; pero si la presión continúa, puede formarse una ampolla, grano o costra sobre la superficie, lo cual es señal de que el tejido subyacente está muriendo. A la larga, se formará una perforación o úlcera en la piel. La cantidad de tejido superficial muerto podrá parecer reducida; no obstante, en tejidos más profundos el daño suele ser mayor, pudiendo llegar incluso hasta los huesos.

Para diagnosticar una úlcera de decúbito, el facultativo examina la piel en busca de zonas rojizas, ampollas, orificios, sarpullidos o áreas calientes, y presta particular atención a las zonas de huesos prominentes. Asimismo se revisan las áreas afectadas y curadas con anterioridad, puesto que el tejido de una cicatriz es susceptible de volver a abrirse.

Prevención y tratamiento

Las úlceras de decúbito pueden prevenirse a tiempo y tratarse suprimiendo la presión ejercida sobre la parte afectada. Esto se consigue cambiando de posición cada dos horas a la persona que esté postrada en cama y cada 10 o 15 minutos a la que esté en silla de ruedas. Las personas en situaciones de riesgo para este tipo de lesión deberían examinarse cuidadosamente al menos dos veces al día o solicitar a sus cuidadores que lo hagan ellos. Los médicos recomiendan espejos de mango largo para realizar estos exámenes.

Otras medidas preventivas eficaces incluyen:

- utilizar almohadas blandas que suavicen la presión sobre piernas, espalda y brazos;
- utilizar colchones especiales o de espuma de goma o plástico alveolada (en "cartón de huevos") para reducir la presión;
- mantener la ropa de cama sin arrugas y limpia de migas;
- mantener la piel limpia y seca, exenta de sudor, orina o heces;
- guardar una dieta equilibrada, bebiendo gran cantidad de líquidos que ayuden a mantener la piel sana.

En caso de aparecer una úlcera de decúbito, el tratamiento incluye antibióticos para la infección y jabones especiales que propicien la curación de la zona afectada. En casos más graves, es necesario extirpar el tejido muerto y cerrar la abertura quirúrgicamente. Si la úlcera de decúbito alcanza el hueso, existe una gran probabilidad de que el tejido óseo también deba ser extirpado.

Fuente

U.S. National Institutes of Health, 9000 Rockville Pike, Bethesda, MD 20892
Telephone (301)496-4000
http://www.nih.gov/

Uña encarnada

Llamada también uñero, es una uña del pie que crece mal y que se introduce en la carne del dedo correspondiente, a través de la piel.

La uña encarnada es una afección común, en la que la esquina o los costados de la uña de un dedo del pie cortan la piel y producen una herida en el dedo. Esto suele suceder en el dedo gordo del pie, y afecta a individuos de todas las edades. La uña encarnada se considera un problema de gravedad para el diabético y para el que padece de mala circulación.

V. tamb.
Parálisis
Trastornos cutáneos

PALABRAS CLAVE
para búsquedas en Internet
y otras fuentes de consulta

Infecciones

Inflamación

Onicocriptosis

Paroniquia

¿Cuál es la causa de la uña encarnada?

Los uñeros, como también se les llama, suelen tener carácter hereditario familiar, aunque también pueden deberse a:

- calzado apretado o inapropiado;
- uñas mal recortadas;
- traumatismos repetidos a la uña durante actividades cotidianas, como las del ambiente de trabajo o durante la práctica de deportes.

Los primeros indicios de esta afección son dolor e hinchazón en torno a la uña encarnada, que es una zona propensa a la infección. El médico se basará en el examen físico para hacer el diagnóstico.

Tratamiento Dependerá del tipo e intensidad del dolor presente. Si el uñero no está infectado, podrá tratarse con una almohadilla de algodón recubierta de un medicamento llamado colodión y colocada debajo del borde de la uña. Esto alivia el dolor y permite a la uña crecer debidamente. Las uñas encarnadas que se hayan infectado pueden tratarse con antibióticos y baños del pie en agua no muy caliente. A veces es necesario quitar parte de la uña. Esta afección se considera de gravedad para los que tienen mala circulación o son diabéticos, quienes deben ser atendidos por médicos generales o por podólogos (especialistas de los pies).

Medidas preventivas Las uñas encarnadas se pueden prevenir utilizando calzado que no sea muy apretado o incómodo y recortándose correctamente las uñas. Esto quiere decir que las uñas deben cortarse en línea recta, sin quitarles las esquinas, y luego limarse hasta ponerlas lisas.

Fuente

American Podiatric Medical Association, 9312 Old Georgetown Rd., Bethesda, MD, 20814-1621
Telephone (301)581-9200
Toll-Free (800)ASK-APMA
http://www.apma.org

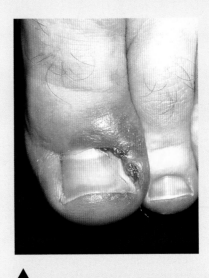

▲

Las uñas encarnadas que se han infectado pueden tratarse con antibióticos. Los diabéticos y los que tienen problemas circulatorios deben recibir atención médica de los pies con regularidad, bien sea de un médico general o de un podólogo. *Dr. P. Marazzi, Fototeca científica/Photo Researchers Inc.*

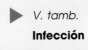

▶ *V. tamb.*
Infección

PALABRAS CLAVE
para búsquedas en Internet
y otras fuentes de consulta

Enfermedades de transmisión sexual

Inflamación

Vías urinarias

Uretritis inespecífica

Se trata de una inflamación de la uretra, causada por una infección indeterminada. La uretra es el tubo o conducto que lleva la orina de la vejiga al exterior.

¿Qué es la uretritis inespecífica?

Es una infección frecuente de las vías urinarias. Se la conoce también con el nombre de uretritis no gonocócica, lo que simplemente quiere decir que no se debe al gonococo, bacteria causante de la gonorrea, infección que se transmite por contacto sexual. Sin embargo, la uretritis inespecífica también se considera enfermedad de transmisión sexual. Es transmitida por una serie de microorganismos, entre ellos las *Chamydia*, las levaduras*, el herpesvirus* y ciertas bacterias intestinales*. No obstante estar clasificada como enfermedad de transmisión sexual, la uretritis inespecífica no siempre se transmite por contacto sexual. Por ejemplo, puede ser causada por una infección por bacterias intestinales que entran en la uretra procedentes de la piel en torno al ano* o bien por la introducción de algún objeto en la uretra. La uretritis inespecífica es más común en las mujeres que en los varones, pero en ambos sexos puede darse a todas las edades.

¿Cuáles son los síntomas de la uretritis inespecífica?

Un síntoma frecuente es la sensación de ardor o de quemazón durante la micción (al orinar). A veces hay también un leve exudado, normalmente de color claro, presente, por lo general, sólo en la mañana, antes de orinar.

Los signos y síntomas de esta enfermedad suelen aparecer a las dos o tres semanas de la infección. En ocasiones, y especialmente en la mujer, los síntomas son muy leves o totalmente ausentes.

Diagnóstico y Tratamiento

La identificación de la uretritis inespecífica se logra mediante pruebas de laboratorio de muestras de orina y de exudado. Sin embargo, en muchos casos no se puede determinar la causa.

La enfermedad suele tratar con antibióticos*. Es de suma importancia que el paciente termine totalmente la medicación recetada por el médico. De lo contrario, no habrá seguridad de que se hayan destruido los microorganismos infectantes y existirá la posibilidad de una recaída.

Por lo general, el tratamiento dura de dos a tres semanas, durante las cuales deben evitarse las relaciones sexuales a fin de impedir la propagación de la enfermedad. Las recaídas son bastante comunes y es necesario que el paciente acuda a las visitas de seguimiento con el médico, hasta confirmar que está curado de la infección.

Complicaciones posibles

A veces, el tratamiento no surte efecto, sobre todo si no se llega a determinar la causa. Entre las complicaciones posibles figuran la uretritis crónica* y la cistitis, o infección de la vejiga, que incluso puede propagarse a los riñones*.

* **levaduras** Término general referente a hongos unicelulares que se reproducen por gemación.

* **herpesvirus** Uno de los virus de la familia *Herpesviridae*, de la que forman parte los virus de la varicela, del herpes zóster, herpes genital y herpes labial.

* **bacterias** Microorganismos unicelulares de forma redonda, en espiral o de bastón, sin núcleo diferenciado. Comúnmente se multiplican por división celular. Algunas clases pueden causar enfermedades en humanos, animales y plantas.

* **ano** Abertura al final de tubo digestivo, por el que pasan al exterior los productos de desecho sólidos (las heces).

* **antibióticos** Son medicamentos que matan a las bacterias o impiden su desarrollo.

* **crónico/a** Se dice de la enfermedad o el trastorno de duración prolongada.

* **riñones** Par de órganos que tienen por función filtrar la sangre y eliminar los productos de desecho, así como el exceso de agua, a través de la orina.

Prevención

Una de las medidas preventivas que reducen la probabilidad de contraer la uretritis inespecífica es el bañarse con frecuencia, debiéndose prestar especial atención a la región genital. Se evitarán los baños de burbujas, por cuanto pueden resultar irritantes para la uretra.

En lo que se refiere a la posibilidad de transmisión sexual, lo único eficaz, como en toda enfermedad de este índole, es la abstinencia. En general, el riesgo de uretritis inespecífica se reduce también con limitar el número de compañeros o compañeras sexuales. Y el uso del condón contribuye a reducir la propagación de la enfermedad.

La uretritis inespecífica y otras infecciones urinarias no son contagiosas* en las personas que no tienen una vida sexual activa.

Fuentes

KidsHealth.org, c/o Nemours Foundation, PO Box 5720, Jacksonville, FL 32247
Telephone (904)390-3600
Facsimile (904)390-3699
http://www.kidshealth.org/

Wardenburg Health Center, c/o University of Colorado at Boulder, 119 UCB, Boulder, CO 80309-0119
Telephone (303)492-5101
http://www.colorado.edu/healthcenter/

*contagioso/a Que puede transmitirse de una persona a otra.

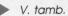 *V. tamb.*

Enfermedades de transmisión sexual

Gonorrea

Infección

Infecciones bacterianas

Infecciones clamidiales/ Clamidiasis

Infecciones de las vías urinarias

Infecciones por hongo

Infecciones virales

Urticaria (ronchas)

Afección cutánea, generalmente ocasionada por reacciones alérgicas, que se manifiesta en forma de ronchas o "habones" acompañados de picazón.

¿Qué es la urticaria?

La urticaria aparece como reacción a diversos estímulos. Ciertos productos y aditivos alimentarios, así como los colorantes, medicamentos, alcohol o infecciones virales pueden producir las ronchas en individuos susceptibles. Entre los productos comestibles que suelen causar urticaria figuran: leche, huevos, mariscos, fresas y otras frutas, y frutos secos.

La penicilina y la aspirina producen urticaria en determinadas personas. Las infecciones virales conocidas como causantes de urticaria comprenden la hepatitis (inflamación del hígado), la mononucleosis infecciosa y la rubéola.

PALABRAS CLAVE para búsquedas en Internet y otras fuentes de consulta

Alergia

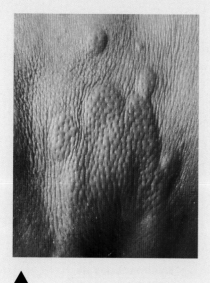

▲

Primer plano de una roncha o habón.
© 1994 Caliendo, Foto de archivo especial.

▶ *V. tamb.*

Alergias

Trastornos cutáneos

En ciertos individuos, la urticaria aparece después de hacer ejercicio vigoroso y de sudar mucho. Otras veces la exposición al sol o al aire frío puede hacer aparecer las ronchas en la piel. En otras personas, el zambullirse en agua fría puede ocasionar la aparición de una intensa urticaria, denominada "urticaria por frío."

Signos y síntomas

El primer síntoma de la urticaria es el prurito o picazón, tras el cual aparecen las ronchas o habones. Estas elevaciones edematosas de la piel son normalmente pequeñas, blancas o rosadas, con inflamación de las zonas circundantes. Las erupciones se localizan en los brazos, piernas y tronco. A veces adoptan la forma de redondeles (de ahí uno de sus nombres, "ronchas"), cuya parte central cura antes que la parte periférica. Las erupciones suelen aparecer y desparecer en ciertas zonas de la piel, y algunas de las elevaciones edematosas de la piel duran a veces hasta varias horas.

¿Qué es el angioedema?

Una forma severa de urticaria, conocida como angioedema, puede causar hinchazón de las manos, pies, párpados, labios, zona genital y partes de las vías respiratorias, lo que dificulta la respiración. En algunos casos el angioedema es hereditario, documentado generalmente por un historial de afectación familiar. En tales casos el trastorno es de carácter crónico, lo que quiere decir que se repite de vez en cuando.

Tratamiento

La mayoría de los casos de urticaria se resuelven espontáneamente en cuestión de 1 a 7 días. Algunos de estos casos responden a medicamentos como los antihistamínicos o los corticosteroides. Los primeros combaten la reacción alérgica y los segundos, la inflamación.

¿Puede prevenirse la urticaria?

La única manera de prevenirla es evitar un factor desencadenante conocido (la sustancia que inicia la reacción). Muchas personas que tienen urticaria la superan con el tiempo, sin necesidad de tratamiento.

V

Varicela

La varicela es una enfermedad habitual en la infancia, causada por el virus varicela-zóster, que provoca una erupción de vesículas (manchas rojas con aspecto de ampolla), picazón, cansancio y fiebre.

¿Qué es la varicela?

Con su erupción cutánea y fiebre, la varicela es una enfermedad muy común en el niño y generalmente de carácter leve. Pero puede ser más grave, sobre todo en el lactante, el adulto y la persona que tenga debilitado su sistema inmunitario*. La causa de la enfermedad es un virus que lleva su nombre (*Herpesvirus varicellae*).

El virus de la varicela se contagia entre personas por contacto con el líquido de las vesículas o por inhalación de gotitas contaminadas presentes en el aire. Es una enfermedad muy contagiosa. Cerca de 4 millones de personas al año adquieren la varicela en Estados Unidos; unos 10 000 se ponen lo suficientemente enfermas como para tener que ser hospitalizadas y cerca de 100 mueren. La varicela es más común en niños menores de 15 años, aunque cualquiera puede contraerla. La mayoría de los casos se observan a finales del invierno o en primavera.

Se espera que la vacunación de los niños haga disminuir la incidencia de esta enfermedad.

Síntomas

El primer síntoma de la varicela puede ser la tos, o una sensación de dolor, o una nariz moqueante. A continuación aparece la erupción cutánea que se manifiesta en forma de puntos rojos. Este sarpullido forma vesículas que se secan y se convierten en costras a los 4 o 5 días. La erupción suele comenzar por el pecho, la espalda y la cara, pero normalmente se extiende por todo el cuerpo. El enfermo puede tener desde unos pocos puntos rojos que pican hasta más de 500. Junto con la erupción, el enfermo puede presentar fiebre y sentirse cansado. Los síntomas suelen ser más pronunciados en el adulto.

En el adulto, la varicela puede derivar en problemas serios. Hay casos en los que el virus de la varicela puede producir neumonía (inflamación de los pulmones). En otros, lleva a veces a encefalitis (inflamación del cerebro). En casos esporádicos, puede causar daño cerebral e incluso la muerte. Rascarse la piel puede dejar cicatrices y, en ocasiones, provocar

PALABRAS CLAVE
*para búsquedas en Internet
y otras fuentes de consulta*

Inmunización

Varicela

* **sistema inmunitario** Sistema de defensa, compuesto por diferentes células y órganos, que combate a los gérmenes y sustancias extrañas que penetran en el cuerpo y protege al organismo de infecciones y otras enfermedades.

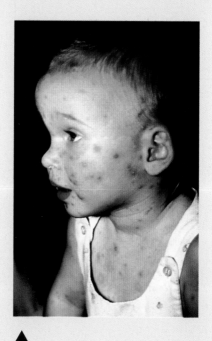

Niño con varicela. © *John D. Cunningham, Visuals Unlimited.*

una infección cutánea por gérmenes bacterianos que se difunda por todo el cuerpo y cause fiebre.

Una persona puede contagiar la varicela a otra desde 1 o 2 días antes de que empiece la erupción hasta cuando todas las vesículas han formado costra. La enfermedad aparece de 10 a 21 días después del contagio.

¿Cuáles son los riesgos a largo plazo?

Incluso después de que una persona supere la varicela, el virus no desaparece. Continúa viviendo en estado inactivo o latente en las raíces nerviosas del organismo. El virus puede despertar años después y causar la culebrilla (herpes zóster), enfermedad que suele empezar con una sensación de cosquilleo, picazón o intenso dolor en la piel. A los pocos días aparece una erupción de vesículas. Una vez se ha curado la erupción, el dolor puede durar semanas, meses o años. Una persona puede contraer la varicela que le contagie otra portadora de culebrilla, pero no puede contraer la culebrilla en sí.

¿Cuándo hace falta el médico?

La varicela es, por lo general, una enfermedad leve. Sin embargo, hay ocasiones en que es importante consultar al médico:

- si la fiebre dura más de 4 días;
- si la fiebre sube por encima de los 38,8 °C (102 °F).
- Si la zona de la erupción supura o continúa enrojeciendo, hinchándose, calentándose o produciendo dolor.

Hay que llamar al médico inmediatamente en caso de que el enfermo de varicela parezca estar muy mal o presente uno de los siguientes síntomas:

- dificultad para despertarse;
- confusión;
- cuello rígido;
- vómitos recurrentes;
- tos fuerte;
- dificultades respiratorias.

El enfermo joven puede presentar vesículas en la boca y la garganta, lo que es muy incómodo a la hora de comer y beber; renunciar a beber conduce a deshidratación*, especialmente en niños muy pequeños con fiebre. Llegado este caso, deber acudirse al médico.

*deshidratación Pérdida de líquidos corporales.

Tratamiento

Para tratar la fiebre, los enfermos de varicela deberían tomar únicamente medicamentos sin aspirina como el acetaminofeno (paracetamol). El consumo de aspirina por parte de personas que sufren una enfermedad vírica como es la varicela se ha asociado al síndrome de Reye, enfermedad grave que afecta a todo el cuerpo, especialmente al cerebro y al hígado.

El rascar la erupción de la varicela puede dar lugar a una infección cutánea. La gente con varicela debe procurar no rascarse y llevar las uñas cortas y limpias. Para evitar la picazón se recomiendan baños de avena y el uso de una crema calmante de calamina.

El aciclovir es un medicamento que combate el virus de la varicela. Como este fármaco puede tener efectos secundarios, los médicos suelen prescribirlo sólo a gente que corre un alto riesgo de presentar síntomas pronunciados, por ejemplo enfermos crónicos de la piel o del pulmón, pacientes con enfermedades o tratamientos que debilitan el sistema inmunitario y todos los mayores de 12 años, ya que a esta edad la varicela puede ser más intensa que en los casos de niños menores. Para que este medicamento sea eficaz, debe empezar a consumirse en cuanto aparezcan las primeras señales de erupción.

Medidas preventivas

En el pasado, prácticamente todo el mundo padecía la varicela antes de haber llegado a la madurez. Sin embargo, desde 1995 existe una vacuna para esta enfermedad. Esta vacuna no proporciona protección total, pero ahora 8 o 9 de cada 10 personas no contraen la enfermedad. Las personas que la contraen, aun habiendo sido vacunadas, presentan casos muy leves y con pocas ronchas, fiebre leve y, normalmente, su recuperación es rápida.

Se recomienda esta vacuna como parte de la inmunización habitual de la infancia. A los mayores de 12 años de edad también se les recomienda que se vacunen si nunca lo han hecho. Quienes ya tuvieron la enfermedad no necesitan vacunarse porque no pueden volver a contraerla.

Muchos adultos no recuerdan si tuvieron o no varicela de pequeños. Pueden hacerse un análisis de sangre en busca de indicios que indiquen si la pasaron. En caso de que ese análisis no sea posible, y a pesar de que quizás el paciente ya la haya tenido, lo más seguro es vacunarse.

Hay ciertas personas, sin embargo, a la que no debe administrarse la vacuna. En este grupo figuran las mujeres embarazadas, los enfermos de gravedad, aquellos que presenten un sistema inmunitario débil y los que hayan recibido una transfusión de sangre en los últimos cinco meses.

Fuentes

American Academy of Pediatrics, 141 Northwest Point Blvd.,
Elk Grove Village, IL, 60007-1098
Telephone (847)434-4000
http://www.aap.org

VZV Research Foundation, 40 E 72nd St., New York, NY 10021
Telephone (212)472-3181
Facsimile (212)861-7033
http://www.vzvfoundation.org/

► *V. tamb.*

Herpes

Infecciones víricas

Inmunodeficiencia

Síndrome de Reye

Zoster

PALABRAS CLAVE
para búsquedas en Internet
y otras fuentes de consulta

Sistema circulatorio

Sistema vascular

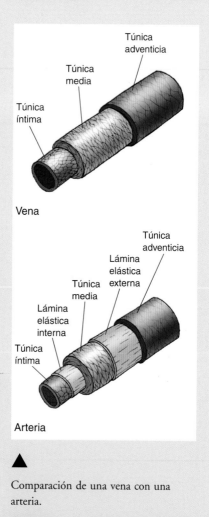

Comparación de una vena con una arteria.

U.S. Centers for Disease Control and Prevention, 1600 Clifton Rd., Atlanta, GA 30333
Telephone (404)639-3534
Telephone (404)639-3311
Toll-free (800)311-3435
Information Hotline (888)-232-3228
National Immunization Hotline (800)232-2522 (English)
National Immunization Hotline (800)232-0233 (Spanish)
Office of Public Inquiries (800)311-3435
TTY (404)639-3312
http://www.cdc.gov/

Varices

Son venas que se han distendido, dilatado y vuelto tortuosas. A menudo son visibles en las extremidades inferiores, justo debajo de la superficie de la piel, y pueden dar a las piernas aspecto de abultamientos múltiples.

¿Que son las venas y las arterias?

El cuerpo humano cuenta con dos sistemas, uno de ida y otro de vuelta, para transportar la sangre del corazón a las diversas células, tejidos y órganos. Las arterias conducen la sangre desde el corazón a los órganos y las venas la llevan de vuelta al corazón. Aunque la estructura de las arterias y las venas es parecida, las venas suelen llevar menos sangre y sus paredes son más delgadas y débiles que las arteriales. Cuando las venas sufren lesiones o se vacían, pueden dilatarse* o colapsarse, lo que las hace varicosas*.

¿Dónde aparecen las varices?

Generalmente, en la cara interna de la pierna o en la parte posterior de la pantorrilla. Las venas de las piernas adquieren un color azulado y pueden hincharse, lo que les da aspecto abultado en múltiples puntos. Alrededor del quince por ciento de los estadounidenses sufren de varices. Las mujeres pueden tenerlas durante el embarazo y en general con mayor frecuencia que los varones. Parece existir propensión familiar a adquirirlas.

Tratamiento

En muchos casos, no hay síntomas, pero a algunas personas les duelen las piernas, sobre todo cuando están de pie mucho tiempo.

Casos leves El médico probablemente recomendará para estos casos ejercicio para mejorar la circulación de la sangre o indicará a los pacientes que se pongan medias elásticas en torno a las venas hinchadas para aliviar el dolor. A los pacientes con varices se les suele aconsejar que eleven las piernas cuantas veces puedan si han de estar sentados y evitar estar de pie durante mucho rato.

Casos graves A veces el médico inyecta una solución irritante en la variz para obstruirla. El cuerpo se encarga de encauzar la sangre a las venas contiguas menos afectadas. Otras veces, las venas varicosas se extirpan quirúrgicamente. Esta operación se puede hacer en unos treinta minutos y a menudo resulta muy eficaz.

Fuentes

U.S. National Heart, Lung, and Blood Institute, Bldg. 31, Rm. 5A52, 31 Center Drive, MSC 2486, Bethesda, MD 20892
Telephone (301)592-8573
Facsimile (301)592-8563
TTY (240)629-3255
http://www.nhlbi.nih.gov/

Verrugas

Bultitos redondeados y duros que aparecen en la piel y en las mucosas del cuerpo, causados por el papilomavirus humano (PVH).

¿En qué consisten las verrugas?

Pese a todas los cuentos de viejas, las verrugas no se contagian por tocar a un sapo. Son pequeñas tumoraciones duras que aparecen en la superficie de la piel o en las mucosas internas del cuerpo, causadas por un virus—demasiado minúsculo para percibirlo a simple vista—denominado papilomavirus humano (PVH). Las verrugas, llamadas a veces por los médicos papilomas, pueden afectar a cualquier parte del cuerpo, pero lo más frecuente es que aparezcan en los dedos, manos, brazos y pies. También pueden presentarse en la región genital.

Alrededor del 20 por ciento de la población ha tenido verrugas alguna vez. Los niños las tienen más a menudo que los adultos. El virus de las verrugas se transmite de una persona a otra, aunque la probabilidad de contagiarse de verrugas de las manos y los pies es muy exigua. Las heridas facilitan el crecimiento de verrrugas. Eso explica por qué los que se comen las uñas sufren de verrugas con tanta frecuencia. Además, hay individuos que simplemente parecen más propensos a las verrugas, de forma igual a como algunos pescan un resfriado con mayor facilidad que otros.

¿Qué aspecto tienen las verrugas?

El aspecto de la verruga depende del lugar en que crece. La mayoría de las verrugas son elevaciones del color de la piel y de consistencia áspera al tacto. Sin embargo, las hay también oscuras, planas y lisas. Generalmente, son indoloras, salvo las que crecen en la planta de los pies. Estas

*** dilatar, dilatarse** Significa aumentar de diámetro o longitud más allá de las dimensiones normales.

*** varicoso/a** Relativo a las varices.

PALABRAS CLAVE
para búsquedas en Internet y otras fuentes de consulta

Condilomas

Papilomavirus humano (PVH)

verrugas plantares presentan a veces un punto negro en el centro. Cuando la presión que ejerce el pie al caminar las aplana, pueden volverse dolorosas y sentirse como guijarritos que se han metido en el zapato.

Tratamiento

En el niño, las verrugas desaparecen espontáneamente, a veces en cuestión de unos meses, otras veces al cabo de unos años. En el adulto, sin embargo, no suelen desaparecer sin previo tratamiento. Los métodos de tratamiento incluyen:

- lociones de venta libre (sin receta) que disuelven las verrugas;
- lociones más potentes recetadas por el médico con el mismo fin de disolver las verrugas;
- extirpación de verrugas mediante la cirugía con láser*;
- congelación (crioterapia) de las verrugas con nitrógeno líquido u otros líquidos muy fríos;
- cauterizando (quemando) las verrugas con una aguja eléctrica.

Es muy importante consultar al médico antes de usar lociones de venta libre para quitar las verrugas. Muchos tratamientos no sólo eliminan las verrugas propiamente dichas sino también los tejidos sanos circundantes, y, por otra parte, el tratamiento puede causar fibrosis o infección, sobre todo en los diabéticos o en los que tienen otras enfermedades que afectan al sistema circulatorio. Los médicos suelen identificar las verrugas con sólo mirarlas, y por lo tanto pueden cerciorarse de que lo que están tratando son efectivamente verrugas y no otras formaciones cutáneas o cáncer de la piel.

Fuentes

American Academy of Dermatology, PO Box 4014, Schaumburg, IL, 60168-4014
Telephone (847)330-0230
Toll-Free (888)462-DERM
http://www.aad.org

American Podiatric Medical Association, 9312 Old Georgetown Rd., Bethesda, MD, 20814-1621
Telephone (301)581-9200
Toll-Free (800)ASK-APMA
http://www.apma.org

KidsHealth.org, c/o Nemours Foundation, PO Box 5720, Jacksonville, FL 32247
Telephone (904)390-3600
Facsimile (904)390-3699
http://www.kidshealth.org/

*__cirugía con láser__ Intervención quirúrgica en la que se utiliza un haz de rayo láser para destruir el tejido al que se dirige.

▶ *V. tamb.*
Infecciones virales
Trastornos cutáneos
Verrugas genitales

Verrugas genitales

Las verrugas genitales, llamadas también verrugas venéreas y, por los médicos, condilomas acuminados, son pequeñas excrecencias carnosas que aparecen en la piel de los órganos genitales o cerca de ellos, y que se deben al virus del papiloma o papilomavirus humano, siendo transmitidas generalmente por contacto sexual.

PALABRAS CLAVE
para búsquedas en Internet
y otras fuentes de consulta

Condilomas acuminados

Enfermedades de transmisión sexual (ETS)

Papilomavirus humano (PVH)

Verrugas venéreas

¿Qué son las verrugas genitales?

Son unas excrecencias en forma de cúpula o casi planas, pero que con frecuencia crecen en grupos y parecen pequeñas cabezas de coliflor. Las que tienen esta forma se llaman, en términos médicos, condilomas acuminados. No suelen causar dolor, pero sí son inquietantes para quien las padece.

El papilomavirus humano (PVH)   Es un virus común que tiene multitud de subtipos. Las verrugas genitales suelen deberse al subtipo PVH-6 o al PVH-11. Es posible tener la infección sin saberlo o sin que aparezcan verrugas visibles, en algún punto de la vida. En los Estados Unidos y entre la gente sexualmente activa, alrededor del 1 por ciento (1,4 millones) manifiestan verrugas genitales y otro 14 por ciento (19 millones) tienen infección por PVH, pero sin verrugas.

Cáncer del cuello uterino   Otras especies de PVH (sobre todo el PVH-16 o el PVH-18) pueden causar cáncer del cuello uterino, conocido también por cáncer cervical. El cuello uterino es parte integrante del tracto genital femenino. Si bien las verrugas genitales visibles no suelen contener formas productoras de cáncer del virus, las mujeres que tengan esas verrugas harán bien en hacerse anualmente la prueba de Pap (Papanicolau), examen utilizado para diagnosticar cáncer del cuello uterino y que se recomienda a todas las mujeres.

Extirpación de verrugas genitales   Las verrugas genitales pueden eliminarse de diversas maneras: por intervención quirúrgica, por cirugía con láser*, por congelación (crioterapia) o por repetidas aplicaciones directas de sustancias químicas sobre las mismas verrugas. A menudo, éstas reaparecen tras haber sido eliminadas. De no tratarse, pueden crecer, permanecer invariables o desaparecer.

Prevención de las verrugas genitales   La protección más segura es la abstinencia absoluta de relaciones sexuales. Los individuos promiscuos (que tienen relaciones sexuales con distintas personas) tienen mayor probabilidad de infectarse (aunque para ello baste el contacto sexual con una sola persona portadora del PVH). No se sabe a ciencia cierta

* cirugía con láser Intervención quirúrgica en la que se utiliza un haz de rayo láser para destruir el tejido al que se dirige.

si el uso del condón protege contra el PVH, o si la eliminación de las verrugas hace a la persona infectada menos contagiosa.

Fuentes

American Cancer Society Cancer Resource Center, PO Box 102454, Atlanta, GA 30368-2454
Telephone (512)919-1886
Toll-free (800)227-2345
http://www.cancer.org/

American Social Health Association, PO Box 13827, Research Triangle Park, NC, 27709
Telephone (919)361-8400
http://www.ashastd.org

National Cervical Cancer Coalition, 16501 Sherman Way, Ste. 110, Van Nuys, CA, 91406
Telephone (818)909-3849
Toll-Free (800)685-5531
http://www.nccc-online.org/

U.S. National Institute of Allergy and Infectious Diseases, Bldg. 31, Rm. 7A-50, 31 Center Dr., MSC 2520, Bethesda, MD 20892-2520
Telephone (301)496-2263
http://www.niaid.nih.gov/default.htm

U.S. Centers for Disease Control and Prevention, 1600 Clifton Rd., Atlanta, GA 30333
Telephone (404)639-3534
Telephone (404)639-3311
Toll-free (800)311-3435
Information Hotline (888)-232-3228
National STD Hotline (800)227-8922
TTY (404)639-3312
http://www.cdc.gov/

PALABRAS CLAVE
para búsquedas en Internet
y otras fuentes de consulta

Otología

Vértigo

Se llama vértigo a un ataque de mareo en que da la sensación de que todo gira en torno de la persona afectada, lo que frecuentemente provoca pérdida del equilibrio.

¿Qué tiene de especial el vértigo?

Es distinto de los otros mareos, porque se debe a perturbaciones de las estructuras del oído que regulan el sentido del equilibrio. Estas estructuras comprenden, entre ellas, el vestíbulo y los conductos semicirculares del oído interno y los núcleos vestibulares del tronco encefálico, así como los ojos. Pero hay varias clases de vértigo, a saber:

Vértigo paroxístico benigno* de la niñez

Se trata de un trastorno que a menudo afecta a los niños de corta edad, que de repente pierden el equilibrio, entornan los ojos, se vuelven pálidos y tienen mareo y náuseas durante unos minutos. Generalmente se recobran pronto y, por otra parte, pierden su tendencia al vértigo a medida que se hacen mayores.

Vertigo posicional

Puede ocurrir cuando uno hace movimientos de cabeza, especialmente cuando se está en la cama y con el oído apoyado en la almohada, o cuando se levanta la cabeza para mirar alguna cosa que está muy alta. Los síntomas suelen aparecer en grupos que duran varios días. El vértigo empieza a los pocos segundos de haber movido la cabeza y por regla general cesa en menos de un minuto. Entre las causas del vértigo posicional se encuentran los traumatismos del oído, una infección de oídos, otocirugía (operación de los oídos) o degeneración causada por el efecto del envejecimiento en los órganos del oído que intervienen en la regulación del equilibrio. El vértigo posicional se puede a veces corregir mediante una operación quirúrgica.

Síndrome* de Ménière

También conocido como vértigo aural recurrente, se debe a lesiones de los órganos del equilibrio situados en los oídos, si bien los médicos no siempre conocen la causa de las lesiones. Además del vértigo, los sintomas de esta afección a menudo comprenden el zumbido de oídos, que puede ser un tintineo o un rugido, producido sin estimulo externo. Puede también ocasionar sordera gradual en el oído afectado. El síndrome de Ménière puede controlarse con medicamentos, pero no curarse por este medio.

Laberintitis

Es la inflamación del laberinto, grupo de conductos situado en el oído medio y órgano muy importante para el equilibrio. La inflamación pueda ser consecuencia de una infección de las vías respiratorias superiores. Los síntomas de laberintitis son un vértigo de comienzo brusco intenso vértigo que puede durar varios días, pérdidas de la audición y zumbidos de oído en el lado afectado. Durante el periodo de recuperación, que a veces dura varias semanas, todo movimiento rápido de la cabeza da lugar a vértigo temporal.

Neuronitis vestibular

Conocida a veces como vértigo epidémico, se cree que esta afección se debe a un virus que causa inflamación de las neuronas (células nerviosas) vestibulares. La neuritis vestibular suele provocar un ataque único de vértigo, pero de gran intensidad, acompañado de náuseas y vómito, que dura unos cuantos días. No se manifiesta ninguna pérdida de la audición ni tampoco zumbidos de oído y los médicos a menudo recetan algún medicamento para aliviar el mareo y las náuseas.

* **benigno** Significa que una determinada afección no es cancerosa ni grave, y que problamente mejorará, desaparecera, o no empeorará.

* **síndrome** Conjunto de síntomas y signos que se presentan conjuntamente.

1033

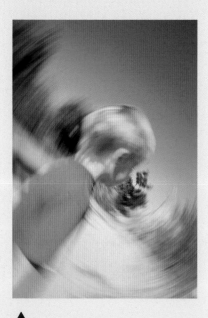

Impresión que recibe del mundo a su alrededor un niño que padece de vértigo. Siente como él mismo está girando a la vez que su entorno gira también. © 1993 J.S. Reid/Custom Medical Stock Photo.

▶ *V. tamb.*

Infecciones de los oídos

Mareo por movimiento

Sordera y perdida de audicion

Zumbido de oídos (acúfenos)

Vértigo traumático Es una de las clases de vértigo más comunes y. generalmente, suele ser consecutivo a una lesión de la cabeza. Los síntomas mejoran en un par de días pero pueden durar varias semanas. Por regla general, en el lado de la cabeza que recibió el traumatismo comienza a producirse sordera. En ciertos casos, puede ser necesaria una intervención quirúrgica para corrregir el daño producido a las estructuras del oído.

Neurinomas acústicos Son tumores benignos que se forman en el nervio vestibular del oído, con afectación de las señales nerviosas relativas al equilibrio, que el oído transmite al cerebro. Los síntomas de este trastorno son pérdidas de audición, zumbido de oído, mareos y dificultad en mantener el equilibrio.

Tratamiento

A menudo, el médico receta medicamentos para aliviar el mareo, las náuseas y la sensación de desplazamiento característico del vértigo. Otros tratamientos dependerán de la causa del vértigo.

Fuentes

U.S. National Institute on Deafness and Other Communication Disorders, 31 Center Dr., MSC 2320, Bethesda, MD 20892-2320
Telephone (301)496-7243
Toll-free (800)241-1044
Facsimile (301)402-0018
TTY (800)241-1055
http://www.nidcd.nih.gov

Vestibular Disorders Association, PO Box 4467, Portland, OR, 97208-4467
Telephone (503)229-7705
Toll-Free (800)837-8428
http://www.vestibular.org

VIH *Véase* Sida y VIH

Viruela

La viruela es una enfermedad sumamente infecciosa, y a menudo mortal, que deja marcas permanentes en la piel. Antes de su erradicación, la viruela mataba, desfiguraba y cegaba a millones de personas.

A partir de 1966, la Organización Mundial de la Salud (OMS) le declaró la guerra a un enemigo que a lo largo de la historia había derrocado gobiernos y abatido poblaciones enteras. En estas batallas, los aliados fueron en su mayoría personas comunes de los pueblos y villorrios, y su principal arma fue una vacuna. Diez años después, se alcanzó una de las más asombrosas victorias en los anales de la medicina: la destrucción de la viruela en todo el ámbito mundial. En 1967 la viruela mató a 2 millones de personas. El último brote conocido de la enfermedad se produjo en Somalia en 1977. En 1980, el Consejo Mundial de la Salud (CMS) declaró al mundo libre de la viruela. Hoy día, no hay, pues, por qué temer esta enfermedad.

¿Qué es la viruela?

La viruela es una infección vírica. El virus de la viruela se transmitía al respirar las gotitas del aire que la persona infectada había exhalado, por ejemplo, al estornudar o toser. También se podía contagiar por simple contacto con la persona portadora de la infección. Una vez dentro del organismo, el virus se multiplica y, por medio de la circulación sanguínea, invade todos los tejidos corporales. Destruye las células de la piel y, al morir, estas células forman ampollas o pústulas. Los ojos y los órganos internos, como el hígado y el bazo, también se infectan.

¿Qué factores intervienen en esta enfermedad?

Los factores sociales desempeñaban un papel importante en la transmisión de la viruela. Dado que ésta se transmitía de una persona a otra por contacto directo, el virus prosperaba vigorosamente en condiciones de hacinamiento y pobreza. La viruela es muy contagiosa pero no tanto

EDWARD JENNER

Nació en Inglaterra, en 1749 y trabajó como médico rural. En Europa se creía que las ordeñadoras afectadas por la viruela bovina (que ataca las ubres de las vacas, pero que no es nociva para los seres humanos) no contraían la viruela. Con el fin de poner a prueba esta creencia, Edward Jenner, en 1796, comenzó a inocular a un grupo de mujeres con el virus de la viruela bovina. Posteriormente, en un experimento que hoy día no se permitiría por considerarse demasiado peligroso, les inyectó a esas mismas personas el virus de la viruela. Ninguna contrajo la enfermedad. El experimento de Edward Jenner con la viruela bovina testimonió el valor de la vacunación y llevó a su uso masivo. La inmunología moderna, es decir, el estudio de cómo los organismos combaten las infecciones, se inició con Jenner.

Este cuadro de Constant Desbordes muestra a un médico (el Dr. Alibert) administrando la vacuna contra la viruela a un niño, en el año 1800. El médico escarifica la piel del niño con una lanceta o aguja que lleva el virus de la viruela bovina, que otorga inmunidad contra la viruela humana. *Jean-Loup Charmet/Science Photo Library/Photo Researchers, Inc.* ▶

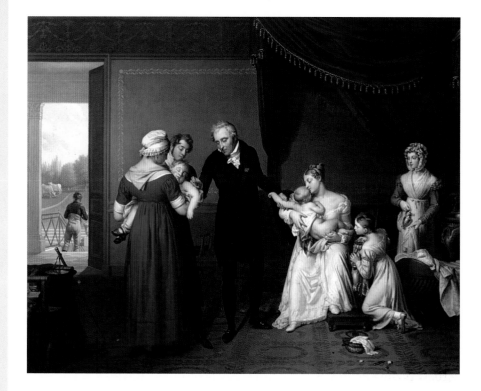

¿Se debe destruir el virus de la viruela?

Desde 1999, el virus de la viruela se encuentra oficialmente sólo en dos laboratorios de alta seguridad en Atlanta y en Moscú. Estas "existencias" del virus se han conservado por su valor para las investigaciones científicas. Pero algunas personas dicen que se deberían destruir porque los estragos que el virus causaría si se soltara serían terribles. La Organización Mundial de la Salud había fijado la fecha del 30 de junio de 1999 para destruir las restantes existencias del virus, pero posteriormente cambió de parecer en vista de los acalorados debates que se desataron en la comunidad científica. Los científicos consideran que en el futuro podría darse una epidemia de viruela y, sin estos vírus, existentes, no se podrían preparar nuevas vacunas y fármacos antivariólicos. Algunos dicen que las vacunas existentes son ya viejas y se están deteriorando. Asimismo, la antigua vacuna es un virus vivo que no se les podría dar a las personas con sistema inmunológico debilitado o a quienes hayan tenido un trasplante de órganos. El mismo virus tal vez se necesitará también para crear vacunas eficaces destinadas a estas personas.

como el sarampión o la gripe. A falta de seres humanos que infectar, ya no se propagaba. Sin embargo, las lesiones que aparecían en la piel a medida que la enfermedad progresaba eran infecciosas y podían contaminar a objetos inanimados, tales como mantas o ropa, durante periodos prolongados. Los niños, los ancianos y las personas que padecían otras enfermedades eran susceptibles de contagiarse de la viruela más fácilmente, pero el virus podía infectar a cualquiera.

Síntomas

La viruela solía comenzar bruscamente, y al principio se parecía a un caso grave de gripe. Al cabo de unos días, los síntomas gripoides desaparecían y la piel se cubría de bultitos. Al principio estos bultitos eran sólidos, pero no tardaban en llenarse de líquido, como las ampollas, y luego con exudaban pus (pústulas) Por último, dos semanas después, al secarse las pústulas, se formaban costras. Cuando éstas se desprendían, dejaban unos hoyos (viruelas) permanentes en la piel, por lo general en la cara. De ahí la expresión "picado de viruelas." Muchas personas que padecían esta forma de la enfermedad se recuperaban. No obstante, en los casos más graves, con fiebre y sarpullido sangrante, la persona podía morir a los pocos días.

Diagnóstico

Antes de que la viruela fuese erradicada, era fácil saber si una persona tenía la enfermedad con sólo ver su aspecto. A veces, la fiebre inicial se podía confundir con la gripe. O el sarpullido se confundía con el de la varicela, que es una enfermedad mucho menos grave. Cuando era necesario confirmar el diagnóstico, se extraía líquido de las lesiones para analizarlo por técnicas especiales.

Tratamiento

En épocas pasadas, el tratamiento de la viruela se concentraba en hacer sentir cómodo al paciente y en limitar la propagación de la enfermedad. De ser posible, se aislaba a los pacientes, y tanto el ámbito circundante como las cosas que éstos tocaban se mantenían muy limpias para evitar más infecciones.

La vacunación previene la viruela

Hace cientos de años, en Asia, se observó que las personas que contraían la viruela y sobrevivían, nunca volvían a tenerla. Esta observación llevó a la posterior práctica, llamada variolación, de sacar pus de una lesión de la viruela y frotarlo en pequeños cortes o escaras que se hacían en la piel de las personas sanas, con la esperanza de protegerlas. Estas personas todavía contraían la viruela, pero sus síntomas eran más leves.

Esta técnica no se conoció en Europa y América del Norte hasta el siglo XVIII. En 1796, Edward Jenner demostró que la variolación con viruela bovina en vez de la viruela humana protegía totalmente contra la enfermedad y evitaba que la persona padeciera siquiera la forma leve de viruela. Gracias a la vacuna de Jenner (la palabra vacuna deriva del nombre en latín para "vaca") fue posible controlar la viruela en muchos países. Pero sólo en 1980 se logró vacunar a suficiente gente de todo el mundo como para contener la enfermedad para siempre.

En años ya lejanos había que inmunizar periódicamente a los niños contra la viruela antes de cumplir el año. Pero ahora que la enfermedad ha sido erradicada, ya no es necesario dar la vacuna antivariólica a nadie.

¿Qué es un virus?

Los virus son microorganismos mucho más pequeños que las células, tan diminutos, en realidad, que sólo se pueden ver con un microscopio especial. Para multiplicarse y causar enfermedades, necesitan la colaboración de las células vivas. Si bien puede haber presentes partículas víricas en grandes cantidades, algunos virus permanecen en el cuerpo durante mucho tiempo, incluso muchos años, antes de que la persona comienza a sentirse enferma. El virus del sida (síndrome de inmunodeficiencia adquirido) es un buen ejemplo. Otros virus, como el de la gripe o la varicela, enferman a las personas muy rápidamente.

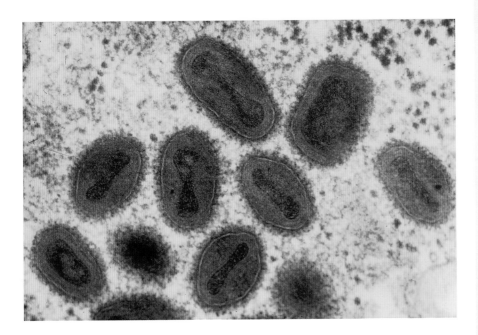

◀

Las ultimas reservas del virus de la viruela se guardan en una cámara acorazada. © *Hans Gelderblom/Visuals Unlimited*

1037

Fuentes

U.S. Centers for Disease Control and Prevention,
1600 Clifton Rd., Atlanta, GA 30333
Telephone (404)639-3534
Telephone (404)639-3311
Toll-free (800)311-3435
Information Hotline (888)-232-3228
Public Health Emergency Preparedness & Response
(888)-246-2675 (English)
Public Health Emergency Preparedness & Response
(888)-246-2857 (Spanish)
Public Health Emergency Preparedness & Response
TTY 866-874-2646
Office of Public Inquiries (800)311-3435
TTY (404)639-3312
http://www.cdc.gov/

World Health Organization, 525 23rd St. NW,
Washington, DC 20037
Telephone (202)974-3000
Facsimile (202)974-3663
Telex 248338
http://www.who.int/

Virus de Epstein-Barr *Véase* Mononucleosis infecciosa

Visión corta *Véase* Miopía (o visión corta)

Vitiligo

Trastorno que causa la producción de placas blancas en la piel como consecuencia de la pérdida del pigmento contenido en las células y tejidos del cuerpo humano.

¿Qué es el vitiligo?

Veamos primero qué son los melanocitos. Son células especiales de la piel, productoras del pigmento* que da color a ésta, al cabello, a los ojos y a los revestimientos orgánicos. Si estas células mueren o no están en condiciones de elaborar el pigmento, la piel afectada se aclara o se vuelve totalmente blanca. En zonas afectadas, el pelo puede hacerse blanco y los individuos de piel oscura tal vez observen un cambio de color en el interior de la boca. Esto es el vitiligo. Nadie sabe a ciencia cierta qué es lo que causa la muerte de los melanocitos o su disfunción.

*pigmento Sustancia que confiere color a otra sustancia.

¿A quien afecta este trastorno?

El vitiligo afecta a individuos de todas las edades y ambos sexos por igual. Se en el uno al dos por ciento de la población. La mitad de todos los afectados empiezan a perder el pigmento antes de los 20 años. El vitiligo es una afección frecuente en los que padecen de ciertas enfermedades del sistema inmunitario y en los hijos cuyos padres tienen la enfermedad. Sin embargo, cabe señalar que la mayoría de los afectados de vitiligo no tienen enfermedades del sistema inmunitario y que la mayoría de los niños no heredan el vitiligo de los padres. En realidad, la mayor parte de los afectados disfrutan de buena salud general y no tienen antecedentes familiares de vitiligo. El trastorno es más evidente en las personas de piel oscura. Las de piel clara tal vez noten el contraste entre las placas de vitiligo y las zonas de piel bronceada al sol durante el verano. Además, la cantidad de pigmento perdido varía de una persona a otra. Las primeras placas blancas suelen aparecer en las manos, pies, brazos, rostro o labios. Otras localizaciones frecuentes son las axilas, la entrepierna (región donde la cara interior de las caderas se une al tronco del cuerpo) y alrededor del ombligo y los órganos genitales.

No se puede determinar por adelantado si el vitiligo se propagará a otras partes del cuerpo, aunque por lo general asi suele suceder con el paso del tiempo. En algunos individuos, la propagación se produce rápidamente; en otros, lleva muchos años. La afección suele ser bilateral, es decir, ambos lados del cuerpo se afectan por igual. Puede haber unas pocas placas o puede haber muchas.

Diagnóstico y tratamiento

Diagnóstico   El médico preguntará a la persona afectada acerca de los síntomas que haya tenido, si tiene o no alguna enfermedad del sistema inmunitario y si los padres han tenido vitiligo. Probablemente mandará a hacer análisis y pruebas para excluir otros cuadros clínicos que también causen placas cutáneas blancas.

Tratamiento   El vitiligo no siempre necesita tratarse. Para los que tienen la piel muy blanca, bastará con protegerse de la luz solar en zonas cutáneas normales para evitar casi del todo que se noten las placas de piel blanca. Otras personas utilizan maquillajes, colorantes de la piel o productos de autobronceado para encubrir el vitiligo. Estos últimos son cremas que dan a la piel aspecto bronceado, pero que no son un bronceado

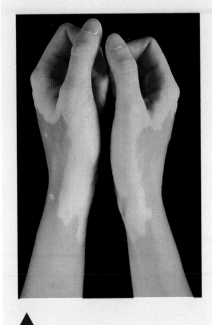

Esta joven tiene placas blancas bien visibles en las muñecas, manos y dedos pulgares. No usa maquillaje para taparlas. ©1997 Custom Medical Stock Photo.

1039

al sol. El color tiende a desaparecer en unos días. Ninguna de estas medidas cambia permanentemente el color de las placas blancas, pero pueden hacerlas menos visibles. En los niños simplemente suelen taparse con alguna vestidura. En los adultos, si no basta con tapar las placas blancas, tal vez convengar ensayar un tratamiento clínico, aunque el resultado no se nota hasta que pasan de seis a dieciocho meses. El tratamiento dependerá de lo que desee el paciente, cuántas placas blanca tenga y cuál sea su distribución en diversas partes del cuerpo. Además, no todos los tratamientos surten efecto en todas las personas. He aquí algunas posibilidades:

- Cremas a base de corticosteroides, aplicables a la piel, que a veces devuelven el color normal a pequeñas placas de vitiligo.

- Lo que se conoce con la sigla PUVA, que es una combinación de psolarenos y de exposición a la luz ultravioleta de onda larga (UV-A). La luz ultravioleta es la parte de la luz solar que produce el bronceado de la piel y los psolarenos son sustancias que reaccionan con la luz ultravioleta para broncear la piel. Se administran por vía oral o por aplicación directa a la piel, seguida de exposición a la luz ultravioleta A de las placas de piel blanca. La luz ultravioleta A se obtiene de una lámpara especial.

- Injertos de piel, la que supone el reemplazo de la piel de las placas blancas con la obtenida de otras partes del cuerpo. Requiere una intervención quirúrgica y sólo es de utilidad para un número reducido de pacientes.

- Despigmentación por medio de medicamentos que descoloran la piel normal para que se parezca a la de las placas de vitiligo.

Convivencia con la enfermedad

Las placas de piel blanca carecen de protección natural contra el sol, lo que las hace propensas a quemaduras por la acción solar. Los que padecen de vitiligo deben tener cuidado de no exponerse a la luz solar del mediodía, y deben cubrirse con vestiduras y sombrero, y usar una crema o filtro con alto factor de protección solar.

Fuentes

American Academy of Dermatology, PO Box 4014, Schaumburg, IL, 60168-4014
Telephone (847)330-0230
Toll-Free (888)462-DERM
http://www.aad.org

National Institute of Arthritis and Musculoskeletal and Skin Diseases Clearinghouse, c/o Information Specialist, 1 AMS Cir., Bethesda, MD 20892-3675

Telephone (301)495-4484
Toll-free 877-226-4267
Facsimile (301)718-6366
TTY (301)565-2966
http://www.niams.nih.gov/hi/index.htm#ch

National Vitiligo Foundation, Inc., 611 S Fleishel Ave.,
Tyler, TX 75701
Telephone (903)531-0074
Facsimile (903)525-1234
http://www.nvfi.org/

▶ *V. tamb.*
Albinismo
Inmunodeficiencia
Trastornos cutáneos

Y

Yersinia *Véase* Peste bubónica

Z

Zoonosis

Se da el nombre de zoonosis a las enfermedades que el ser humano contrae de los animales. Dos ejemplos muy conocidos son la rabia y la peste bubónica.

Hay muchos gérmenes patógenos que producen enfermedades exclusivamente en el ser humano y otros afectan sólo a ciertos animales. Existen más de 175 clases de gérmenes capaces de provocar zoonosis. Entre ellos se cuentan los virus, las bacterias, los hongos y algunos parásitos como los ácaros y los gusanos. La infección puede transmitirse con sólo tocar al animal infectado, comer carne insuficientemente cocinada y también por modeduras de insectos o animales, o por contacto con las heces u orina infectadas.

¿Qué animales causan la zoonosis?

Las zoonosis suelen adquirirse de animales íntimamente relacionados con la vida cotidiana del ser humano, tales como animales domésticos o utilizados en el campo o la agricultura. Pero también los animales salvajes pueden contagiar la enfermedad a los seres humanos.

Animales domésticos La rabia es una enfermedad vírica que se da infrecuentemente pero que tiene a menudo desenlace mortal. Puede ser transmitida por los perros, por lo general a consecuencia de una mordedura. También infrecuente, pero menos peligrosa, es la toxicariosis, transmitida por un parásito del perro y del gato. Las garrapatas, los ácaros y las pulgas plantean también problemas de salud frecuentes.

La infección llamada "enfermedad del arañazo de gato" se produce a veces tras un arañazo o mordida de gato. Puede dar lugar a fiebre e hinchazón de ganglios linfáticos, generalmente en los niños. La toxoplasmosis, causada por un protozoo (una clase de organismo unicelular) se adquiere por contacto con las heces del gato. Puede ser causa de graves problemas clínicos en la mujer embarazada y en los que tienen deprimido el sistema inmunitario. La tiña es un enfermedad cutánea producida por un hongo que se puede adquirir de los gatos.

Los dueños de loros a veces contraen psitacosis al inhalar el polvo de heces secas. Se trata de una emfermedad parecida a la neumonía, llamada a veces vulgarmente "fiebre del loro," y es provocada por la bacteria *Chlamydia psittaci.*

PALABRAS CLAVE
*para búsquedas en Internet
y otras fuentes de consulta*

Infección

Infestación

Parásitos

Cómo triunfar en el mundo de los gérmenes

Para los gérmenes patógenos (productores de enfermedades) la manera de prosperar en la vida es ser adaptables. Al mapache, por ejemplo, se le considera un triunfador por cuanto ha logrado medrar tanto en zonas habitadas por seres humanos como en las silvestres. El panda, en cambio, sólo vive en ciertas regiones remotas, de bosques de bambú, o en un zoológico en condiciones cuidadosamente controladas, siendo por tanto una especie animal en peligro de extinción.

De forma parecida, los gérmenes patógenos se adaptan mejor a su entorno—es decir, tienen más probabilidad de sobrevivir y reproducirse—si pueden infectar a varias especies animales, en vez de una sola. La zoonosis viene a ser, pues, una especie triunfante en el mundo de los gérmenes.

1045

Equinococosis

Llamada también hidatidosis, la equino-cocosis es una infestación producida por las larvas de la tenia (lombriz solitaria) del género *Echinococcus*. Los huevos o larvas de este parásito infestan al ratón de campo, a las ovejas y a otros animales hervíboros. Los zorros y los coyotes, o los perros y gatos domésticos pueden adquirir los huevos o larvas al comer animales infestados. Y el ser humano se contagia comiendo alimentos (verduras y frutas) contaminados por heces de animales o por contacto con animales domésticos o con los de las granjas agropecuarias.

Los huevos de la equinococosis son muy parecidos a los de la tenia causantes de otras parasitosis. Y los tumores o quistes formados por las larvas pueden desarrollarse en el hígado, los pulmones, el cerebro y otros órganos. La persona afectada a veces tiene la infestación durante años sin manifestar síntomas, pero si se deja sin tratar, puede ser mortal.

Esta infestación se da con mayor frecuencia en zonas de ganado lanar, entre las que se incluyen Australia, Nueva Zelanda, América del Sur y algunos países del Mediterráneo. También se produce en Canadá, Alaska y otros países septentrionales, en Rusia, China, Asia Central y el Japón, sobre todos entre cazadores, tramperos y veterinarios.

Animales agropecuarios   Las enfermedades que se adquieren del ganado vacuno, ovino y porcino, y de los animales de corral, generalmente se deben a la ingestión de carne contaminada o insuficientemente cocinada, que puede causar intoxicación alimentaria y fiebre tifoidea por salmonelosis (bacterias del género *Salmonella*). La triquinosis, por otra parte, proviene de comer carne de cerdo mal cocinada. Ciertas formas de encefalitis se producen por contagio del caballo (encefalitis equina) o por las mordeduras de mosquitos portadores de infección.

Animales salvajes   Muchas de las enfermedades transmitidas al ser humano por animales domésticos y agropecuarios, también se encuentran en los animales de los bosques y selvas. La rabia, por ejemplo, también se da en el mapache, el zorro, la mofeta y el murciélago. Y hay otras zoonosis que son transmitidas únicamente por animales salvajes. Entre ellas figuran:

- la enfermedad de Lyme, que cursa con síntomas parecidos a los de la gripe, como también dolores de las articulaciones, es transmitida por la picadura de garrapatas que se nutren de la sangre de ratones portadores de la bacteria patógena.

- el hantavirus, que se transmite al ser humano mediante la orina y heces de animales roedores, causa una enfermedad respiratoria de carácter grave.

Se sabe o se cree que algunas de las infecciones virales más peligrosas para la vida humana están vinculadas de alguna forma con infecciones de que son portadores los monos y chimpancés—entre ellas la fiebre amarilla, la fiebre hemorrágica de Ébola y el sida. Desde el punto de vista histórico, la zoonosis más famosa es probablemente la peste bubónica, infección bacteriana asoladora transmitida a los seres humanos mediante picadura por la pulga de los roedores.

Tratamiento y prevención

Tanto el diagnóstico como el tratamiento dependerán de la enfermedad concreta de que se trate. Se debe consultar al médico siempre que el paciente haya recibido una mordedura de animal. Se les enseñará a los niños a no acercarse ni acariciar a los animales no domesticados o a los perros que andan sueltos. Y para los animales domésticos es muy importante contar con atención veterinaria. La higiene personal puede ser de gran utilidad para prevenir las zoonosis. Es muy importante lavarse las manos después de pasar por el baño, y antes y después de preparar o tocar cualquier comida. La carne debe cocinarse bien, hasta que los jugos se hayan aclarado y el interior pierda su color rosáceo. Los platos y utensilios deben lavarse con frecuencia para evitar que vuelvan a contaminarse de la carne cocinada.

Fuentes

U.S. Food and Drug Administration, 5600 Fishers Ln., Rockville, MD 20857-0001
Toll-free (888)-463-6332
http://www.fda.gov/

U.S. Centers for Disease Control and Prevention, 1600 Clifton Rd., Atlanta, GA 30333
Telephone (404)639-3534
Telephone (404)639-3311
Toll-free (800)311-3435
Information Hotline (888)-232-3228
TTY (404)639-3312
http://www.cdc.gov/

World Health Organization, 525 23rd St. NW, Washington, DC 20037
Telephone (202)974-3000
Facsimile (202)974-3663
Telex 248338
http://www.who.int/

Zóster

El zóster, o herpes zóster, se debe a una infección vírica de los nervios sensitivos de la piel, en la que provoca una dolorosa erupción de vesículas. El nombre popular para esta enfermedad es culebrilla. El virus del herpes zóster es el mismo que causa la varicela.

¿Qué es el herpes zóster?

La persona no puede contraer herpes zóster a menos que haya tenido ya varicela. El virus del herpes zóster es el mismo que causa la varicela. Si bien la varicela es una enfermedad muy contagiosa, el herpes zóster no se contagia de una persona a otra. Sin embargo, cualquiera puede contraer la varicela si entra en contacto directo con las vesículas de un enfermo de herpes zóster. Tras recuperarse de la varicela, el virus del herpes zóster permanece en forma inactiva (pero latente*) en alguna parte del sistema nervioso durante años sin que cause síntoma alguno. También aparece a veces como efecto secundario de otra enfermedad, tal como la de Hodgkin (cáncer del sistema linfático), o de tratamientos que deprimen el sistema inmunitario*. No obstante, la mayor parte del tiempo no existe una causa conocida para que el virus se active y provoque el zóster.

► *V. tamb.*

Encefalitis

Enfermedad de Lyme

Enfermedad por arañazo de gato

Fiebre amarilla

Fiebre de Ébola

Hantavirus

Infecciones clamidiales/ Clamidasis

Intoxicación alimentaria

Mordeduras de animal

Peste bubónica

Rabia

Rickettsiosis maculosa

Salmonelosis

Sida y VIH

Tifus

Tenia

Toxocariasis

Toxoplasmosis

Triquinosis

PALABRAS CLAVE
*para búsquedas en Internet
y otras fuentes de consulta*

Dermatología

Enfermedades infecciosas

Virus

Zóster

***latente** Se dice de la infección que se mantiene inactiva y que más adelante puede o no provocar signos y síntomas de enfermedad.

***sistema inmunitario** Sistema de defensa, compuesto por diferentes células y órganos, que combate a los gérmenes y sustancias extrañas que penetran en el cuerpo y protege al organismo de infecciones y otras enfermedades.

Síntomas

La parte afectada de la piel al principio está hipersensible y luego se vuelve dolorosa. Antes de que aparezcan las vesículas de zóster, la persona puede tener escalofríos y fiebre, sentirse cansada y tener el estómago revuelto. Estos síntomas pueden durar 3 o 4 días. Para el cuarto o quinto día, aparece una erupción cutánea de pequeñas manchas rojas. Las manchas rojas se convierten en vesículas que contienen el virus del herpes zóster. Después de otros pocos días, las vesículas se ponen amarillas y se secan y forman crostras. Cuando las costras caen al cabo de algunas semanas, quedan a veces en la piel pequeñas cicatrices.

Le erupción y las vesículas suelen aparecer en una zona limitada de la piel, por lo general en un lado del pecho, del abdomen o de la cara.

Tratamiento

El tratamiento para el zóster se centra principalmente en la reducción del dolor. Se usan también medicamentos para atacar al virus. Y a veces, se ponen compresas húmedas sobre las áreas afectadas, para aliviar el dolor. Se pueden usar analgésicos no muy fuertes, tales como el acetaminofeno (acetominofén, paracetamol)

¿Quién tiene a riesgo de contraer el herpes zóster?

El herpes zóster se da principalmente en las personas mayores cuyo sistema inmunitario ya no puede mantener inactivo el virus que ha inva-

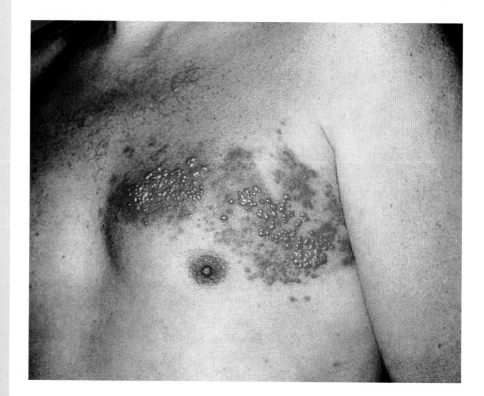

Erupción causada por el herpes zóster.
Biophoto Associates/Photo Researchers, Inc.

dido el sistema nervioso. El grupo etario (de edades) de los mayores suele padecer el herpes zóster con más frecuencia que otros, aunque esta enfermedad se puede contraer a a cualquier edad. Después de un ataque de herpes zóster, la persona puede quedar inmune durante el resto de su vida.

La mayoría de los afectados se recuperan sin ninguna dificultad. Los pacientes más ancianos, sin embargo, tal vez sufran dolores que duran meses o años una vez que las vesículas se han curado. Esta afección se llama neuralgia postherpética.

¿Qué otras enfermedades causa el herpes zóster?

El virus del herpes zóster puede causar varias otras enfermedades:

- **La varicela,** enfermedad de carácter leve, con sarpullido y fiebre. Es muy contagiosa.
- **Herpes zóster ótico,** llamado también síndrome de Ramsay Hunt y neuronitis vírica, produce dolor de oído, pérdida de la audición, vértigo (sensación de que todo da vueltas) y puede producir parálisis en una parte de la cara.
- **el herpes zóster oftálmico,** que afecta a los párpados y a veces al ojo mismo, en cuyo caso puede tener consecuencias graves.

Fuentes

U.S. Centers for Disease Control and Prevention, 1600 Clifton Rd., Atlanta, GA 30333
Telephone (404)639-3534
Telephone (404)639-3311
Toll-free (800)311-3435
Information Hotline (888)-232-3228
TTY (404)639-3312
http://www.cdc.gov/

▶ *V. tamb.*
Varicela

> **Zumaque venenoso**   *Véase* Trastornos cutáneos

Zumbido de oídos (acúfenos)

Es el tintineo, silbido u otros sonidos que se perciben, aun cuando en realidad no se corresponden con ruidos externos.

PALABRAS CLAVE
para búsquedas en Internet
y otras fuentes de consulta

Trastornos auditivos

¿En que consiste el zumbido de oídos?

Se trata de un trastorno misterioso que afecta a unos cincuenta millones de estadounidenses. El ruido que los afectados oyen se describe a menudo como un tintineo, pero también puede parecerse a un silbido, a crepitaciones, clics, rugidos u otros sonidos complejos difíciles de describir. Algunos pacientes experimentan los ruidos en determinadas ocasiones o lo notan sólo cuando hay silencio, como al acostarse por la noche. Otros, sin embargo, oyen un ruido constante y desagradable.

El ruido puede ser de alta frecuencia, como el chillido de un bebé, o bien de baja frecuencia, como el de un tren que pasa. Puede también sonar como un tono continuo o cíclico, a menudo acompasado a los latidos del corazón.

¿Cual es la causa de estos zumbidos?

El zumbido de oídos, conocido por los médicos y audiólogos con el nombre de acúfenos, suele ser síntoma de otros problemas, tales como el exceso de cera de los oídos (cerumen) o una infección de éstos o de la nariz. Otras posibles causas incluyen las enfermedades del corazón, tumores, desajuste de la mandíbula, anemia y lesiones de la cabeza o el cuello. Ciertos medicamentos, como la aspirina y algunos antibióticos, así como el monóxido de carbono y el alcohol, también pueden causar zumbidos de esta índole. La exposición prolongada a sonidos muy fuertes, como el de un avión de reacción o el de la música a gran volumen, pueden asimismo provocar acúfenos.

¿Qué puede hacer el médico?

Lo primero que suele hacer es investigar la causa. Si es algo que se pueda corregir, tal como extraer el cerumen de los oídos o curar una infección, es probable que los zumbidos desaparezcan.

Pero cuando la causa es rebelde al tratamiento, el paciente tiene que acostumbrarse a convivir con ellos. El uso de audífonos (aparatos para sordos) suele ser una medida útil si la causa tiene que ver con la pérdida parcial de la audición. A veces, es posible utilizar un dispositivo especial, parecido al audífono, que emite un zumbido neutralizador de los acúfenos, o por lo menos los hace menos perceptibles o menos perturbadores.

Fuentes

H.E.A.R. (Hearing Education and Awareness for Rockers),
PO Box 460847, San Francisco, CA 94146
Telephone (415)409-3277
http://www.hearnet.com/

▶ *V. tamb.*
Infecciones de los oídos
Vértigo

Bibliografía

Alberts, Bruce. *Biología molecular de la célula.* 3ª ed. Barcelona: Omega, 1998.

Alberts, Bruce. *Introducción a la biología celular.* Barcelona: Omega, 1999.

Anderson, Kenneth N., ed. *Diccionario de Medicina Océano Mosby.* Barcelona: Océano, 2003.

Balcells, Alfonso. *La clínica y el laboratorio. Interpretación de Análisis y Pruebas Funcionales.* 19ª ed. Barcelona: Masson, 2002.

Beers, Mark H. *El manual Merck.* Barcelona: Océano, 1999.

Behrman, Richard E., ed. *Nelson. Compendio de Pediatría.* 15ª ed. Madrid: McGraw-Hill–Interamericana, 1997.

Bennett, J. Claude. *Cecil, Tratado de Medicina Interna.* 20ª ed. México: McGraw-Hill–Interamericana, 1997.

Berne, Robert M., ed. *Fisiología.* 3ª ed. Madrid: Harcourt, 2001.

Berkow, Robert, ed. *Manual Merck de información médica para el hogar.* Barcelona: Océano, 1997.

Botella, Julio. *Manual de Nefrología Clínica.* Barcelona: Masson, 2002.

Braunwald, Eugene, ed. *Tratado de cardiología.* 5ª ed. México: McGraw-Hill–Interamericana, 1999.

Brenner, B.; Rector, F. *El riñón.* 3ª ed. Médica Panamericana, 1989.

Cacabelos, Ramón. *Tratado de neurogeriatría. Enfermedad de Alzheimer y otras demencias Epidemiología y genética.* Barcelona: Masson, 1999.

Calkins, Evan. *Geriatria prática.* 2ª ed. Río de Janeiro: Revinter, 1997.

Casciato, Dennis A. *Oncología clínica.* 4ª ed. Madrid: Marbán, 2001.

Cruz, Manuel. *Tratado de Pediatría.* 8ª ed. Madrid: Ergon, 2000.

Cummings, Michael R. *Herencia humana. Principios y conceptos.* 4ª ed. McGraw-Hill–Interamericana, 1998.

DeVita, Vincent T, ed. *Cáncer: principios y práctica de oncología.* 5ª ed. Madrid: Médica Panamericana, 2000.

Diccionario médico ilustrado de bolsillo Dorland. 25ª ed. Madrid: McGraw-Hill–Interamericana, 1998.

Drobnic, Luvdik. *Tratamiento antimicrobiano.* 3ª ed. Madrid: Ergon, 2002.

DSM-IV; A.P.A. (American Psychiatric Association) Manual diagnóstico y estadístico de los trastornos mentales. Barcelona: Masson, 1996.

Fauci, Anthony, ed. *Harrison. Principios de Medicina Interna.* 15ª ed. Madrid: McGraw-Hill–Interamericana, 2001.

Fernández-Cid, Alfonso, ed. *Guía Dexeus de la salud de la mujer.* Barcelona: Planeta, 1997.

Ferri, Fred F. *Consultor clínico. Diagnóstico y tratamiento en Medicina Interna.* Barcelona: Harcourt/Océano, 2002.

García-Camba, Eduardo. *Avances en trastornos de la conducta alimentaria. Anorexia nerviosa, bulimia nerviosa, obesidad.* Barcelona: Masson, 2001.

García Espinosa, Benjamín, ed. *Hematología 1: citología, fisiología y patología de hematíes y leucocitos.* 2ª ed. Madrid: Paraninfo, 2000.

Gatell, Josep M.; Clotet, Bonaventura, eds. *Guía práctica del SIDA Clínica, diagnóstico y tratamiento.* 7ª ed. Barcelona: Masson, 2002.

Gispert, Carlos. *Asesor de padres. Programa de información familiar.* Barcelona: Océano, 2003

Gispert, Carlos. *Manual de la enfermería.* Barcelona: Océano/Centrum, 1987.

Goldman, L. *Cecil. Tratado de Medicina Interna.* 21ª ed. Madrid: McGraw-Hill–Interamericana, 2002.

González Mas, R. *Enfermedad de Alzheimer. Clínica, tratamiento y rehabilitación.* Barcelona: Masson, 2000.

Guyton, Arthur C., ed. *Tratado de fisiología médica.* 10ª ed. Madrid: McGraw-Hill–Interamericana, 2001.

Hoekelman, Robert A., ed. *Atención Primaria en Pediatría.* 3ª ed. Barcelona: Océano, 2002.

Janeway, Charles A., ed. *Inmunobiología. El sistema inmunitario en condiciones de salud y enfermedad.* 2ª ed. Barcelona: Masson, 2003.

Kaplan, Harold I., ed. *Compendio de psiquiatría.* 7ª ed. Barcelona: Salvat, 1996.

Lang, Gerhard K. *Oftalmología. Texto y atlas en color.* Barcelona: Masson, 2002.

Lee, Richard, ed. *Wintrobe. Hematología clínica.* 9ª ed. Buenos Aires: Intermédica, 1994.

López-Ibor Aliño, Juan J. *DSM-IV-TR Manual diagnóstico y estadístico de los trastornos mentales.* Barcelona: Masson, 2002.

Bibliografía

Mandell, Gerald L.; Mandell, Douglas; y Bennett, John, eds. *Enfermedades infecciosas, principios y práctica.* 4ª ed. Buenos Aires: Médica Panamericana, 1997.

Marx, J., ed. *Rosen. Medicina de Urgencias. Conceptos y práctica clínica.* 5ª ed. Harcourt Brace, 2002

Mataix Verdú, J. *Nutrición y alimentación humana.* Madrid: Ergon, 2002.

Mencías Emilio, ed. *Manual de toxicología básica.* Madrid: Díaz de Santos, 2000.

Meneghello, Julio. *Pediatría.* 5ª ed. Madrid: Médica Panamericana, 1997.

Middleton, Elliot, ed. *Alergia: principios y práctica.* Barcelona: Salvat, 1994.

OMS. *Informe sobre la salud en el mundo 2002. Reducir los riesgos y promover una vida sana.* Ginebra: OMS, 2002.

Oparil, Suzanne; Weber, Michael. *Hipertensión. El riñón de Brenner y Rector.* México: McGraw-Hill, 2001.

Pou Fernández, Jordi. *Urgencias en pediatría. Protocolos diagnóstico-terapéuticos.* 3ª ed. Madrid: Ergon, 2002.

Puertas, María Jesús. *Genética. Fundamentos y Perspectivas.* 2ª ed. Madrid: Interamericana–McGraw-Hill, 1999.

Rassner, Gernet. *Dermatología.* 5ª ed. Madrid: Harcourt, 1999.

Robbins, Stanley, ed. *Patología estructural y funcional.* 6ª ed. Madrid: Interamericana–McGraw-Hill, 1999.

Roberts, James R. *Medicina de Urgencias: Procedimientos clínicos.* 3ª ed, México: McGraw-Hill–Interamericana, 2000.

Rodés, Juan, ed. *Medicina interna.* 2ª ed. Barcelona: Masson, 1997

Rodés, Juan. *Tratado de hepatología clínica.* 2ª ed. Barcelona: Masson, 2001.

Roirr, Ivan, ed. *Inmunología.* 5ª ed. Madrid: Harcourt, 2000.

Rowland, Lewis P. *Tratado de Neurología de Merrit.* 3ª ed. Barcelona: Salvat 1987.

Rozman, Ciril, ed. *Farreras. Medicina interna.* 14ª ed. Madrid: Harcourt, 2000.

Rubinstein, Adolfo, ed. *Medicina familiar y práctica ambulatoria.* Buenos Aires: Médica Panamericana, 2001.

Sabinston, David, ed. *Tratado de Patología Quirúrgica.* 15ª ed. Buenos Aires: El Ateneo, 1999.

Salgado Alba, Alberto., ed. *Manual de Geriatría.* 3ª ed. Barcelona: Masson, 2002.

Sande, Merle A. *Manejo médico del SIDA.* 2ª. ed. México: Interamericana, 1992.

Scott, James R. *Tratado de Obstetricia y Ginecología de Danforth.* 8ª ed. México: McGraw-Hill, 2000.

Taylor, Robert B., ed. *Medicina de familia: principios y práctica.* 5ª ed. Barcelona: Springer-Verlag Ibérica, 1998.

Tierney, Lawrence M. *Diagnóstico Clínico y Tratamiento.* 29ª ed. México: Manual Moderno, 1994.

Velasco, Alfonso. *Compendio de farmacología general.* Madrid: Díaz de Santos, 2001

Walsh, Patrick C., ed. *Campbell. Urología.* 6ª ed. Buenos Aires: Médica Panamericana, 1992.

Williams, P.H. *Tratado de Endocrinología.* 6ª ed. México: Interamericana, 1984.

Índice

Índice

Cruise, Tom, 282
"Crup," 278
Cryptosporidium parvum, 215–216, 412
Cuadriplejía, 749, *749*
Cuadros de Punnett, 393
Cuarentena, 594, 798
Cucarachas, asma y, 107
Cued, lenguaje, 971
Cuello, bocio, 199, 356, 357–358, *357*
Cuello palmeado, 877
Cuello uterino, 186, 234, 419, 703
  abortos naturales, 234
  cáncer, 186–189, 369, 1031
  enfermedades inflamatorias pélvicas, 394–397
  infecundidad, 611
  pólipos de, 784
Cuerdas vocales, 645, 714, 969
Cuero cabelludo
  caspa, 945
  pérdida del cabello, 760–764
  tiña, 900
Cuerpo humano, 1–15
  afecciones por exposición a radiaciones, 26–28, *27,* 135, 353
  anatomía. *Véase* Anatomía
  envejecer, 4–5
  equilibrio y, 4
  fiebre, 483–487
  mente y, 417
  piojos de, 772
  salud y enfermedad, 5–13
  sistema defensivo de, 605
  temperatura corporal, regulación, 483
Cuerpos cetónicos, 266, 529
Cuidados prenatales, 235
Cullen, John, 668
Curu. *Véase* Kuru
Cushing, Harvey, 849, 1012
Cushing's Support and Research Foundation, 850
Cyclospora cayetanensis, 215–216
Cystic Fibrosis Foundation, 482

D
da Gama, Vasco, 452
Daltonismo, 247–248
Damián, Padre, 651
Darwin, Charles, 298
da Vinci, Leonardo, 282
DDAVP, 536
Decongestionantes, 42–43
Dedos
  artritis, 89

síndrome de Raynaud, 872–874, *873*
Defecación
  estreñimiento, 469–470
  hemorroides y, 541
  incontinencia, 582–583, *582*
  síndrome de irritabilidad intestinal, 862–864
  Véase también Diarrea
Defectos congénitos, 248–253, *251*
  defectos del tubo neural, 455
  enanismo, 306–309, *308,* 391
  espina bífida, 251, 252, 454–458, *456*
  fenilcetonuria, 252, 387, 405–407, 473–475, *474*
  fibrosis quística, 219, 252, 387
  fisura palatina, 500–503, *500, 501*
  folato y, 198, 252
  hemofilia, 224, 532–538, *533, 535, 536*
  hidrocéfalo, 252, 557–559, *558*
  hipermetropía, 467, 560–561, *561*
  inmunodeficiencias, 615
  labio leporino, 500, *500,* 501–502
  meningocele, 456–457, 458
  mielomeningocele, 456, 457, 458
  parálisis cerebral, 753–756
  retraso mental, 805–809, *806, 808*
  riñones, 363–364
  rubéola y, 813
  síndrome de alcoholismo fetal, 838–840
  síndrome de DiGeorge, 618, 619
  síndrome de Down, 250, 251, 307, 390, 850–855, *854*
  síndrome de Marfan, 249, 466, 866–869, 965
  síndrome de Turner, 307, 308, 391, 876–878, 965
  síndrome de Wiscott-Aldrich, 618
  sordera, 888
  trastornos del habla, 968–974
  tumor de Wilms, 169
  Véase también Enfermedades genéticas
Deficiencia de IgA, 615
Deficiencias de linfocitos, 618
Deficiencias vitamínicas. *Véase* Carencias nutritivas
Déficit de atención, trastorno por

déficit de atención e hiperactividad (TDAH), 931–938
Degeneración macular, 207
Delirios, 461, 485
  Véase también Esquizofrenia
Delirium tremens, 38
Demencia, 320, 970, 990
  enfermedad de Alzheimer, 49, 50, 319–326, *321*
  enfermedad de Jakob-Creutzfeldt, 331–333
  precoz, 463
  sida y, 829
Demencia precoz, 463
Demócrito, 796
Dendritas, 444
Dengue, 253–255, 485
Dentaduras postizas, halitosis, 530
Dependencia, 908
Depresión, 571, 983, 988, *988, 989*
  epilepsia y, 439
  trastornos depresivos, 979–988, *982, 984, 986*
  trastornos maníaco-depresivo, 981, 982
Depresión bipolar, 981, 982, 984, 987
Depresión crónica, 981
Depresión grave, 980–981
Depresión unipolar, 981, 983
Depression and Bipolar Support Alliance, 987
Dermatitis alérgica, 40
  Véase también Alergias
Dermatitis atópica, 945
Dermatitis de contacto, 945
Dermatitis irritativa, 946
Dermatitis seborreica, 946
Dermatofitosis, *Véase* Tiñas
Dermatología. *Véase* Piel; Trastornos cutáneos
Dermatomiositis, 385
Derrame cerebral, 75
Desarrollo sexual, 962–963
Desbordes, Constant, *1036*
Desbridamiento, 511
Desfase horario, 255–256, 976, 978
Deshidratación, 526, 816
Desmayo (síncope), 256–259
Desmopresina, 536–537
Desnutrición
  crecimiento y, 964, 965
  kwashiorkor, 194, 642–644, *642*
Despigmentación, vitiligo, 1038–1041, *1042*
Destete, 194
Desviación de LCR, hidrocefalia, 558

Índice

Índice

cáncer pancreático, 185
cáncer uterino, 188
colitis aguda inducido por, 229
leucemia, 665
linfomas no hodgkinianos, 669
tumor cerebral, 1012–1013
Radón, 27
Rain Man, 115
Rapé, 180, 181, 421
Raquitismo, 197–198, 577,
798–801
Raquitismo del adulto, 577
Rata
fiebre de Lassa, 493
Mastomys, 492, 493
mordeduras de, 485, 693
Ratón ciervo, hantavirus, 530
Ratones, mordedura de, 693
Rayos ultravioleta *Véase* Luz
ultravioleta
Rayos X, 103, 151
RCP. *Véase* Reacción en cadena de
la polimerasa
Reacción alérgica, 40
Véase también Alergias
Reacción en cadena de la polimerasa
(RCP), 608
Reagan, Ronald, 154–155, 324
Recto, 140–141, 159, 229
cáncer colorrectal, 140–144
examen táctil, 142
hemorroides, 231, 540–542
pólipos colorrectales, 783
Reducción (fractura), 577
Redúvidos, 326, 327, *327*
Reed, Walter, 489
Reflujo gastroesofágico, 83
Regla, 957
Véase también Menstruación
Relaciones sexuales, sida y, 825, 826
Reno, Janet, 256
Repelentes de insectos, 328
Reproducción. *Véase* Sistema de
reproducción femenino; Sistema de
reproducción masculino
Research to Prevent Blindness, Inc.,
210
Resfriado, 526, 801–805, *801*
Resistencia bacteriana, 520,
590–591, 804, 1005
RESOLVE: The National Infertility
Association, 614
Resonancia magnética nuclear
(RMN), 78, 170, 178, 443
Respiración
alvéolos, 427
árbol pulmonar, 427
función de, 428

Véase también Sistema
respiratorio; Trastornos
respiratorios
Respuesta inflamatoria, 584
Retención fecal. *Véase* Estreñimiento
Retin-A, 24
Retina, 30, 204, 206, 687
diabetes y, 207, 269, 270
Retinitis, 349
Retinopatía, 207, 539
Retinopatía diabética, 207
Retraso mental, 805–809, *806, 808,*
990
autismo, 112
lenguaje y, 969
síndrome de Down, 250, 251,
307, 390, 850–855, *854*
Retraso mental leve, 806
Retraso mental moderado, 806
Retraso mental profundo, 807
Retraso mental severo, 806–807
Retrovirus, 827, *827,* 830
Reumatismo, 94
Véase también Artritis
Reumatólogo, 671
Reye, Douglas, 874
Ribavirina, 493, 548
Rickettsia, 810, 897, 898
Rickettsia prowazekii, 897
Rickettsia rickettsii, 810
Rickettsia tsutsugamushi, 898
Rickettsia typhi, 898
Rickettsiosis maculosa, 810–812,
811
Rinitis alérgica, 41, 674, 784
Riñones, 128, 363, 419
aldosterona y, 318
anatomía, 128, *129, 365, 582*
cáncer, 169–172, 364
función de, 169
hemodiálisis, 363
hipertensión y, 563–564
trasplante de, *364*
Véase también Enfermedades
renales
Rinovirus, 605, *801,* 802
Ritmo circadiano, 483
RMN. *Véase* Renonancia magnética
nuclear
Robinson, Jackie, 264
Rodillas
artritis, 89, *89*
artrosis, *89*
enfermedad de Osgood-
Schlatter, 340–341
Rodin, Auguste, 282
Roedores, 530
Röentgen, Wilhelm Knorad, 8

Rogaine, 763
Rollo, John, 254
Roncar, 72
apnea del sueño, 72, 703–704,
723–724
Ronchas, 947, 949, 1023–1024,
1024
Ronquera, laringitis, 645–647, *646*
Róntgen, Wilhelm Konrad, 151
Roosevelt, Franklin Delano, 779
Rosácea, 947
Ross, Sir Ronald, 743
Rotavirus, 605
Rubéola, 252, 310, 609, 807,
812–814
Rubéola congénita, 813
Ruido. *Véase* Zumbido de oídos
Ruth, Babe, 728

S

Sabañones, 661
Sabin, Albert, 781, 782
Sachs, Bernard, 347
Saco amniótico, 234
SADD (Estudiantes Contra la
Conducción en Estado de
Ebriedad), 35
SAF. *Véase* Síndrome de alcoholismo
fetal
Sal yodada, 199, 357
Salcarsán, 837
Salicilato sódico, 494
Salicina, 494
Salk, Jonas, 778, 780, 781
Salmon, Daniel, 815
Salmonella, 272, 815, *815*
tifoidea, 486, 497–498, 815,
1046
Salmonella enteritidis, 624
Salmonella typhi, 497–498
Salmonelosis, 815–816, *815,* 1046
Salud, 12–13
Salud pública, 586
Sanatorios, 1002
Saneamiento, 586, 608
Sangre
anemia, 50–58
coagulación, 218, 223–224,
304, 533
de persona sana, 51
hemofilia, 224, 532–538, *533,*
535, 536
transfusión sanguínea, 53, 484,
535, 536, *536,* 545
Véase también Hemorragia
Sarampión, 310, 609, 817–820, *818*
Sarampión alemán, 501, 609
Sarcoma de Kaposi, 828

Índice

Medicamentos Genéricos
Inglés/Español

Inglés	Español
Acamprosate	Acamprosato
Acebutolol	Acebutolol
Aceclofenac	Aceclofenaco
Acemetacin	Acemetacina
Acetaminophen	Acetaminofeno / Paracetamol
Acetazolamide	Acetazolamida
Acetohexamide	Acetohexamida
Acetophenazine	Acetofenazina
Acetylsalicylic Acid (Aspirin)	Ácido acetilsalicílico
Acetylciysteine	Acetilcisteína
Acrivastine	Acrivastina
Acyclovir	Aciclovir
Albuterol	Albuterol
Alfentanil	Alfentanilo
Allopurinol	Alopurinol
Alprazolam	Alprazolam
Alprenolol	Alprenolol
Amantadine	Amantadina
Ambroxol	Ambroxol
Amcinonide	Amcinonida
Amiloride	Amiloride
Aminophylline	Aminofilina
Amiodarone	Amiodarona
Amisulpride	Amisulprida
Amitriptyline	Amitriptilina
Amlodipine	Amlodipina
Amobarbital	Amobarbital
Amoxapine	Amoxapina
Amoxicillin	Amoxicilina
Amoxicilin-Clavunalate	Amoxicilina-Clavulánico
Ampicillin	Ampicilina
Antipyrine	Antipirina
Apomorphine	Apomorfina
Ascorbic acid	Ácido ascórbico
Aspirin *See* Acetylsalicylic Acid	
Astemizole	Astemizol
Atenolol	Atenolol
Atropine	Atropina
Azapropazone	Azapropazona
Azatadine	Azatadina
Azathioprine	Azatioprina
Bacitracin	Bacitracina
Baclofen	Baclofeno
Benorylate	Benorilato
Belladona	Belladona
Benzonatate	Benzonatato
Benzoyl Peroxide	Peróxido de benzoilo
Benztropine Mesylate	Mesilato de benzotropina
Betamethasone	Betametasona
Betaxolol	Betaxolol
Bethanechol Chloride	Betanecol, cloruro de
Biperiden	Biperideno
Bisacodyl	Bisacodilo
Bisoprolol	Bisoprolol
Brimonidine	Brimonidina
Bromazepam	Bromazepam
Bromocriptine	Bromocriptina
Brompheniramine	Bromfeniramina
Bumetadine	Bumetadina

Inglés	Español
Bupropion	Bupropion
Buspirone	Buspirona
Butalbital	Butalbital
Butobarbital (Butobarbitone)	Butobarbital
Butorphanol	Butorfanol
Cabergoline	Cabergolina
Calcitriol	Calcitriol
Captopril	Captopril/Captoprilo
Carbamazepine	Carbamazepina
Carbidopa	Carbidopa
Carboplatine	Carboplatino
Carisoprodol	Carisoprodol
Carteolol	Carteolol
Carvedilol	Carvedilol
Cefaclor	Cefaclor
Cefadroxil	Cefadroxilo
Cefonicid	Cefonicid
Cefuroxime	Cefuroxima
Celiprolol	Celiprolol
Cephalexin	Cefalexina
Chloral Hydrate	Hidrato de cloral
Chlorazepate	Clorazepato
Chlordiazepoxide	Clorodiazepóxido
Chlorhexidine	Clorhexidina
Chlormethiazole	Clormetiazol
Chloroquine	Cloroquina
Chlorothiazide	Clorotiazida
Chlorpheniramine	Clorfeniramina
Chlorpromazine	Clorpormazina
Chlorpropamide	Clorpropamida
Chlorthalidone	Clortalidona
Chlorzoxazone	Clorzoxazona
Cholestyramine	Colestiramina
Chondroitin Sulfate	Condroitin sulfato
Cimetidine	Cimetidina
Citalopram	Citalopram
Clemastine	Clemastina
Clindamycin	Ckindamicina
Clobazam	Clobazam
Clobetasol	Clobetasol
Clofibrate	Clofibrato
Clomiphene	Clomifeno
Clomipramine	Clomipramina
Clonazepam	Clonazepam
Clonidine	Clonidina
Clorazepate	Clorazepato
Clotiapine	Clotiapina
Clotrimazole	Clotrimazol
Clozapine	Clozapina
Codeine	Codeína
Colchicine	Colchicina
Cyclobenzaprine	Ciclobenzaprina
Cyclopentolate	Ciclopentolato
Cyproheptadine	Ciproheptadina
Dantrolene	Dantroleno
Desipramine	Desipramina
Desmopressin	Dresmopresina
Desonide	Desonida
Desoximetasone	Desoximetasona
Dexamethasone	Dexametazona
Dexchlorpheniramine	Dexclorofeniramina
Dextropropoxyphene	Dextropropoxifeno
Diazepam	Diazepam
Diclofenac	Diclofenaco

Inglés	Español
Dicloxacillin	Dicloxacilina
Dicyclomine	Diciclomina
Diethylpropion	Dietilpropiona
Diflorasone	Diflorasona
Diflunisal	Diflunisal
Digoxin	Digoxina
Dihydrocodeine	Dihidrocodeína
Dihydroergotamine	Dihidroergotamina
Diltiazem	Diltiazem
Diphenhydramine	Difenhidramina
Diphenoxylate	Difenoxilato
Dipivefrin	Dipivefrina
Dipyridamole	Dipiridamol
Disopyramide	Disopiramida
Doxazosin	Doxazosina
Doxepin	Doxepina
Doxorubicin	Doxorrubicina
Doxycycline	Doxiciclina
Econazole	Econazol
Enalapril	Enalapril
Ergotamine	Ergotamina
Erythromycin	Eritomicina
Estazolam	Estazolam
Estradiol	Estradiol
Estropipate	Estropipato
Ethambutol	Etambutol
Ethosuximide	Etosuximida
Famotidine	Famotidina
Felbamate	Felbamato
Fenbufen	Fenbufen
Fenoprofen	Fenoprofeno
Fentanyl	Fentanilo
Fexofenadine	Fexofenadina
Flecainide	Flecainida
Fludrocortisone	Fludrocortisona
Flumazenil	Flumazenilo
Flunarizine	Flunarizina
Flunisolide	Flunisolida
Flunitrazepam	Flunitrazepam
Fluocinolone	Fluocinolona
Fluocinonide	Fluocinonida
Fluorometholone	Fluorometolona
Fluoxetine	Fluoxetina
Fluphenazine	Flufenazina
Flurazepam	Flurazepam
Flurbiprofen	Flurbiprofeno
Flutamide	Flutamida
Fluvoxamine	Fluvoxamina
Fosphenytoin	Fosfenitoína
Furosemide	Furosemida
Gabapentin	Gabapentina
Galanthamine	Galantamina
Gemfibrozil	Gemfibrozilo
Gentamicin	Gentamicina
Glipizide	Glipizida
Glucosamine	Glucosamina
Glyburide	Gliburida
Glycerin	Glicerina
Guaifenesin	Guaifenesina
Guanfacine	Guanfacina
Halazepam	Halazepam
Haloperidol	Haloperidol
Hydralazine	Hidralazina
Hydrochlorothiazide	Hidroclorotiazida